AF344738

Manual de accesos vasculares para hemodiálisis

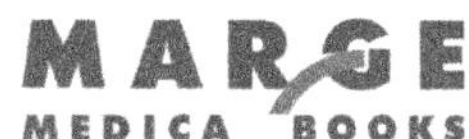

Manual de accesos vasculares para hemodiálisis

Coordinadores
Dra. M.ª Teresa González Álvarez
Dr. Román Martínez Cercós

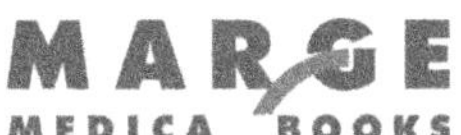

Manual de accesos vasculares para hemodiálisis
Coordinadores: Dra. M.ª Teresa González Álvarez, Dr. Román Martínez Cercós

1.ª edición 2010

© de esta edición: ICG Marge, SL
© ilustración de la portada, 2010: W. L. Gore & Associates, Inc.

Edita: Marge Médica Books - Valencia, 558, ático 2.ª - 08026 Barcelona (España)
www.marge.es - Tel. +34-932 449 130 - Fax +34-932 310 865

Director editorial: Hèctor Soler
Gestión editorial: Ana Soto, Laura Matos, Anna Palacios
Edición: Sandra Martínez, David Soler
Producción editorial: Miquel Àngel Roig
Colaboración técnica: Esther Solsona, Roser Pérez
Compaginación: Mercedes Lara
Impresión: Novoprint (Sant Andreu de la Barca, Barcelona)

ISBN: 978-84-92442-91-1
Depósito Legal: B-42.622-2010

Índice

Autores

M.ª Teresa Bajén Lázaro
Servicio de Medicina Nuclear
Hospital Universitari de Bellvitge
Barcelona

Ángel Barba Vélez
Servicio de Angiología y Cirugía
Vascular
Hospital de Galdakao
Bizkaia

Francesc Barbosa Puig
Servicio de Nefrología
Hospital del Mar
Barcelona

Eudald Barjau Urrea
Servicio de Angiología
y Cirurgía Vascular
Hospital Universitari de Bellvitge
Barcelona

Ana Benítez Segura
Servicio de Medicina Nuclear
Hospital Universitari de Bellvitge
Barcelona

Marc Antoni Cairols Castellote
Jefe del Servicio de Angiología
y Cirugía Vascular
Hospital Universitari de Bellvitge
Barcelona

Albert Clará Velasco
Servicio de Angiología y Cirugía Vascular
Hospital del Mar
Barcelona

Juan Domínguez Elías
Sección de Radiología Vascular
e Intervencionista
Hospital Universitari de Bellvitge
Barcelona

Elena Escalante Porrúa
Sección de Angiorradiología
Servicio de Radiodiagnóstico
Hospital Universitari de Bellvitge
Barcelona

Andreu Foraster Roselló
Centre de Diàlisi
del Baix Llobregat
Diaverum
L'Hospitalet del Llobregat, Barcelona

Natalia de la Fuente Sánchez
Hospital de Galdakao-Usansolo
Servicio de Angiología y Cirugía Vascular
Bizkaia

Josep M.ª Galcerán Gui
Presidente de la Sociedad Catalana
de Nefrología
Barcelona

M.ª Teresa González Álvarez
Presidente de la Fundación Española
de Diálisis
Barcelona

Omar Ibrik Ibrik
Servicio de Nefrología
Hospital de Mollet del Vallès
Barcelona

Maricel Julve Ibáñez
Unidad de Diálisis
Servicio de Nefrología
Hospital Universitari de Bellvitge
Barcelona

Francisco Lozano Sánchez
Presidente de la Sociedad Española
de Angiología y Cirugía Vascular
Salamanca

Rosa M.ª Magdalena Pinar
Unidad de Diálisis
Servicio de Nefrología
Hospital Universitari de Bellvitge
Barcelona

Josep Martín Comín
Servicio de Medicina Nuclear
Hospital Universitari de Bellvitge
Universitat de Barcelona
Barcelona

Román Martínez Cercós
Servicio de Cirugía Vascular
Hospital del Mar
Barcelona

Carlos Martínez Rico
Servicio de Angiología y Cirurgía Vascular
Hospital Universitari de Bellvitge
Barcelona

Jaume Mora Salvadó
Servicio de Medicina Nuclear
Hospital Universitari de Bellvitge
Barcelona

Francesc Josep Moreso Mateos
Servicio de Nefrología
Hospital Vall d'Hebron
Barcelona

Julen Ocharán Corcuera
Presidente de la Sociedad Española
de Diálisis y Transplante
Hospital Txagorritxu
Vitoria

Rafel Puchal Añe
Radiofisiología
Servicio de Medicina Nuclear
Hospital Universitari de Bellvitge
Barcelona

Yvonne Ricart Brulles
Servicio de Medicina Nuclear
Hospital Universitari de Bellvitge
Barcelona

Manel Roca Engronyat
Servicio de Medicina Nuclear
Hospital Universitari de Bellvitge
Barcelona

Ramón Roca Tey
Servicio de Nefrología
Hospital de Mollet del Vallès
Barcelona

Alba Rodríguez Gasén
Servicio de Medicina Nuclear
Hospital Universitari de Bellvitge
Barcelona

Antonio Romera Villegas
Servicio de Angiología y Cirurgía Vascular
Hospital Universitari de Bellvitge
Barcelona

Josep M.ª Simeón Nogués
Servicio de Angiología y Cirurgía Vascular
Hospital Universitari de Bellvitge
Barcelona

Carlos Antonio Solozábal Campos
Servicio de Nefrología
Hospital Virgen del Camino
Pamplona

Gisela Urbino
Servicio de Angiología y Cirugía Vascular
Hospital del Mar
Barcelona

Francesc Vidal-Barraquer Mayol
Servicio de Angiología y Cirugía Vascular
Hospital del Mar
Barcelona

Prólogo

La incidencia y prevalencia de la enfermedad renal terminal (ERT) y, como consecuencia, la necesidad de hemodiálisis (HD), se ha incrementado de forma significativa y progresiva en el mundo occidental. Se calcula que en EEUU hay una incidencia de nuevos pacientes con ERT de 334 por millón de habitantes, que en comparación con los anteriores registros representa un incremento del 4,1 % (United States Renal data System's 2003 Anual Report). Este incremento se da, principalmente, en pacientes con edades superiores a los 65 años. En términos económicos, los gastos de la población acogida a Medicare fue estimado en 15.400 millones de dólares (el 6 % del presupuesto total), siendo el incremento en la última década del 33 %.

Para la práctica de la HD se precisa de la creación de un acceso vascular, que si bien la mayoría de estos actos quirúrgicos fueron hechos por cirujanos el gran incremento de actos secundarios se debe al intervencionismo mediante el uso de *stents* y angioplastias. Una tercera parte de los ingresos hospitalarios de estos pacientes, según el registro mencionado, son consecuencia de complicaciones de estos accesos.

Cuando, en 1960, Scribner realiza por primera vez repetidas diálisis a un paciente con ERT, se inicia una forma de tratamiento sustitutivo. En las décadas siguientes, la diálisis se convierte en un tratamiento de rutina aplicable a los pacientes cuyos riñones han perdido definitivamente su función. Este tratamiento sustitutivo proporcionará a los pacientes con ERT una supervivencia y una calidad de vida aceptables, que además ha ido mejorando con el perfeccionamiento del proceso de diálisis. De una forma más o menos paralela se desarrolla el trasplante renal como tratamiento de la insuficiencia renal crónica. En efecto, el trasplante renal, en caso de éxito, es el estadio definitivo del tratamiento sustitutivo; sin embargo, no siempre se dispone de un órgano adecuado y, durante el período de espera, la diálisis es fundamental para la conservación de esta calidad de vida. Ambas formas de tratamiento han demostrado no ser competitivas, sino más bien complementarias, de tal forma que el tratamiento actual de la insuficiencia renal crónica debe comprenderse como un programa integrado de diálisis y trasplante renal. Según Gorostidi y Marin *(Nefrología,* vol. 24, sup. 6, 2004), actualmente existen entre 450.000 y 500.000 pacientes en el mundo sometidos a tratamiento sustitutivo de la insuficiencia renal crónica, de los cuales un 70 % están en tratamiento con hemodiálisis, un 9 % realizan diálisis peritoneal y un 21 % viven con un trasplante renal funcionante. La distribución, a nivel mundial, de estos pacientes guarda una correlación muy estrecha con el grado de desarrollo económico.

España presenta una de las tasas más altas del mundo occidental de pacientes en tratamiento con diálisis y trasplante. A finales de 1992 existían en España 22.219 pacientes en tratamiento sustitutivo de la insuficiencia renal crónica lo que significa 546 pacientes por millón de población. Más del 36 % de los mismos vivían con un riñón trasplantado funcionante y 14.000 estaban en tratamiento con diálisis (364 por millón de población), la mayoría de ellos con hemodiálisis.

En España la diálisis se inicia en la década de 1960, y si bien en sus inicios eran pocos los pacientes en programa de hemodiálisis, en los años siguientes se produce un aumento progresivo. En la década de los setenta, el número de pacientes en diálisis es francamente testimonial. En todo el mundo, la selección de los pacientes que podían iniciar diálisis debía hacerse teniendo en cuenta no sólo la enfermedad, sino también las condiciones personales, sociales, capacidad de rehabilitación, utilidad para la familia y para la sociedad de esa persona, etc. En los ochenta, el desarrollo de la diálisis hace posible empezar a tratar a un número importante de enfermos. Simultáneamente, el número de centros de diálisis aumenta, tanto a nivel hospitalario como en centros extrahospitalarios, repartidos por toda la geografía nacional, con lo que la diálisis ha llegado a donde está el enfermo, evitando desplazamientos. Asimismo se incrementa el número de paciente incluidos en diálisis, probablemente por un aumento de otras patologías, como la diabetes y la nefroangiosclerosis, lesión secundaria a hipertensión arterial. Ambas patologías, como es sabido, son más prevalentes paralelamente al aumento de edad de los enfermos que inician tratamiento con diálisis, siendo las principales responsables del aumento de la incidencia y de la prevalencia de la ERT terminal en tratamiento sustitutivo tanto mediante diálisis como mediante trasplante.

Todo ello es posible si al paciente se le realiza un acceso vascular que le permita un flujo suficiente para completar la «limpieza de la sangre». Es sabido que el acceso arteriovenoso (AV) autólogo para la hemodiálisis se ha mostrado superior al injerto protésico o acceso mediante catéter en términos de morbilidad y mortalidad. Por otra parte su durabilidad es superior, además de ser más barato en comparación con los protésicos. Este hecho tan básico no era aceptado por países como EEUU, donde la utilización protésica era la norma. Como consecuencia, la obra que tiene en sus manos debe contribuir de forma decidida a la mejora de la utilización de los accesos vasculares, pues las recomendaciones de este libro no sólo van dirigidas a la óptima realización del acceso adecuado sino también a mejorar su mantenimiento y durabilidad.

Por supuesto, el tratamiento de las complicaciones es un apartado fundamental para el mantenimiento y viabilidad del acceso y para permitir la realización óptima de la hemodiálisis. La Iniciativa de Calidad de Resultados de Enfermedad de Riñón (KDOQI) Pautas de Práctica Clínicas ha mejorado significativamente la calidad en el manejo de los accesos para hemodiálisis. En octubre de 1997, se publicaron las Pautas de Práctica Clínicas NKF-KDOQI para el Acceso Vascular en un esfuerzo por aumentar la utilización de AV autólogos en EEUU, así como por prolongar la viabilidad del acceso existente. Estas pautas originales y versiones subsecuentes hacen énfasis en la conveniencia de la identificación preventiva de pacientes con enfermedad de riñón crónica, así como en el buen manejo de los accesos vasculares que permitirán una diálisis adecuada.

Este manual de accesos vasculares para hemodiálisis va dirigido y será de utilidad para todos aquellos que en el campo de la cirugía vascular, la nefrología y el intervencionismo están encargados del manejo de estas fístulas arteriovenosas artificiales. Así, desde la planificación del acceso vascular con sus indicaciones, hasta el tratamiento de sus complicaciones, pasando por las diferentes técnicas y su seguimiento, este manual contribuirá a mejorar nuestro conocimiento y manejo del paciente con ERT.

Quiero finalmente agradecer a la Dra. González Álvarez la amabilidad en invitarme a prologar este manuscrito. Felicitar asimismo a la editorial Marge por la feliz idea de publicarlo.

Dr. Marc Antoni Cairols
Jefe del Servicio de Angiología y Cirugía Vascular
del Hospital Universitari de Bellvitge

Introducción

Un acceso vascular implica la inserción de un dispositivo denominado catéter en un vaso sanguíneo, para así proporcionar la extracción de sangre o la administración de fármacos y nutrientes en el torrente sanguíneo del paciente durante un período de tiempo determinado. Existen varias indicaciones de acceso vascular. Una de ellas es la hemodiálisis, uno de los procesos utilizados para tratar pacientes con insuficiencia renal. Ésta, gracias a la existencia de una «máquina especial», extrae la sangre del cuerpo, la depura y luego la devuelve de nuevo al paciente. En este aparentemente simple proceso está implicado todo un equipo de especialistas, tanto médicos como enfermería.

Aunque existen numerosos procedimientos de acceso vascular para hemodiálisis, éstos se pueden resumir en tres tipos básicos: la fístula arteriovenosa (AV), el injerto o prótesis AV y el catéter venoso; unos son temporales (catéteres) y otros pretenden ser definitivos (fístulas AV). La fístula AV nativa o autóloga es considerada el mejor acceso vascular para la hemodiálisis a largo plazo, ya que proporciona un flujo sanguíneo adecuado, dura mucho tiempo, y tiene una tasa de complicaciones (ejemplo, trombosis e infección) más baja que otros tipos de accesos. Así, el cirujano vascular, inicialmente, suele crear una fístula AV mediante la conexión de una arteria directamente a una vena, por lo general en el antebrazo, como describieron Brescia y Cimino en 1966.[1] Esta conexión, entre la arteria y la vena adyacente, motiva que fluya más sangre en la vena y, como resultado, ésta se hace más grande y fuerte, por lo que las repetidas inserciones de agujas para llevar a cabo la hemodiálisis resultan más fáciles. Si una fístula AV nativa no se puede crear, puede ser necesaria una prótesis AV o catéter venoso.

Para confeccionar fístulas AV nativas en el antebrazo se utiliza, generalmente, anestesia local y, en la mayoría de los casos, la técnica se realiza de forma ambulatoria; sin embargo, esta aparente poca agresión no debe ser contemplada como una cirugía menor que deba ser realizada por los médicos residentes más jóvenes no tutelados. De hecho, una fístula AV requiere una planificación anticipada, pues de ello depende la supervivencia de la fístula y la calidad de vida del paciente. Una fístula AV, bien indicada y técnicamente bien realizada, tiende a durar mucho más tiempo que cualquier otro tipo de acceso vascular decidido y realizado de forma precipitada. En este sentido, la coordinación entre especialistas es fundamental; interrelación que llega a su máxima expresión cuando el capital venoso del paciente comienza a agotarse y es preciso buscar accesos vasculares inhabituales «de recurso».

En todo el proceso de indicación, confección, sesiones de hemodiálisis, aparición de posibles complicaciones, realización de nuevos accesos, etc., parece inexcusable la actuación en equipo. De hecho, el factor clave sólo se logra de forma cooperativa entre especialistas (nefrólogos, cirujanos vasculares, enfermería de diálisis, radiólogos, etc.).

Que la insuficiencia renal es un enorme problema clínico, humano, social y económico está fuera de toda duda, y no me compete a mí analizarlo. Pero que la presidenta de la Fundación Española de Hemodiálisis, la Dra. M. ª Teresa González, me haya solicitado, en mi condición de presidente de la Sociedad Española de Angiología y Cirugía Vascular, escribir la introducción de la presente obra, pone de nuevo el acento en la colaboración interdisciplinar por la que nosotros también abogamos.[2] De hecho, cuando observo el índice de la obra, tanto los títulos como los autores, puedo decir que estamos ante un manual que cumple con una serie de requisitos que no cumplen la mayoría de manuales disponibles.[3-8]

El presente manual trata, específicamente, de accesos vasculares para hemodiálisis; los aborda de forma práctica y actualizada y se ocupa de todo el espectro de posibles problemas. Éste se halla escrito por clínicos expertos, procedentes de varios ámbitos (interdisciplinario) y, por qué no decirlo, es una obra en lengua española. Por todo ello, estamos seguros de su utilidad para todos los que, de alguna manera, estamos implicados en los accesos vasculares para hemodiálisis.

Dr. Francisco Lozano
Presidente de la Sociedad Española de Angiología y Cirugía Vascular

BIBLIOGRAFÍA

1. Brescia MJ, Cimino JE, Appel K, Hurwich BJ. Chronic hemodialysis using venipuncture and a surgically created arteriovenous fistula. N Engl J Med 1966; 275: 1089-092.
2. Número monográfico sobre accesos vasculares para hemodiálisis. Angiología 2005: 57(Supp 2): 1-256.
3. Marino di V. Les voies d'accès vasculaires en vue d'hémodiallyse. Paris. Masson, 1978.
4. Davidson I. Vascular access. Surgical and radiologic procedures. Austin. RG Landes Company, 1996.
5. Henry ML. Vascular access for hemodialysis. WL Gore & Associates Inc. Precept Press, 1999.
6. Gray RJ, Sands JJ. Dialysis access: A multidisciplinary approach. Philadelphia. Lippencott Williams and Wilkins, 2002.
7. Wilson SE. Vascular access: Principles and practice. Philadelphia. Lippencott Williams and Wilkins, 2009.
8. Tordoir J. Best practice in vascular access. Torino; EVC. Edizioni Minerva Medica, 2010.

Motivos para la publicación de este libro

La diálisis ha permitido, a lo largo del siglo XX, aumentar la supervivencia del paciente afecto de enfermedad renal crónica y proporcionarle buena calidad de vida en espera de la solución definitiva que es el trasplante renal. La insuficiencia de órganos para el trasplante, y la existencia de contraindicaciones para el mismo, como lo son la edad, la presencia de patologías graves asociadas a la insuficiencia renal, las enfermedades neoplásicas o degenerativas, etc., hacen de la diálisis el tratamiento universal de los pacientes con insuficiencia renal en situación terminal.

Existen dos tipos de diálisis: la diálisis peritoneal, que utiliza el propio peritoneo del paciente como membrana de diálisis y que precisa la colocación de un catéter intraperitoneal, y la hemodiálisis, que es una técnica de depuración extracorpórea que precisa la extracción de sangre del paciente que, a través de un circuito externo, se enfrenta a un líquido de diálisis isoosmótico, permitiendo la depuración de las toxinas que comprometen la vida del paciente. Para realizar esta función se precisa un flujo de sangre elevado, que no se conseguiría mediante la punción de una vena normal. Por otra parte, la frecuencia de la hemodiálisis (tres o más veces por semana) precisa un vaso venoso con una pared resistente a las punciones repetidas.

Todo ello ha llevado a la necesidad de encontrar un acceso vascular adecuado, representado hoy en día por la fístula arteriovenosa de Cimino-Brescia.

Existe evidencia científica de que la hemodiálisis, a través de un acceso vascular autólogo, se asocia a una mayor supervivencia de la técnica y del paciente, por lo que todos los esfuerzos van dirigidos en este sentido.

Para esta práctica, y para el diagnóstico y tratamiento de sus complicaciones, el nefrólogo precisa de la colaboración de los cirujanos vasculares a los que posteriormente se han ido añadiendo angiorradiólogos, radiólogos y especialistas en medicina nuclear. Es, por tanto, un tema multidisciplinar que requiere la coordinación de varias especialidades para aumentar, no sólo los años de vida del paciente renal, sino también la calidad de la misma.

Creemos que la medicina actual precisa esta coordinación entre diversas especialidades y por este motivo la Fundación Española de Diálisis ha creído importante que este tratado actualizado, con los últimos avances, viera la luz, y para ellos se ha reunido a algunos de los mejores especialistas que, conscientes de la importancia del tema, han dedicado gran parte de sus esfuerzos profesionales a conseguir que la hemodiálisis sea una técnica cada vez más adecuada.

Vaya por delante nuestro agradecimiento a todos estos profesionales, por su rigor y esfuerzo, y por contribuir con esta obra a potenciar la formación de nuevas generaciones de especialistas y, en definitiva, al avance de la medicina.

Dra. M.ª Teresa González
Especialista en Nefrología
Presidenta de la Fundación Española de Diálisis

Recuerdo histórico. Evolución de los accesos vasculares

Los grandes avances alcanzados durante el siglo pasado en todos los aspectos que afectan a la accesibilidad a los vasos sanguíneos, tanto arteriales como venosos, han sido directamente responsables en el poder prolongar o salvar la vida de innumerables enfermos. La necesidad de acceder de forma repetida, y durante largo tiempo, al torrente circulatorio, como sucede en los pacientes en tratamiento de hemodiálisis o en los enfermos que necesitan nutrición parental, ha servido como estímulo para desarrollar grandes avances técnicos y conseguir posteriormente su aplicación clínica.

Los accesos vasculares, en toda la acepción del concepto, incluyen las transfusiones sanguíneas y las terapias endovenosas, y el origen de ambas modalidades de tratamiento representa el primer paso en la evolución de los accesos al sistema vascular. Richard Lower, en su *Tractatus de Corde*[1] en 1669, ya mencionaba que en diversos experimentos realizados en Oxford había inyectado opiáceos y eméticos en las venas de animales vivos. Sir Christopher Wren inventó, en 1657, un instrumento para tratamiento endovenoso, concebido para inyectar drogas en venas de perros, consistente en una cánula obtenida de una pluma de ave, con la punta afilada, que permitía puncionar la piel y la vena subyacente, siendo Robert Boyle, en 1663, quien describió y publicó los experimentos de Wren, extendiendo las infusiones intravenosas a humanos.[2]

Considerando el aura de fascinación que siempre ha acompañado y acompaña al corazón y al sistema circulatorio, no es sorprendente que se iniciaran los intentos de transfusión de manera rápida. En mayo de 1665, Lower[1,2] anunció haber realizado con éxito una transfusión entre dos perros. Usando una serie de cánulas inyectó sangre de la carótida de un animal en la vena yugular de otro, y comentó que al concluir la transfusión el perro saltó de la mesa y corrió como si tal cosa. En junio de 1667, Jean Denys,[3] profesor de filosofía y de matemáticas en Montpellier, practicó con éxito en París la primera transfusión a un hombre, empleando sangre animal en este experimento y, en el mes de noviembre, otra vez Lower llevó a cabo con éxito la primera transfusión en Inglaterra. Sin embargo, en ambos casos los pacientes presentaron posteriormente signos de lo que hoy en día llamaríamos reacción postransfusional, por lo que la infusión de sangre animal en humanos se abandonó y no se registraron avances en esta área en los siguientes 150 años.

La primera transfusión de sangre humana fue practicada por James Blundell[3] en diciembre de 1818. Mediante una jeringuilla, inyectó sangre de varios donantes en un paciente, pero no es sorprendente que, dada la falta de datos sobre el tipaje de ésta, el experimento no obtuviera el éxito deseado. Ya en los albores del siglo xx se sucedieron varios avances científicos que impulsaron notablemente todo aquello referente a las transfusiones de sangre; así, Karl Landsteiner descubrió los grupos sanguíneos en 1901, Richard Lewisohn y otros investigadores introdujeron en Nueva York el uso del citrato sódico como anticoagulante en 1914 y, en 1937, Landsteiner y Wienes descubrieron el factor Rh.

Uno de los primeros artículos publicados sobre la hemodiálisis fue el escrito por Abel, Rowntree y Turner, que crearon el término riñón artificial en 1913. Hicieron circular sangre de un perro a través de múltiples tubos de celofán, el cual permitía el paso de sustancias tóxicas al líquido en el que estaban sumergidos de los tubos, y retenían los elementos formes de la sangre.[4] Más tarde, Necheles ideó el prototipo de todas las máquinas dializadoras actuales, al introducir membranas entre las pantallas de celofán.[5] Afortunadamente, el holandés Williem J. Kolff tuvo acceso a la heparina y a celofán de alta calidad, y así pudo desarrollar el primer modelo de riñón artificial para humanos en 1943.[6] Inicialmente empleó agujas de venopunción para entrada y salida de flujo sanguíneo en el riñón artificial, pero después utilizó una cánula de cristal insertada en la arteria radial, mediante una pequeña incisión en la muñeca. Instalado en Estados Unidos desde 1950, Kolff introdujo varias mejoras en su modelo de riñón artificial,[5] pero con el tiempo su entusiasmo inicial decayó debido a los problemas técnicos asociados a la necesidad de disección de arteria y vena para cada diálisis a aquellos casos de fracaso renal agudo, que precisaban el tratamiento tan sólo durante un corto período de tiempo. El acceso a la circulación de manera estable y duradera se convirtió en una realidad en 1960, cuando se unieron los talentos de un internista, un cirujano y un ingeniero. Scribner, Dillard y Quinton introdujeron el *shunt* arteriovenoso de Teflon-Silastic,[7] que despertó nuevas esperanzas en el paciente afecto de insuficiencia renal crónica terminal. Los seis primeros pacientes fueron canulados y dializados sin problemas en su *bypass* externo, pero el dispositivo fracasó en el séptimo enfermo.[8] Pese a ellos, la cánula externa fue universalmente adoptada y utilizada en los seis años siguientes, si bien, debido a sus complicaciones en forma de infección, trombosis y sangrado, la investigación continuaba para mejorar la técnica del dispositivo y para desarrollar nuevas alternativas.

En 1966, el curso de los accesos para la hemodiálisis y sus complicaciones fue notablemente alterado y mejorado con la introducción por parte de Brescia, Cimino, Appel y Hurwich de la fístula arteriovenosa interna.[9] Estos autores crearon quirúrgicamente una fístula mediante la anastómosis de la arteria radial y vena cefálica, o radial, en la muñeca, una intervención de escasa agresividad quirúrgica, realizada habitualmente con anestesia local, y que permitía arterializar las venas del antebrazo. Dado que este acceso ofrecía buenos resultados, en cuanto a facilidad de utilización, buenos flujos sanguíneos y escasas complicaciones, se convirtió desde su introducción en el acceso vascular de elección y más ampliamente utilizado, concepto plenamente vigente hoy en día. Con posterioridad, esta misma técnica quirúrgica se aplicó en los pacientes con malos vasos a nivel distal o en aquellos en que se deterioraban las fístulas arteriovenosas construidas en la muñeca, construyendo otro tipo de accesos naturales en diferentes localizaciones; así, Mehigan[10] presentó en 1982 su experiencia en fístulas arteriovenosas construidas en la tabaquera anatómica, y Dagher hizo lo propio en 1986 con las fístulas a nivel braquial.[11] En aquellos casos de imposibilidad de realizar fístulas arteriovenosas, bien por mala calidad de los vasos o bien por agotamiento de los puntos de implantación, se introdujeron otros tipos de accesos vasculares, unos construidos con vena umbilical,[12] otros, los heterólogos, confeccionados con carótida bovina[13] y ambos dejados de utilizar por sus complicaciones. Finalmente, se diseñaron los accesos vasculares protésicos[14,15] utilizados desde 1976, y que significaron, y significan, una buena alternativa a los accesos naturales. El material de este tipo de acceso fue, en principio, de dacron o de politetrafluoretileno, pero acabó imponiéndose este último, cuya utilización está ampliamente extendida en la actualidad.

Pese a haber transcurrido más de cuarenta años desde su creación, la fístula arteriovenosa interna en la muñeca continúa siendo el acceso vascular de elección para el paciente sometido a hemodiálisis. Asimismo, con el aumento de la expectativa de vida, la notable mejoría en las técnicas de diálisis y el incremento constante de pacientes con enfermedad renal crónica terminal, cada vez deberemos construir más accesos vasculares y cada enfermo planteará más retos al cirujano vascular, ya que su mayor longevidad y permanencia en diálisis implica un mayor agotamiento de sus accesos vasculares. Por ello, es mandatario seguir una sistemática en su realización, fomentando la construcción de fístulas arteriovenosas distales en primer término y no pasando a un territorio más proximal sin haber descartado todas las alternativas de crear accesos más distales, utilizando los accesos protésicos tan sólo cuando los accesos naturales se hayan agotado.

BIBLIOGRAFÍA

1. Lower R. Tractatus de Corde, 1669. In Early sciencie in Oxford, vol. 9, London, 1932, Oxford Press (Translated by KJ Franklin).
2. Wheatley HB. The diary of Samuel Pepys, vol 2, New York, 1966, Random House.
3. Erksine AG, Wladslaw WS. The Principles and practice ok blood grouping, ed 2, St Louis 1978, Mosby.
4. Lyons AS; Petrucelli RJ. Medicine: an illustrated history, New York, 1987, Harry N. Adams.
5. Kolff WJ. The first clinical experience with the artificial kidney, 1965. Ann Intern Med 62:608.
6. Graham WB. Historical aspects oh hemodialysis. 1977. Transplant Proc 9.
7. Quinton WE, Dillard D, Scribner BH. Cannulation of blood vessels for prolonged hemodialysis. 1960. Trans AM SOC Artif Intern Organs 6:104.
8. Dillard D. Personal communication, 1979.
9. Brescia MJ *et al.* Chronic hemodialysis using venipuncture and a surgically created arteriovenous fistula. 1966. N Engl J Med 275:109.
10. Mehigan JT, Mc Alexander RA. Snuffbox arteriovenous fistula for hemodialysis. 1982, AM J Surg 143:252.
11. Dahger FJ. The upper arm A-V hemoaccess: long-term follow-up. 1986. J Cardiovasc Surg 27:447.
12. Mindich B *et al.* Human umbilical cord vein for vascular replacement: preliminary report and observations, 1977. Surgery 81:152.
13. Oakes DD *et al.* A three-year experience using modified bovine arterial heterografts for vascular access in patients requiring hemodialysis. 1978. Ann Surg 187:423.
14. Ackman CFD *et al.* Experience with polytetrafluoroethylene grafts in patiens on long-term hemodialysis. 1979. Can J Surg 22:152.
15. Levowitz BS *et al.* Prosthetic arteriovenous fistula for vascular access in femodialysis. 1976. Am J Surg 132:368.

DR. ROMÁN MARTÍNEZ
Hospital del Mar
Barcelona

PARTE I. PLANIFICACIÓN DEL ACCESO VASCULAR

Capítulo 1

Indicación del acceso vascular desde el punto de vista nefrológico

F. Barbosa

1 Cuidados y manejo del paciente previos a la realización del acceso vascular

Cuando el paciente alcanza el estadio 4 de la enfermedad renal crónica (ERC) (filtrado glomerular estimado [FGe] < 30 ml/min./1,73 m²), debería ser derivado a una unidad de nefrología dotada de programas educacionales de participación multidisciplinar, con la finalidad de proporcionar, a los enfermos y a sus familiares, información detallada sobre los diferentes tipos de tratamientos renales sustitutivos (TRS), y realizar una propuesta de los mismos en función de sus características clínicas y preferencias. Las modalidades que deben ofrecerse son: hemodiálisis, diálisis peritoneal, trasplante renal de donante vivo, y trasplante renal de donante cadáver.

Estas unidades multidisciplinares deberían estar constituidas por un nefrólogo, un cirujano vascular, un enfermero/nutricionista y contar con el apoyo de un equipo de psicólogos que hagan menos difícil, tanto al paciente como a la familia, la aceptación de la ERC y el inicio del TRS.

El principal objetivo de estas unidades para el tratamiento de la enfermedad renal crónica avanzada (ERCA) es que el paciente elija la modalidad de TRS y, una vez escogida, la inicie en las mejores condiciones físicas y psicológicas posibles.

Estudios retrospectivos y controles realizados durante los últimos veinticinco años han demostrado, de manera consistente, los efectos negativos de la derivación tardía de los pacientes al nefrólogo. Tanto las guías de la Kidney Disease Outcome Quality Iniciative (KDOQI) como las guías canadienses, las del Reino Unido y las de la Sociedad Española de Nefrología (SEN) y los consensos de la Sedyt (www.sedyt.org) recomiendan derivar el paciente al nefrólogo cuando los FGe < 30 ml/min./1,73 m², o incluso de forma más precoz, si el paciente presenta un rápido deterioro de la función renal, definido como la reducción del FGe > 5 ml/min./1,73 m² por año o > 10 ml/min./1,73 m² por cinco años.

Los pacientes que inician diálisis presentan diversos factores de morbilidad asociados. En España, el estudio DOPPS[14] indica que, al inicio de la diálisis, la cardiopatía isquémica (CI) está presente en el 34 % de los pacientes; la insuficiencia cardíaca congestiva (ICC), en un 25 %; la enfermedad cerebrovascular, en un 14 %; la diabetes *mellitus* (DM), en un 19 %; y que la edad media de inicio de diálisis es de sesenta y dos años.

Por lo tanto, los pacientes que llegan a las unidades de nefrología para ser tratados son pluripatológicos, y es de suma importancia que el nefrólogo inicie con celeridad el tratamiento de los factores de riesgo que intervienen en la progresión de la enfermedad renal y cardiovascular. Por ello debe controlarse: la presión arterial, la proteinuria, la glicemia, la dislipemia, los niveles de calcio y fósforo séricos, la vitamina D y la hormona paratiroidea. El objetivo es minimizar las complicaciones de las patologías asociadas a la insuficiencia renal y, así, disminuir la morbimortalidad.

Diversas revisiones clínicas que se realizan con regularidad, y son recomendadas por la mayoría de guías, muestran que existen evidencias científicas de que se puede prevenir la progresión de la insuficiencia renal, o reducirla de manera significativa, mediante un control estricto de la presión arterial, de la glicemia en la DM y utilizando fármacos como los antagonistas de los receptores de la angiotensina (ARA), o inhibidores de la enzima convertidora de la angiotensina (IECA), en pacientes con proteinuria.

A medida que progresa la insuficiencia renal, las unidades de nefrología deben reducir el intervalo entre los controles de los pacientes, con el fin de conseguir un control óptimo de las complicaciones asociadas a la ERCA (anemia, acidosis metabólica, enfermedad ósea y nutrición). No existe un criterio basado en una evidencia definitiva que nos indique cuándo un paciente debe iniciar el TRS. A pesar de que el FGe esté relativamente preservado, muchos nefrólogos estamos de acuerdo en que la falta de control en la sobrecarga hídrica, la hiperpotasemia, la acidosis y la desnutrición indican una resistencia a los tratamientos convencionales de la ERC y, por consiguiente, justifican el inicio del TRS. Estudios recientes muestran que los pacientes, en la actualidad, inician el TRS con FGe más altos que hace unos años. Este hecho se explica porque los enfermos son de edad más avanzada y tienen mayor comorbilidad, presentando la sintomatología urémica de forma más precoz. Por este motivo, y ante la ausencia de una evidencia clara que nos indique el momento idóneo para iniciar el TRS, debemos tomar dicha decisión de forma consensuada con los pacientes, teniendo en cuenta los parámetros bioquímicos, la sintomatología del enfermo y las complicaciones que pueden aparecer al principio del tratamiento. Una de las ventajas que aporta el inicio del TRS con FGe superiores es que, si el paciente es portador de un acceso vascular (AV) definitivo pero presenta problemas (ya sea en la punción, en el flujo sanguíneo o en la maduración) cuyo resultado sea la imposibilidad de ofrecer TRS adecuado, podremos permitirnos realizar una actuación quirúrgica reparadora sobre el AV o incluso construir uno nuevo, sin la necesidad de colocar un catéter venoso central (CVC).

La derivación precoz de los pacientes a las unidades de nefrología conlleva muchas ventajas en su tratamiento y, sin duda, una de ellas es la creación del AV para hemodiálisis con la antelación suficiente para su maduración y posterior utilización en el TRS. Los pacientes tratados por las unidades o los servicios de nefrología durante un tiempo superior a un mes, tienen más posibilidades de iniciar TRS a través de un AV definitivo, evitando así la colocación de un CVC que incrementaría su ya de por sí alta morbimortalidad. Estudios norteamericanos realizados con más de 100.000 pacientes muestran que los tratados por nefrólogos tienen menor riesgo relativo de muerte que los no tratados por las unidades de nefrología, y esta menor mortalidad no sólo se debe a un mejor control de los factores de riesgo cardiovascular, sino también al inicio del TRS a través de un AV definitivo.

2 Definición del acceso vascular (AV)

El acceso vascular es el punto anatómico por donde se accederá al torrente sanguíneo del enfermo renal y por donde se extraerá y retornará la sangre una vez ha pasado por el circuito extracorpóreo de depuración extrarrenal. Existen tres tipos de AV: *1)* las fístulas arteriovenosas autólogas (FAVI), que consisten en la conexión de una arteria con una vena a través de una anastomosis término-lateral o látero-lateral El objetivo es que la vena se arterialice para poder proceder a su punción con facilidad y que proporcione flujo sanguíneo suficiente para la hemodiálisis; *2)* el AV protésico, que consiste en la colocación de un fragmento de politetrafluoroetileno (PTFE) entre una arteria y una vena. Este injerto será el fragmento canulable del AV; *3)* el catéter venoso central (CVC), que se coloca en una vena con el calibre necesario (habitualmente, venas yugulares, subclavias o femorales) para poder proporcionar flujos sanguíneos suficientes para la realización del TRS. La colocación puede ser por punción percutánea (guiada, normalmente, por ecografía) o por disección quirúrgica. El CVC, cuando debe ser utilizado durante un período de tiempo superior a las 2-4 semanas, se tuneliza subcutáneamente para evitar las infecciones.

Los problemas con el AV continúan siendo la principal causa de hospitalización de los pacientes con ERC estadio 5 (FGe < 15 ml/min./1,73 m²). El manejo óptimo de estos pacientes requiere de una atención constante para mantener el AV en perfecto estado de funcionamiento. El AV ideal es aquel que proporciona un flujo sanguíneo adecuado para una prescripción de diálisis correcta, con una vida media útil larga, y un bajo índice de complicaciones, definidas como infecciones, estenosis, trombosis, aneurismas o isquemias distales en los miembros donde se ha realizado el AV. De todos los AV quirúrgicos posibles, el que cumple estos requisitos, y por tanto el preferido por los nefrólogos, es la FAVI, por delante de los accesos vasculares protésicos y los CVC. La sustitución de la FAVI por prótesis de PTFE o CVC tunelizados, hecho frecuente en EEUU entre 1985 y 1995, derivó en un aumento de los costes, no sólo por la mayor complejidad de la cirugía y del material necesario para su construcción, sino también por el mayor número de reintervenciones necesarias para mantenerlas permeables. Esto significaba mayor número de ingresos hospitalarios y menor tiempo entre la creación del AV y la necesidad de una reparación quirúrgica. El estudio Wave 1 (estudio de mortalidad y morbilidad del United States Renal Data System [USRDS]) muestra que los pacientes en hemodiálisis portadores de CVC o prótesis de PTFE tenían un riesgo de mortalidad más elevado que los que se dializaban a través de una FAVI.

3 Preparación del paciente para el acceso vascular permanente

Las guías KDOQI publican periódicamente las directrices de acceso vascular como un esfuerzo para conseguir mejorar la supervivencia y la calidad de vida del enfermo renal, además de reducir la mortalidad e incrementar la efectividad en el manejo de estos pacientes.

Para optimizar el manejo de los pacientes en hemodiálisis es fundamental un AV en condiciones y una diálisis de calidad. Lo primero es requisito indispensable para lo segundo, de manera que tenemos dos objetivos principales:

1. Incrementar la realización de fístulas nativas.
2. Detectar precozmente la disfunción del AV antes de que deje de ser útil.

Todo ello con el objetivo de evitar la colocación de los CVC. Es primordial derivar al paciente en estadios 4 y 5 de ERC a las unidades de nefrología de referencia para permitir la planificación del AV y, así, incrementar las probabilidades de la construcción y maduración de las fístulas nativas en detrimento de los catéteres. Hay que identificar lo antes posible a los pacientes tributarios del AV para que el equipo multidisciplinar proteja los lugares anatómicos, donde se procederá a la realización del mismo, particularmente y como veremos más adelante, de la vena cefálica de las extremidades superiores.

Las guías de acceso vascular para hemodiálisis de la SEN, las guías KDOQI, las guías canadienses, los consensos de la Sedyt (www.sedyt.org) y los algoritmos clínicos de la Sociedad de Accesos Vasculares, aconsejan remitir al paciente con ERCA al cirujano vascular cuando la tasa de FGe < 25 ml/min./1,73 m (incluso de forma más precoz en pacientes obesos, ancianos, diabéticos y en pacientes con enfermedad vascular o con antecedentes de venopunciones múltiples) con el objetivo de tener más posibilidades de conseguir un AV definitivo útil.

Las características del sistema arterial, venoso y cardiopulmonar del paciente influirán en el tipo y localización del AV definitivo. Evidentemente, tanto la expectativa de vida del paciente como el tiempo esperado de duración de la TRS, determinarán también las características de este AV. Es de vital importancia que, tanto los pacientes como el personal sanitario responsable del enfermo, intenten por todos los medios preservar las venas potencialmente útiles para realizar los AV. Las punciones repetidas de las venas de los antebrazos pueden producir lesiones irreversibles que impedirán en muchas ocasiones que una fístula nativa se desarrolle, madure y sea útil como AV. La colocación de catéteres en la vena subclavia debe evitarse en todo momento, ya que comporta un porcentaje muy elevado de lesiones de estenosis y fibrosis secundarias que impedirán la construcción de AV en el brazo y antebrazo ipsilateral. También debería evitarse la colocación de catéteres venosos centrales a través de la vena cefálica del brazo o antebrazo, puesto que la incidencia de trombosis venosa de extremidad superior oscila entre el 11 y el 85 % con esta técnica. De este modo, se pierde la posibilidad de realizar fístulas en dicha extremidad.

Idealmente, los pacientes que inician hemodiálisis como TSR deberían ser portadores de un AV definitivo funcionante en el momento de iniciar este tratamiento. Esto implica que el acceso debe permitir un flujo sanguíneo adecuado durante la diálisis y que pueda ser canulado con facilidad. En general, este AV ideal tiene un flujo sanguíneo aproximado de 600 ml/min., se encuentra a menos de 0,6 cm de profundidad de la piel y tiene un diámetro mínimo de 0,6 cm (regla de los 6s). Tanto el calibre como la calidad de la vena y de la arteria del paciente influirán en el tiempo de maduración de la fístula. Para las FAVI el tiempo de maduración mínima es de 4-6 semanas. El período ideal es de tres meses mientras que, para los accesos vasculares protésicos, el tiempo mínimo estimado hasta la primera punción es de 3-4 semanas. Por último, los

CVC son útiles desde el mismo momento de su colocación. La canulación prematura, tanto de las fístulas como de las prótesis, puede dar lugar a complicaciones, como pueden ser grandes hematomas que lleguen a producir trombosis por compresión de las mismas y pérdida definitiva del AV.

4 Procedimientos previos a la realización del acceso vascular

La historia clínica, la búsqueda de enfermedades concomitantes y la valoración del estado cardiovascular resultan imprescindibles para seleccionar el emplazamiento adecuado del AV. Existen circunstancias asociadas que pueden alterar el desarrollo correcto de un AV, por lo tanto, se hace necesario un conocimiento previo de todos los factores que puedan incidir en ello. Por este motivo, deben valorarse los siguientes aspectos: los antecedentes de colocación de CVC, que pueden provocar estenosis; los antecedentes de colocación de marcapasos, que actuarían de forma similar a los catéteres; la existencia de insuficiencia cardíaca congestiva (ICC), que podría empeorar por la realización del AV; la enfermedad valvular cardíaca o prótesis valvular, que podrían recibir agresiones infecciosas procedentes, básicamente, de CVC; los tratamientos anticoagulantes, que dificultan las punciones de las FAVI; los traumatismos previos en brazos, cuello o tórax, que podrían alterar la anatomía del paciente; y, por último, los DM con enfermedad vascular asociada y arteriopatía periférica.

Existen también otros factores predictivos relacionados con la maduración del AV. Diversos estudios muestran cómo algunos de los factores de riesgo presentes en los pacientes con ERCA influyen en la maduración de la FAVI. Los factores directamente implicados son: el sexo femenino, la edad avanzada, la presencia de DM, la claudicación intermitente, la hipertensión arterial, la enfermedad cardiovascular, la existencia de un AV previo, la presión arterial sistólica menor de 85 mmHg, el índice de masa corporal elevado, la presencia de CVC, el tiempo de permanencia del CVC superior a quince días, una hemoglobina inferior a 8 g/d, y un tiempo de derivación del enfermo al nefrólogo inferior a tres meses.

En la evaluación que se debe realizar al paciente, previa a la construcción del AV, debe registrarse (véase la tabla 1) lo siguiente: una historia clínica cuidadosa y detallada, en la que se identifiquen los factores de riesgo, anteriormente señalados, que puedan indicar la posibilidad de un fracaso inicial o un déficit de maduración de la FAVI; una exploración física que valore la existencia de limitaciones en la movilidad de las articulaciones, déficits motores o sensitivos, grosor de la piel y grasa subcutánea, existencia de edema en las extremidades, presencia de circulación colateral en brazo u hombro; y, por último, la existencia de cicatrices y trayectos venosos indurados. Además, deberíamos incluir la palpación de los pulsos, señalando la presencia o ausencia de los mismos y objetivar asimetrías; la toma de presiones arteriales en ambas extremidades superiores; la exploración del sistema venoso mediante la palpación venosa, con o sin torniquete. En ocasiones, será necesario completar la exploración física con técnicas de imagen como el ecocardiograma eco-Doppler, flebografía, arteriografía o resonancia magnética. El eco-Doppler tiene la ventaja de que no requiere la administración de contraste yodado para su realización y, por tanto, puede ser utilizado en pacientes con ERCA. Se trata de una técnica útil en enfermos en que la exploración física es difícil, como sucede en obesos, diabéticos, pacientes con antecedentes de AV previos y mujeres de edad avanzada. Se considera que, para la realización de un AV con garantías de maduración, se requiere un diámetro venoso mínimo de 3 mm y un diámetro arterial de 1,5-2 mm.

5 Selección del emplazamiento del acceso vascular para hemodiálisis

La selección de la localización de los accesos vasculares suele seguir una aproximación estructurada de distal a proximal, empezando por las extremidades superiores, siempre que sea posible, y de preferencia por la extremidad no dominante. Parece obvio que cuando se planea la localización de un AV se piense en primer lugar en la localización más distal posible, para preservar el resto del árbol vascular de la extremidad, lo cual permitirá, en un futuro, la realización de mayor número de AV en la misma. Se prefieren las FAVI autólogas, seguidas de los accesos vasculares protésicos y, por último, los CVC.

Para el orden de preferencia de las FAVI, véase la tabla 2.

6 Ventajas e inconvenientes de los diferentes tipos de accesos vasculares

6.1 *Fístulas arteriovenosas (FAVI)*

La preferencia por las FAVI sobre todos los demás AV se debe a sus ventajas funcionales y a la baja tasa de complicaciones que presentan:

- Tienen las tasas de trombosis más bajas y, además, requieren menos intervenciones para prolongar su supervivencia, comparándolas con los accesos vasculares protésicos.
- Los costes de implantación y mantenimiento son menores.
- Tienen una tasa inferior de infecciones respecto a las prótesis y éstas, a su vez, tienen menor probabilidad de infección que los catéteres.
- Se relacionan con incremento de la supervivencia y menor número de ingresos hospitalarios.

Las fístulas, sin embargo, presentan cuatro desventajas potenciales:

- En ocasiones, la vena utilizada para la creación de la fístula puede presentar un desarrollo insuficiente, con flujos sanguíneos no adecuados para realizar el TRS.
- Su tiempo de maduración es de uno a cuatro meses. Ello implica la necesidad de que el paciente sea remitido al cirujano vascular de manera precoz, con el fin de iniciar la hemodiálisis con un buen flujo y para que exista tiempo material para la realización de un nuevo AV, en caso de fracaso del primero, evitando, así, los CVC.
- En algunos pacientes, las venas seleccionadas para la creación de las FAVI son más difíciles de canular que los AV protésicos.

- Las venas hipertrofiadas que se hacen visibles a simple vista pueden provocar problemas estéticos en algunos pacientes.

Entre las localizaciones posibles de las FAVI, los nefrólogos prefieren la radio-cefálica, pero en ocasiones ésta presenta un flujo sanguíneo excesivamente bajo y no permite suministrar al paciente la dosis de diálisis adecuada. Este hecho obligará a la realización de un nuevo AV a pesar de que la FAVI sea funcionante. Este problema no suele suceder en otras localizaciones, por ejemplo en el codo, pues las venas utilizadas para la creación de las FAVI tienen mayor calibre. Las fístulas realizadas en el codo presentan la ventaja de un flujo sanguíneo elevado y, en concreto, la humerocefálica resulta fácil de canular por el tamaño y la accesibilidad de la vena. Sin embargo, dichas fístulas son más difíciles de realizar desde el punto de vista técnico, y tienen más posibilidades de producir edema y síndrome de robo de la extremidad que aquellas otras más distales.

En caso de que no se pueda realizar la FAVI radio-cefálica ni la húmero-cefálica, se procederá a la construcción de la fístula con la vena basílica, obligando en muchas ocasiones a la transposición o superficialización de dicha vena, para hacerla accesible a la canulación. Este tipo de fístulas ofrece más problemas que el resto (por ejemplo: dolor, edema de la extremidad, mayor numero de síndromes de robo) y la complejidad de la cirugía es mayor, sobre todo en pacientes obesos.

6.2 Accesos vasculares protésicos

En el caso de que las fístulas autólogas hayan fallado, pasaremos a la realización de AV protésicos. Éstos presentan una serie de ventajas si los comparamos con las FAVI:

- Presentan una mayor superficie para la punción.
- Técnicamente, pueden ser más fáciles de canular.
- El tiempo que transcurre desde la colocación hasta que se puede proceder a su punción oscila entre tres y cuatro semanas, aunque el período recomendado es de seis semanas.
- Existen muchas posibilidades anatómicas para su colocación.
- Para el cirujano experto son de fácil implantación y las anastomosis vasculares son relativamente sencillas.
- Facilidad tanto para la reparación quirúrgica como endovascular.

Las prótesis, sin embargo, presentan una serie de inconvenientes comparadas con las FAVI, entre las que destacan:

- Mayor número de complicaciones trombóticas y mayor necesidad de cirugía reparadora.
- Mayor probabilidad de infección.
- Incremento del coste.

6.3 Catéteres venosos centrales (CVC)

Los CVC son los AV de última elección por los nefrólogos; sin embargo, también tienen sus indicaciones:

- Deben ser implantados ante la imposibilidad de reparación precoz del AV definitivo; o bien cuando la reparación del acceso ha fracasado y se está a la espera de la creación de un acceso vascular nuevo y su posterior maduración.
- En pacientes que han presentado una evolución muy rápida de la insuficiencia renal y el equipo multidisciplinar no ha podido derivarlos al cirujano vascular con el tiempo suficiente.
- En pacientes no conocidos por el servicio de nefrología y que se presentan con una insuficiencia renal crónica terminal, con necesidad de diálisis urgente.

VALORACIÓN	IMPLICACIÓN
Historia clínica	**Comorbilidad**
– Edad/sexo	– Riesgo de fracaso de AV distal
– Presencia DM	– Calcificación vasos distales
– Obesidad	– Acceso red venosa
– Historia vascular	– Indicador de microangiopatía
– Enfermedad cardíaca	– Asociada a fracaso AV inicial
– Insuficiencia cardíaca	– Condiciona utilización CC
– Cirugía torácica/marcapasos	– Estenosis/trombosis
– CC previos	– Estenosis/trombosis
– Enfermedades malignas	– Empleo CC larga duración
– Esperanza de vida corta	– Empleo CC larga duración
– Trastornos hemostasia	– Tratamiento específico previo
– Edema brazo	– Repermeabilización vasos centrales
– Selección brazo no dominante	– Influencia en calidad de vida
– Fracasos AV anteriores	– Planificación esmerada AV
Examen físico	**Comprende ambas EESS**
– Inspección local	– Cicatrices/infecciones
– Circulación colateral/tejido subcutáneo	– Edema/punciones venosas
– Palpación	– Examen de red venosa con torniquete
– Medición TA ambas EESS	– Presencia de pulsos arteriales
– Auscultación arterias	– Test Allen. Detecta estenosis arteriales
	– Detección estenosis

Tabla 1. Evaluación del paciente antes de la implantación del AV.

Cuando se prevé que el paciente necesitará el catéter por un período de tiempo superior a 2-4 semanas, se recomienda la colocación de un CVC tunelizado o permanente que se pueda colocar por punción o por disección quirúrgica; realizando, posteriormente, un túnel subcutáneo por donde se dispone el catéter. La parte que queda subcutánea tiene dos *cuffs* o rodetes que provocan una reacción inflamatoria y una película protectora que dificulta las infecciones del catéter. Si el tiempo que el paciente necesita ser portador del catéter es inferior a las cuatro semanas, se puede optar por la colocación del catéter percutáneo o provisional, que se coloca por el nefrólogo en la cabecera de la cama del paciente a través de punción percutánea por técnica aséptica, actualmente con ayuda de un ecógrafo.

7 Mantenimiento del acceso vascular

El mantenimiento del AV funcionante durante períodos largos de tiempo puede llegar a ser una labor difícil y frustrante para los médicos y los pacientes. El empezar por las zonas distales y seguir proximalmente nos permite la mayor cantidad posible de emplazamientos de accesos vasculares. Es una tragedia, tanto para el paciente como para el equipo multidisciplinar, el agotar las posibilidades de realización de AV de manera prematura, como consecuencia de la realización de los accesos en localizaciones anatómicas demasiado proximales. El elegir para la realización del acceso vascular una vena más proximal debe documentarse con exploraciones complementarias, si es preciso. En nuestro centro, la norma es la creación de FAVI muy distales, aunque las probabilidades de permeabilidad primaria y maduración suficiente sean remotas. Nuestra experiencia en este sentido nos indica seguir realizando AV con la localización más distal posible, a pesar de que la vena para su realización sea subóptima. Posteriormente, a las cuatro semanas, se valora a través de una exploración física si el AV será útil para el TRS. Aunque esta FAVI no se haya desarrollado lo suficiente, habrá conseguido uno de los objetivos importantes: favorecer un aumento del calibre de la vena utilizada para su creación, facilitando que el segundo AV practicado proximalmente en la misma extremidad y con la misma vena tenga muchas más probabilidades de ser funcionante y útil. De este modo, habremos convertido una vena de dudosa utilidad para una FAVI en una idónea. El objetivo, por tanto, es aumentar la calidad de la vena para que, al realizar el segundo acceso vascular en esta misma extremidad, las posibilidades de éxito aumenten considerablemente. Por ejemplo, un cirujano vascular construye primero una FAVI en la tabaquera a la altura de la muñeca, siempre y cuando la vena tenga un mínimo de posibilidades. Con posterioridad, en 3-4 semanas, se valora de nuevo la FAVI, que puede confirmar o no la falta de desarrollo del acceso. Si se confirma que no será un AV útil se realizará una FAVI radio-cefálica con muchas más posibilidades de ser apta para TRS. La vena habrá aumentado de calibre gracias al AV distal realizado previamente, y permitirá un nuevo AV técnicamente más sencillo y con un grosor de vena que posibilitará una maduración correcta.

Las intervenciones quirúrgicas de las FAVI son de bajo riesgo. Se realizan con anestesia local y las posibilidades de complicaciones son escasas. Nuestra experiencia con esta política de AV nos ha dado muy buenos resultados, y son muy pocos los pacientes

<table>
<tr><td>

1. Fístulas autólogas
    1.1 Fístula en la tabaquera anatómica
    1.2 Fístula radio-cefálica en antebrazo
    1.3 Fístula húmero-cefálica
    1.4 Fístula húmero-basílica con transposición de vena

</td></tr>
<tr><td>

2. Accesos vasculares protésicos
    2.1 Prótesis en forma de *loop* en antebrazo (húmero-basílica)
    2.2 Prótesis de brazo húmero-axilar en forma de *loop* o recta
    2.3 Prótesis en extremidades inferiores fémoro-femoral en forma de *loop*

</td></tr>
<tr><td>

3. Catéteres venosos centrales
    3.1 Catéter yugular
    3.2 Catéter femoral
    3.3 Catéter subclavio

</td></tr>
</table>

Tabla 2. Orden de preferencia de los accesos vasculares.

en los que se han agotado las posibilidades de realizar un AV, ya sea FAVI o prótesis, a pesar de que cada vez viven más años y entran en TRS con edades más avanzadas.

Además de la calidad de las venas, la pericia del cirujano vascular es fundamental. Si el equipo de cirugía vascular posee una gran experiencia, la permeabilidad primaria de las FAVI y de los AV protésicos es muy alta.

La reparación precoz de todo AV con una complicación susceptible de ser solucionada, sin diferirla en el tiempo y de manera urgente (tanto si son FAVI como si son AV protésicos), siempre y cuando lo permita el estado general del paciente, permite, por una parte, preservar el AV y, por otra, evitar la colocación de CVC, que podría dificultar un futuro AV.

En resumen, para conseguir que un paciente con ERC entre en TRS con acceso vascular definitivo se necesita: un equipo muy bien coordinado de nefrólogos, que deriven al paciente al cirujano vascular con tiempo suficiente para realizar un AV con garantías; un equipo de cirugía vascular implicado en la realización de las FAVI, con experiencia en las mismas y dispuestos a reparación de AV de forma urgente, si es necesario; y un equipo de enfermería que nos informe cuando existe un AV disfuncionante para conseguir una reparación a tiempo o un AV nuevo si es preciso, evitando de este modo la colocación de un CVC siempre que sea posible.

BIBLIOGRAFÍA

1. López Revuelta K, Saracho R, García López F, Gentil MA, Castro P, Castilla J *et al.* Informe de diálisis y trasplante año 2001 de la Sociedad Española de Nefrología y Registros Autonómicos. Nefrología 2004; 24: 21-33. Registre de malalts renals de Catalunya. Informe estadístic 2001. Www.ocatt.net, 2003 Annual Data Report. Www.usrds.com.

2. Brescia MJ, Cimino JB, Appel K, Hurwich BJ. Chronic hemodialysis using venipuncture and surgically created arteriovenous fistula. N Eng J Med 1996; 175: 1089-092.

3. Pérez-Bañasco V, Borrego FJ. De la excelencia al caos. Nefrología 1995; 15: 6.

4. Rayner H, Pisoni R, Gillespie B, Goodkin D, Akiba T, Akizawa T, Saito A, Young E, Port F. Creation, cannulation and survival of arteriovenous fistulae: data from the dialysis outcomes and practice patterns study. Kidney International 2003; 63: 323-33.

5. Borrego Utiel FJ, Pérez del Barrio P, Pérez Bañasco V, García Cortés MJ, Sánchez Perales MC, Serrano P, Borrego Hinojosa J, García Marcos S, Liébana Cañada A. Repercusión económica de los catéteres venosos centrales como acceso vascular en hemodiálisis crónica. Nefrología 1995; 15, 6.

6. Rodríguez JA. Hemodialysis vascular access in incident patients in Spain. Kidney Int 2002; 62: 1475-477. Www.vascularaccesssociety.com.

7. Van Biesen W, Vanholder RC, Veys N, Dhont A, Lamiere NH. An evaluation of integrate care approach for ESRD patients. J Am Soc Nephrol 2000; 11: 116-25.

8. Malovrh M. Approach to patients with ESRD who need an arteriovenous fistula. Nephrol Dial Transplant 2003; 18 (Suppl 5); V50-V52.

9. Bonucchi D, Cappelli G, Albertazzi A. Wich is the preferred vascular access indiabetic patients? A view from Europe. Nephrol Dial Transplant 2002; 17: 20-22.

10. NFK-K/DOQI Clinical practice guidelines. Updated 2000. Am J Kidney Dis 2001; 37: S137-S181.

11. Pisoni R, Young E, Dykstra D, Greenwood R, Hecking E, Gillespie B, Wolfe R, Goodkin D, Held P. Vascular access use in Europe and United States: Results from the DOPS. Kidney Int 2002; 61: 305-16.

12. Levey A and Eknoyan G. Cardiovascular disease in chronic renal disease. Nephrol Dial Transplant 1999; 14; 828-33.

13. Termorshuizen F, Korevaar J, Dekker F, Jager J, Van Manen J, Boeschoten W, Krediet R. Nephrol Dial Transplant 2003; 18: 552-58.

14. Jungers P, Choukroun G, Robino C, Tauoin P, Labruine M, Man NK, Landias P. Epidemiologie of end-stage kidney failure in the Ille-de-France: a prospective cooperative study in 1988. Nephrologie 2000; 21: 217-18.

15. Feldman HI, Joffe M, Rosas S, Burns JE, Knauss J, Brayman K. predictors of successful arteriovenous fistula maturation. Am J Kidney Dis 2003; 42: 1000-012.

16. Feldman HL, Kobrin S, Wasserstein A. Hemodialysis vascular access morbidity. J Am Soc Nephrol 1996; 7: 523-35.

17. Konner K, Nonast-Daniel B, Rith E. The arteriovenous fistula. J Am SocNephrol 2003; 14: 1669-680.

18. Jindal K, Ethier JH, Lindsay R, Barre PE, Kappel JE, Carlisle EJF, Common A. Clinical practice guidelines for vascular access. J Am Soc Nephrol 1999; 10: S287-S321.

19. Hakim R, Himmelfarb J. Hemodialysis access failure: a call to action. Kidney Int 1998; 54: 1029-040.

20. Besarab A, Adams M, Amatucci S, Bowe D, Deane J, Tello A. Unraveling therealities of vascular access. Adv Ren Replace Ther 2000; 7: S65-S70.

21. Beckingham IJ, O'Roueke JS, Bishop MC, Blamey RW. Are back up arteriovenous fistula necessary for patients on continuous ambulatory peritoneal dialysis? Lancet 1993; 341: 1384-386.

22. Ascher E, Hingorani A. The dialysis outcome and quality initiative (DOQI) recommendations. Seminars Vasc Surg 2004; 17: 3-9.

23. Makrell PJ, Cull DL, Carsten III ChG. Hemodialysis access: placement and management of complications. En Hallet JV, Mills JL, Earnshaw JJ; Reekers JA. Eds: Comprehensive vascular and endovascular surgery. Mosby-Elsevier Id St Louis. Miss 2004: 361-90.

24. Gelabert HA, Freischlag JA. Hemodialysis access. En Rutherford RB Ed. Vascular Surgery (5th Ed.) Wb Saunders Co. Philadelphia 2000: 1466-477.

25. Malorvrh M. Native arteriovenous fistula: preoperative evaluation. Am J Kidney Dis 2002; 36: 452-59.

26. Silva MB, Hobson RW, Lindsay RM. A strategy for increasing use of autogenous hemodialysis access: impact of preoperative non-invasive evaluation. J Vasc Surg 1998; 27: 302-07.

27. Huber TS, Ozaki CK, Flynn TC. Prospective validation of an algorithm to maximize native arteriovenous fistulae for chronic hemodialysis access. J Vasc Surg 2002; 36: 452-59.

28. NKF-K/DOQI Clinical practice guidelines for vascular access: update 2000. Am J Kidney Dis 2001; 37 (Suppl. 1): S137-S181.

29. Jindal KK, Ethier JH, Lindsay RM *et al.* Clinical practice guidelines for vascular access. (Guías canadienses) J Am Soc Nephrol 1999; 10: S287-S321.

Capítulo 2

Valoración preoperatoria del cirujano vascular. Exploraciones complementarias

A. Clará

Introducción

El objetivo de la valoración preoperatoria del cirujano vascular es delimitar la estrategia quirúrgica que va a seguirse en la construcción de un nuevo acceso vascular, o en la reparación de uno ya existente, así como identificar a aquellos pacientes cuyo tratamiento quirúrgico abierto o endovascular pueda beneficiarse del resultado de una exploración complementaria previa.

En cuanto a la primera localización del acceso de hemodiálisis,[1,2] se admite por la mayoría de los grupos, como pauta-guía: la realización preferente de accesos autólogos (fístula arteriovenosa), respecto a los heterólogos (prótesis arteriovenosa); en la extremidad superior, respecto a la inferior, preferiblemente en la no dominante; lo más distal posible (extremidad superior), y con vasos (arterial y venoso) que no estén por debajo de los 2 mm de diámetro.

Con estas premisas, la secuencia más frecuente de accesos se inicia con la fístula radiocefálica en la extremidad no dominante, seguida de la fístula en el codo en la misma extremidad. A partir de aquí, se repite la secuencia en la extremidad dominante y, cuando ésta se agota, se implantan prótesis AV en brazo o muslo. Ocasionalmente, y con anterioridad a la utilización de material heterólogo, pueden plantearse fístulas autólogas menos habituales (cúbito-basílica, radio-basílica, húmero-cefálica, superficialización de basílica).

Cuanto sigue a continuación es una descripción reflexiva sobre la valoración preoperatoria ante el primer acceso vascular, a la luz de la práctica asistencial y de las recomendaciones de las principales guías publicadas sobre accesos vasculares. La valoración preoperatoria del acceso vascular complicado o disfuncionante será objeto de otros capítulos de esta monografía.

1 Anamnesis

La historia clínica proporciona una valiosa información acerca de aquellos antecedentes que pueden incidir en el desarrollo de un acceso útil y seguro para hemodiálisis. Clásicamente, se consideran antecedentes relevantes en la valoración preoperatoria del paciente a quien se va a practicar un primer acceso quirúrgico de hemodiálisis: la edad, el sexo, los antecedentes de diabetes *mellitus,* la obesidad, la historia vascular, la insuficiencia cardíaca, la cirugía torácica, los catéteres venosos centrales previos, las enfermedades malignas, los antecedentes de trombosis venosa de extremidad superior, y los trastornos de la hemostasia.

La edad, la diabetes y el antecedente de patología vascular pueden están relacionados con presencia de arteriopatía oclusiva crónica en la extremidad superior y, por consiguiente, con trombosis del acceso o desarrollo de sintomatología isquémica en la mano; el género femenino suele tener vasos de calibre menor; la obesidad se relaciona con una mayor profundidad de las venas superficiales y, por tanto, con mayor dificultad de punción del acceso; la insuficiencia cardíaca, con posibilidad de descompensación a medida que se desarrolla la fístula; y el antecedente de catéteres centrales o la trombosis venosa, con aparición de edema de la extremidad superior tras desarrollo del acceso.

Si tiene algún sentido considerar los antecedentes citados es en la medida en que éstos pueden modificar la secuencia estratégica de accesos indicada antes. Sin embargo, difícilmente alguno de los antecedentes citados *per se,* con la excepción quizás de los trastornos graves de la hemostasia, determina un cambio en el algoritmo de creación de un acceso para hemodiálisis si, paralelamente, no se acompaña de otros datos de la exploración física que así lo aconsejen. Por ejemplo, una edad avanzada o una esperanza de vida limitada por enfermedades de base pueden hacer al cirujano más proclive a realizar el primer acceso en el codo, técnica ésta con mayor probabilidad de éxito inmediato. No obstante, la existencia de un buen pulso radial y una adecuada vena cefálica no deberían constituir motivo para eludir un primer acceso vascular a este nivel, incluso en estos casos.

De forma análoga, el antecedente de haber llevado catéteres venosos centrales podría aconsejar al cirujano evitar la creación de un acceso vascular en una extremidad. Sin embargo, sólo la presencia asociada de edema importante o de circulación venosa colateral delto-pectoral muy acusada, aconsejarían agotar las posibilidades quirúrgicas en la extremidad no afecta en primer lugar, sea o no la dominante.

Los datos obtenidos por la anamnesis, por consiguiente, deben ser observados como complementos de la exploración física o como «avisos» de que tras la creación del acceso, puede producirse una complicación, *exempli gratia,* un edema de extremidad en el paciente con antecedente de catéteres venosos centrales o un déficit neurológico en el paciente diabético.

Es importante señalar que, por lo general, estos antecedentes, a los que podrían añadírseles también los de poliquistosis o trombofilia, deben ser tenidos en cuenta por la posibilidad de evento adverso postoperatorio, más que por el hecho de que impidan o impliquen una modificación del algoritmo habitual de creación de un acceso vascular para hemodiálisis.

2   Exploración física

La exploración física es más importante que una exhaustiva recogida de antecedentes. Debe realizarse con el paciente sentado y con el torso y las extremidades superiores descubiertas.

En una primera inspección, debe evaluarse la presencia de: edema o circulación venosa superficial, que puede ser signo de una trombosis venosa axilo-subclavia previa (espontánea o asociada a un catéter venoso central previo); la existencia de múltiples punciones previas, cicatrices o trayectos venosos superficiales retraídos que pueden indicar un antecedente previo de trombosis venosa superficial, habitualmente, por punciones o tratamientos endovenosos iterativos.

La exploración arterial incluye la palpación de pulsos a nivel radial, cubital y humeral (flexura del codo) y la auscultación de posibles soplos a nivel supraclavicular. A menudo, se entiende que una exploración normal de pulsos, asociada a una simetricidad en la presión sistólica en ambos brazos, es suficiente para asumir una competencia arterial con el fin de crear un acceso para hemodiálisis.

Particularmente interesante resulta la sencilla práctica de un *test* de Allen para comprobar la suplencia de las arterias radial y cubital sobre el arco palmar. Para realizar dicha prueba se solicita al paciente que cierre con fuerza la mano mientras el explorador comprime simultáneamente las arterias radial y cubital en el carpo. A continuación, se pide al paciente que extienda los dedos, ahora ya pálidos, y se libera la compresión cubital; se aguarda unos segundos y se valora la replección capilar de la mano y los dedos. La ausencia de ésta indica una mala suplencia de la arteria cubital en el arco palmar. La maniobra puede repetirse, si procede, liberando en primer lugar la arteria radial.

Averiguar la suplencia que ambos troncos, radial y cubital, tienen sobre el arco palmar, puede ser importante para prever una repercusión isquémica en la mano tras trombosis inmediata de un acceso en el carpo, la cual a menudo se asocia a trombosis de la arteria utilizada para realizar la anastomosis, o tras un futuro desarrollo hipertrófico de la fístula. El hallazgo intraoperatorio de vasos pequeños para una fístula radio-cefálica o cúbito-basílica, sumado a una mala suplencia del arco palmar por parte de la arteria no implicada en la anastomosis, podrían desaconsejar la práctica de esta fístula y su realización a un nivel más proximal, por ejemplo, en la flexura del codo.

La exploración venosa incluye las venas superficiales de antebrazo y brazo, cuyos exponentes más relevantes son la vena cefálica (externa), la vena basílica (interna) y la encrucijada del codo con sus múltiples variantes. Para explorar las venas del antebrazo es conveniente colocar un torniquete unos tres centímetros por debajo de la flexura del codo para evitar el drenaje de las venas exploradas por la perforante que existe a este nivel; tras ello, se solicita al paciente que cierre el puño una o varias veces hasta que dichas venas se ingurgiten. A menudo, la vena cefálica y la basílica se palpan más que se ven. En caso de duda, puede incluso dilatarse la vena de forma adicional con una expresión manual gentil por encima de la piel; si bien una exploración física infructuosa de venas nunca debería ser motivo para eludir una exploración quirúrgica directa, la cual, con cierta frecuencia, pone al descubierto una vena en el antebrazo o en la flexura del codo inadvertida durante la exploración.

La exploración física puede evidenciar la presencia de trayectos venosos indurados o fibrosos, venas que, en definitiva, no van a madurar adecuadamente tras la realización de un acceso más distal. Particularmente importante es la exploración en el antebrazo de la vena basílica, a menudo virgen de punciones por su localización, la cual puede ser de gran calibre y ofrecer una posibilidad de acceso con la arteria cubital o en transposición a la arteria radial en el tercio medio del antebrazo.

La exploración de las venas superficiales de la encrucijada del codo y del brazo requiere la colocación de un torniquete más proximal en el brazo. En la flexura del codo, las venas superficiales suelen adoptar una configuración en forma de «M». En ella, los segmentos longitudinales laterales corresponden a las venas basílica y cefálica, que suelen tener continuidad proximal por el brazo, especialmente la primera. Los segmentos oblicuos corresponden a las venas medianas basílica y cefálica que confluyen distalmente en un vértice donde suele situarse la perforante del codo, comunicante entre el sistema venoso superficial y profundo. De particular interés resulta la exploración física de esta encrucijada venosa para prever, en caso de realizarse un acceso autólogo a este nivel, si éste va a plantearse entre la arteria humeral y la vena mediana-basílica, o con la perforante del codo o la mediana-cefálica. En muchas ocasiones, tal decisión puede adoptarse intraoperatoriamente y no debe excluirse la posibilidad de tal valoración si la exploración física lo permite.

3 Exploraciones complementarias

A pesar de la extensa información bibliográfica existente sobre la utilización de exámenes complementarios en la planificación de accesos vasculares para hemodiálisis, la extensión de esta sección del capítulo será proporcional a la importancia real que dichas exploraciones puedan tener en la valoración preoperatoria del primer acceso.

El Doppler continuo arterial constituye una exploración no cruenta que proporciona información indirecta sobre la integridad arterial de la extremidad superior. Informa sobre presiones sistólicas segmentarias a distintos niveles de la extremidad y curvas de velocidad de flujo, también, a distintos niveles. Es una exploración sencilla y útil para evaluar a aquellos pacientes en los que la exploración física arterial de la extremidad superior es sugestiva de patología oclusiva crónica.

El eco-Doppler, o dúplex, combina información ecográfica junto a la proporcionada por el Doppler continuo, y es útil para valorar la integridad arterial tanto morfológicamente como por análisis de curvas de flujo. Si bien suele resultar poco operativo para determinar las presiones sistólicas segmentarias de la extremidad, proporciona información cartográfica sobre la anatomía venosa superficial del brazo, indicando tanto permeabilidad como tamaño venoso; también proporciona información sobre el *run off* venoso de la extremidad superior hacia el sistema venoso central.

Estudios previos han mostrado cómo el eco-Doppler preoperatorio puede mejorar el porcentaje de pacientes que reciben un primer acceso autólogo en lugar de protésico, a la vez que disminuyen las exploraciones quirúrgicas negativas. Estas ventajas, sin embargo, pueden carecer de repercusión práctica si el equipo quirúrgico sigue las directrices estándar para la creación de accesos para hemodiálisis. Esto es cuando se plantea el acceso autólogo como sistemáticamente preferencial.

Por otra parte, la reducción de exploraciones quirúrgicas negativas puede no tener la más mínima trascendencia si, en el mismo acto quirúrgico, ya se plantea un acceso alternativo seguro.

Por último, la arteriografía y la flebografía constituyen pruebas invasivas que proporcionan información morfológica (no hemodinámica) sobre la red arterial o venosa de la extremidad en la que va a practicarse el acceso vascular. Con el desarrollo de las exploraciones Doppler y eco-Doppler, que proporcionan información morfológica y hemodinámica, su indicación en la planificación del primer acceso de hemodiálisis ha quedado relegada a casos excepcionales, no así en la evaluación del acceso vascular disfuncionante.

La angioRMN arterial o venosa ha quedado eliminada de la práctica asistencial por la toxicidad del gadolinio en pacientes con insuficiencia renal crónica terminal.

Conclusiones

El pilar básico para la valoración preoperatoria del primer acceso vascular sigue siendo esencialmente clínico. Una anamnesis y exploración física adecuadas permiten planificar satisfactoriamente la cirugía, en la mayor parte de pacientes a los que se va a practicar un primer acceso vascular para hemodiálisis. La utilización en la práctica diaria de exploraciones Doppler o eco-Doppler es infrecuente y limitada a aquellos pacientes en los que se sospecha una patología arterial oclusiva de base, una oclusión venosa central o una red venosa superficial difícilmente valorable (obesos), cuando no existe posibilidad de construir otro acceso, basándose en criterios clínicos, en otro territorio. El empleo de exploraciones invasivas, tipo arteriografía o flexografía, es excepcional en la planificación del primer acceso de hemodiálisis.

Bibliografía

1. Ascher E, Hingorani A. The dialysis outcome and quality initiative (DOQI) recommendations. Seminars Vasc Surg 2004; 17: 3-9.
2. Makrell PJ, Cull DL, Carsten III ChG. Hemodialysis access: placement and management of complications. En Hallet JV, Mills JL, Earnshaw JJ; Reekers JA. Eds: Comprehensive Vascular and Endovascular Surgery. Mosby-Elsevier Id St Louis. Miss 2004: 361-90.

PARTE II. CONSTRUCCIÓN DEL ACCESO VASCULAR

Capítulo 1

Realización de accesos vasculares nativos

A. Barba

Introducción

El aumento de la esperanza de vida, los avances en el tratamiento de la insuficiencia renal crónica terminal (IRCT) y la mayor supervivencia de los pacientes que se encuentran sometidos a un programa de hemodiálisis periódica (HD), han conducido a un aumento de la demanda de accesos vasculares, así como a la necesidad de que éstos tengan una mayor duración funcional.[1]

Hay que partir de la base de que el acceso vascular (AV) ideal no existe, por lo que tenemos que conseguir que los AV cumplan una serie de requisitos generales que los hagan útiles y duraderos. El AV debe proporcionar un flujo suficiente como para que la HD sea eficaz; debe ser sencillo de canalizar, para permitir múltiples punciones que se distribuyan a lo largo del trayecto del mismo sin necesidad de concentrarlas en una zona limitada; y debe ser fácil de monitorizar y, así, permitir las reparaciones o gestos médico-quirúrgicos necesarios para anticiparnos a su fracaso y evitar su pérdida.

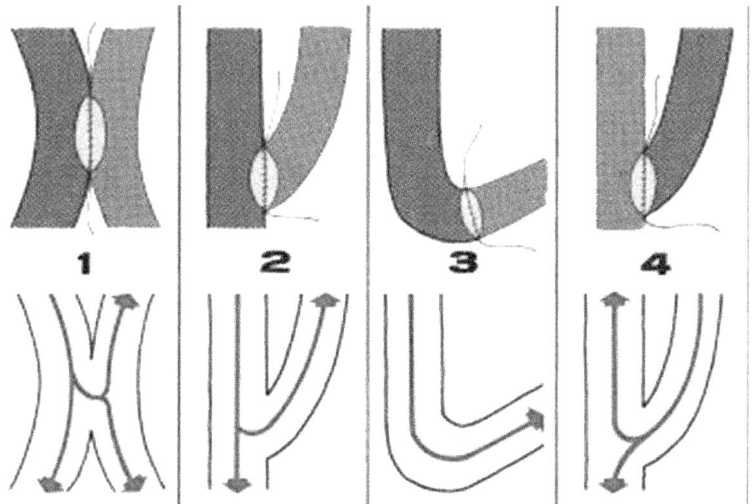

Figura 1. Tipos de anastomosis en accesos vasculares nativos.

Como ya se ha dicho, el AV debe tener la máxima duración y no ser impedimento para, cuando fracase, realizar otro acceso vascular.

1   Accesos vasculares nativos (AVN)

Denominamos AVN a la realización de una anastomosis (unión) entre una arteria y una vena del propio paciente.

En 1966, Brescia y Cimino[2] realizaron el primer AVN anastomosando la arteria radial directamente a la vena cefálica en la muñeca en un paciente con IRCT. Posteriormente, como se ha relatado en la introducción de este manual, se han utilizado distintas técnicas y distintas localizaciones para la realización de un AV pero, al aumentar la edad de los pacientes sometidos a HD, numerosos autores, sobre todo norteamericanos, recomendaban la realización de AV protésicos (AVP), en especial en mujeres, diabéticos y ancianos, debido a la facilidad en su implantación, al breve período de maduración y la facilidad de canulación, aunque su permeabilidad fuera menor. Por todo ello, en 1997 la National Kidney Foundation's Dyalisis Outcome Quality Initiative (DOQI)[3] recomendó pautas de actuación para aumentar la utilización de los AVN frente a los AVP, ya que hasta entonces se justificaban los AVP por su facilidad de realización y el mínimo período de maduración. Finalmente, estamos de acuerdo con el informe DOQI y pensamos que los AVN son el mejor AV siempre que se puedan realizar, por lo que en este capítulo hablaremos de ellos e intentaremos responder a las preguntas más importantes en este tipo de técnicas: ¿cuándo, cómo y dónde hacerlo?

2   ¿Cuándo debemos realizar un AVN?

En la práctica habitual, el nefrólogo es el que nos solicita la realización del mismo, teniendo en cuenta el «tiempo de maduración», período que debe transcurrir desde la

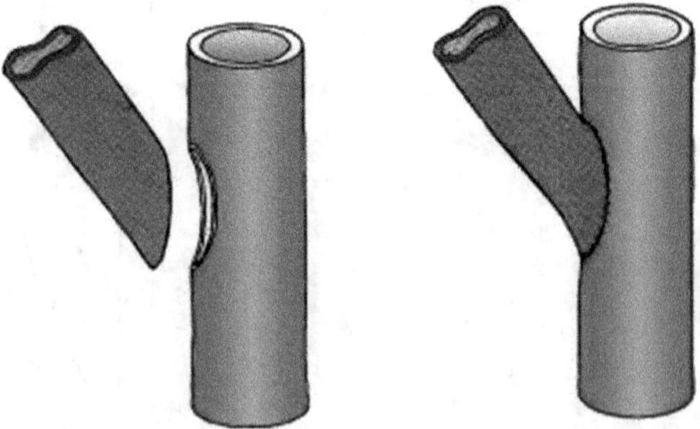

Figura 2. Realización de un acceso vascular nativo.

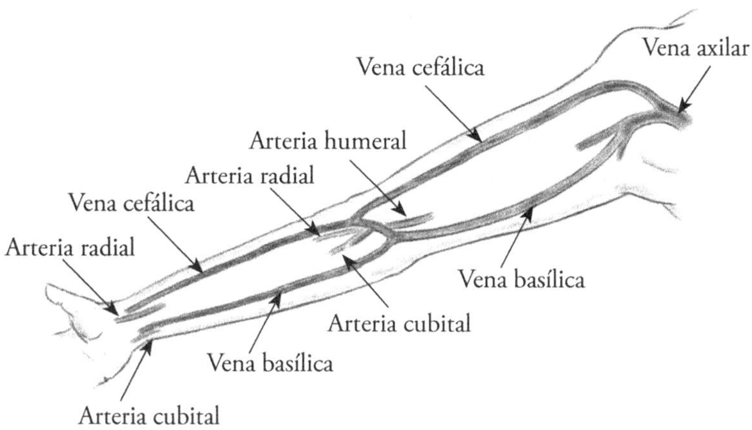

Figura 3. Anatomía vascular de la extremidad superior.

realización del AVN y su posterior utilización para HD, y cuando debe dializarse al paciente. La respuesta a esta pregunta se ha dado en el capítulo «Indicación de acceso vascular desde el punto de vista nefrológico».

3 ¿Cómo hacerlo?

Para responder a la pregunta de este apartado, debemos decir que un AVN va a depender de: las arterias y las venas, el tipo de anastomosis, la forma de realización y la localización del AVN. De todo esto hablamos en los apartados siguientes.

3.1 *Las arterias y las venas*

Las arterias y venas implicadas deben reunir una serie de características para ser aptas para esta función. En la arteria debe haber ausencia de patología significativa proximal y

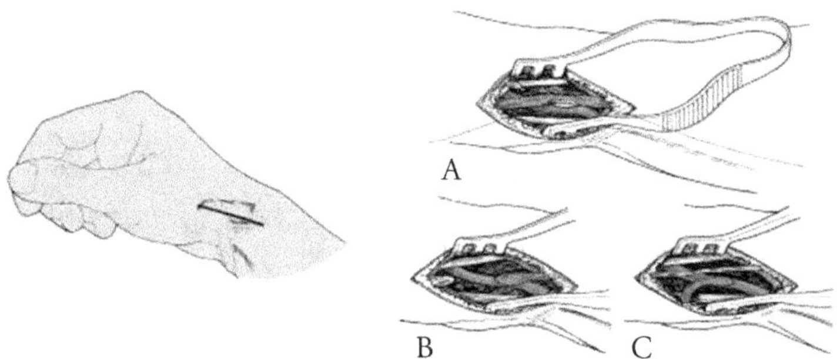

Figura 4. Acceso vascular nativo en la tabaquera anatómica.

su luz debe ser de calibre igual o mayor a 2 mm para garantizar que el aporte sanguíneo permita altos flujos en la fístula que se va a crear. La vena debe ser de un calibre mayor a 2,5 mm en el punto en el que se va a realizar la anastomosis; debe ser permeable en todo su trayecto; debe poseer un segmento rectilíneo que facilite la canulación; debe estar situada a una profundidad menor de un centímetro de la piel, y debe mantener continuidad con el sistema venoso central proximal.[4]

3.2 Tipo de anastomosis

En los AVN se han empleado diversos tipos de anastomosis en función de la forma en que se comunican la arteria y la vena. Para su nomenclatura tomamos el primer término (la arteria donante) y el segundo (la vena receptora). Básicamente, se reducen a cuatro tipos: anastomosis *latero-lateral* (descrita originalmente por Cimino-Brescia, pero que en la actualidad no se utiliza debido a distintas complicaciones hemodinámicas); *latero-terminal* (la más empleada);[5] *término-terminal* (se utiliza en pocas ocasiones y con vasos muy distales), y *término-lateral* (igual que en el caso anterior), (véase la figura 1). Para la realización de la anastomosis latero-terminal se practica una arteriotomía longitudinal de un tamaño aproximado de una vez y media el calibre del vaso. Posteriormente, se secciona la vena en bisel con un ángulo aproximado de cuarenta y cinco grados. La sutura se realiza con material monofilamentado, no reabsorbible de 6/0 o 7/0, generalmente de polipropileno (véase la figura 2). Es esencial que después de practicar la anastomosis se sienta un «frémito» en la vena receptora.

3.3 Forma de realización del AVN

En 2002, el Committee on Reporting Standard for Arteriovenous Accesses de la Society of Surgery y la American Association for Vascular Surgery[6] publicaron nomenclatura y

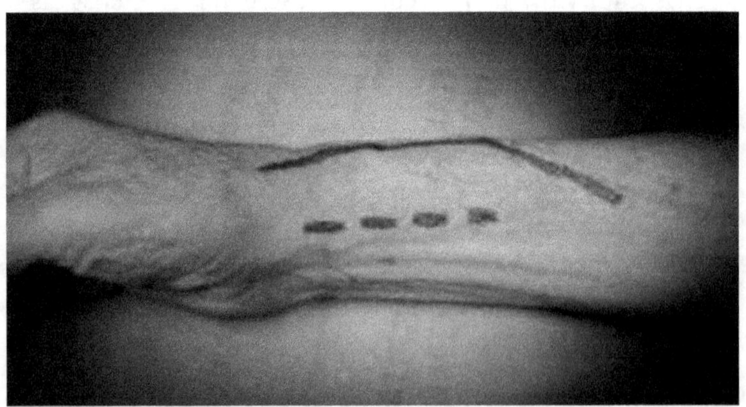

Figura 5. Acceso vascular nativo radio-cefálico.

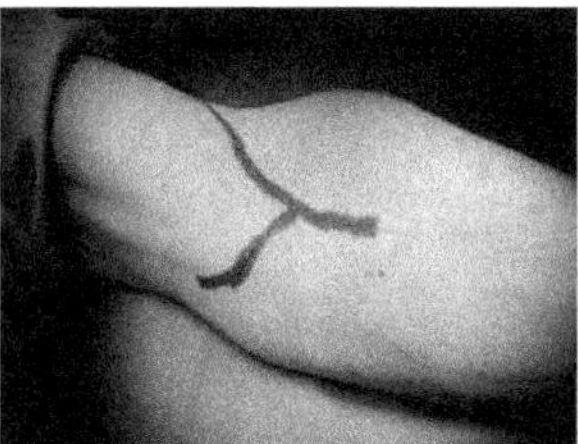 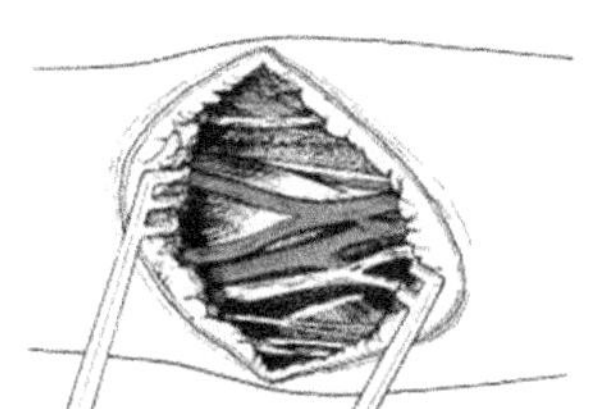 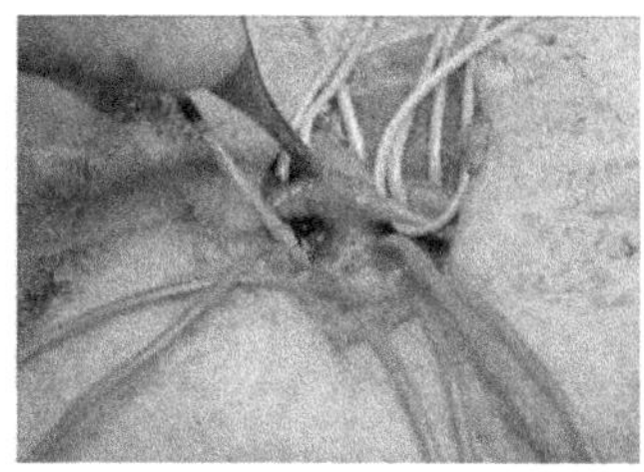

Figura 6. Acceso vascular nativo húmero-perforante (en el codo).

definiciones normalizadas, relacionadas con las técnicas de los AVN. Basándonos en ello, hablamos de *AVN directa* cuando se realiza la anastomosis entre arteria y vena en la misma localización anatómica (sólo se practica una incisión cutánea), y utilizamos el término *transposición* cuando un AVN se realiza con una vena transpuesta. En este último caso, la parte proximal de la vena se queda en su localización anatómica, en tanto que la parte periférica de la vena se mueve desde su posición original, generalmente a través de un túnel subcutáneo, superficial, y se anastomosa con la arteria en su posición anatómica (se realizan varias incisiones cutáneas). Por otra parte, hablamos de *translocación* cuando se moviliza completamente la vena, tanto proximal como distal, extrayéndola e implantándola en una región remota de su origen (en este caso también se realizan varias incisiones cutáneas). Tanto las transposiciones como las translocaciones se pueden realizar de forma recta o en forma de «asa».

3.4   Localización del AVN

Las técnicas descritas se practican de forma habitual en las extremidades superiores e inferiores.

3.4.1   Extremidades superiores

En las extremidades superiores, y debido a la anatomía vascular de las mismas (véase la figura 3), podemos realizar AVN a distintos niveles y de distintas formas:

- AVN directos

  - *En la tabaquera anatómica de la mano:* se realiza de forma latero-terminal entre la rama palmar de la arteria radial y la vena cefálica. Esta técnica fue descrita por Rassat[7] en 1966. Es el AVN más distal que se puede realizar, pero raramente se utiliza porque los vasos en esta localización son de escaso calibre y, además, esta zona es de enorme movimiento, lo cual aumenta las posibilidades de fracaso (véase la figura 4). Esta técnica es muy popular en Europa, porque es funcional y aumenta la arteriolización venosa del antebrazo, aunque su permeabilidad disminuye en pacientes diabéticos y con edad avanzada.[8]

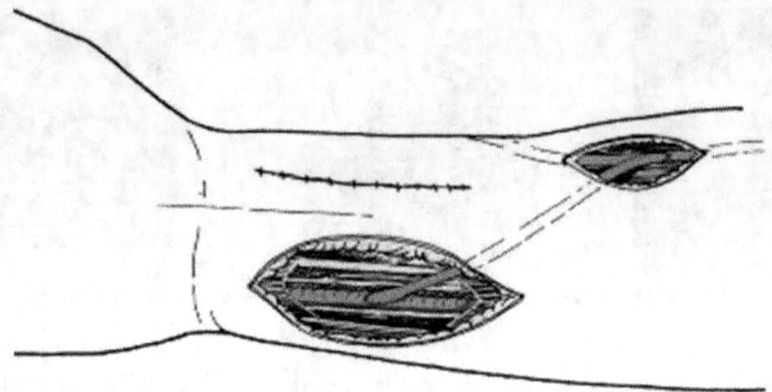

Figura 7. Transposición en el antebrazo (cúbito-cefálico).

— *En la muñeca:* se realiza de forma latero-terminal entre la arteria radial y la vena cefálica. Es el patrón de referencia de la creación de los AV. La técnica quirúrgica consiste en el marcaje cutáneo de la arteria y la vena con rotulador. Este marcaje no es obligatorio, pero sí aconsejable. Posteriormente, y mediante anestesia local, se realiza una incisión longitudinal de 5-6 cm entre la localización de la arteria radial y la vena cefálica distal. Tras la disección de la arteria radial y la comprobación de buen flujo proximal, se pasan cintas vasculares, proximal y distalmente a la zona donde se practicará la arteriotomía. Se realiza disección de vena cefálica, ligadura de colaterales y sección distal de forma oblicua, y se lleva a cabo una arteriotomía longitudinal, así como la anastomosis con sutura de polipropileno

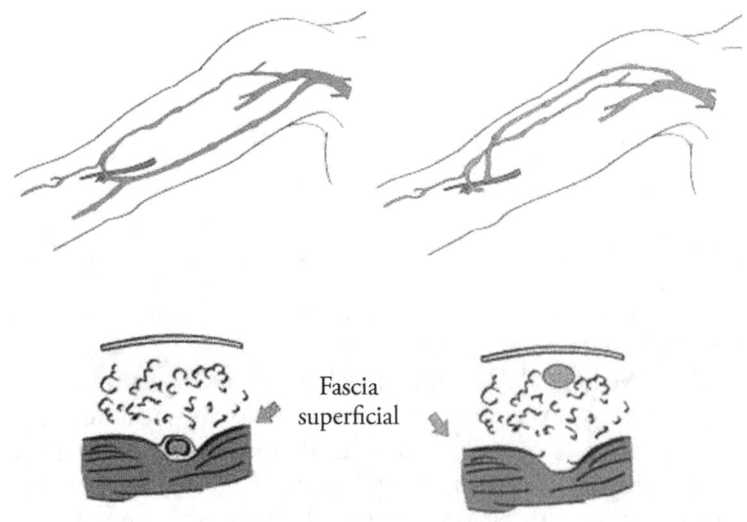

Figura 8. Transposición y superficialización en el brazo (húmero-basílico).

previo oclusión (clampaje) arterial proximal y distal. Por último, se comprueba el buen funcionamiento de la técnica, la ausencia de fugas y la presencia de bandas fibrosas que pudiesen comprimir la vena (véase la figura 5).

– *En el codo:* se realiza de forma latero-terminal entre la arteria braquial y diversas venas a este nivel, como la cefálica, la basílica y la perforante. Si se puede, el empleo de la vena perforante tiene la ventaja de permitir el flujo a través de la vena cefálica y basílica del brazo, así como de forma retrógrada de las venas de la cara palmar del antebrazo, y además, tiene menos riesgo de provocar síndrome de robo e isquemia distal. La técnica quirúrgica consiste en realizar una incisión trasversal a dos dedos de la flexura del codo, diseccionando la arteria braquial y de la rama venosa perforante. A continuación, sección distal de la vena y arteriotomía longitudinal en la arteria braquial y posterior anastomosis latero-terminal de la misma forma que en la localización radio-cefálica (véase la figura 6).

* Transposiciones

– *En el antebrazo:* la transposición radio-basílica fue descrita por Silva[9] y es una alternativa antes de usar una vena proximal en un paciente que ha fallado o no es candidato a un AV radio-cefálico. Consiste en la transposición recta de la vena basílica o cefálica de su posición en el antebrazo a una posición ventral mediante una tunelización subcutánea hasta la localización distal de la arteria radial o cubital (véase la figura 7). La técnica quirúrgica consiste en la incisión cutánea de todo el trayecto de la vena basílica en el antebrazo, previo marcaje y anestesia del trayecto; ligadura de colaterales y sección distal en la muñeca; realización de túnel subcutáneo en la cara ventral del antebrazo desde la zona más proximal hasta la arteria distal y realización de anastomosis A-V de forma latero-terminal. También se puede practicar una transposición en forma de asa, y consiste en la realizar la anastomosis A-V en la arteria braquial a la altura del codo. Las transposiciones mejoran la disponibilidad de accesos autólogos y retrasan la utilización de prótesis.

– *En el brazo:* la transposición húmero-basílica fue descrita por Dagher[10] en 1976. La técnica consiste en la movilización medial y distal de la vena basílica en el brazo y posterior anastomosis A-V en la arteria humeral distal antes de convertirse en braquial, cuando pasa la flexura del codo. Cuando está muy profunda y no es fácil de puncionar, cabe la posibilidad de «superficializar» la vena basílica. Esta técnica consiste en la movilización completa de su localización anatómica, excepto su parte proximal, y dejarla subcutánea en todo su trayecto hasta realizar la anastomosis A-V con la arteria humeral (véase la figura 8). Aunque se practica de forma extraordinaria, también se podría efectuar una transposición en forma de asa entre la vena basílica y la arteria humeral proximal, en la raíz del brazo.

En la literatura reciente, se estudia la permeabilidad de los AVN directos y de las transposiciones en el antebrazo. Son[11] presenta unas permeabilidades a 12 y 24 meses del 67,6 y 53,9 % para los AVN directos, y del 41,5 y 30,2 % para las transposiciones, siendo esta diferencia significativa.

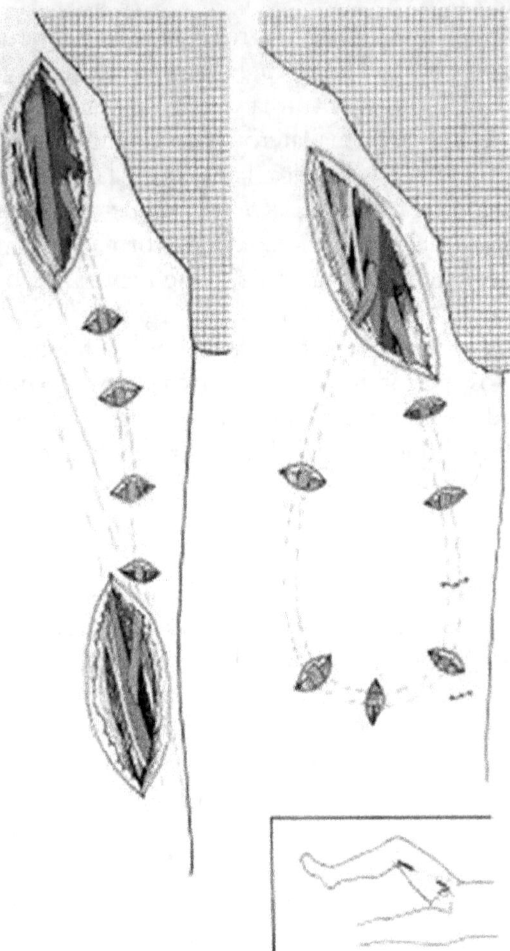

Figura 9. Transposición en extremidades inferiores (en recto y en forma de asa).

- Translocaciones

  – Su realización es excepcional, ya que la única vena con posibilidad de ser apta
    para utilizarla es la safena interna (VSI), pero la complejidad de su extracción
    y la gran duración del tiempo quirúrgico no lo aconsejan.

3.4.2   Extremidades inferiores

Los AVN, en general, se realizan cuando se han agotado todas las posibilidades en las
extremidades superiores.

  – *AVN directos*: en la práctica habitual no se realizan.
  – *Transposiciones:* se han utilizado en las extremidades inferiores con VSI y vena

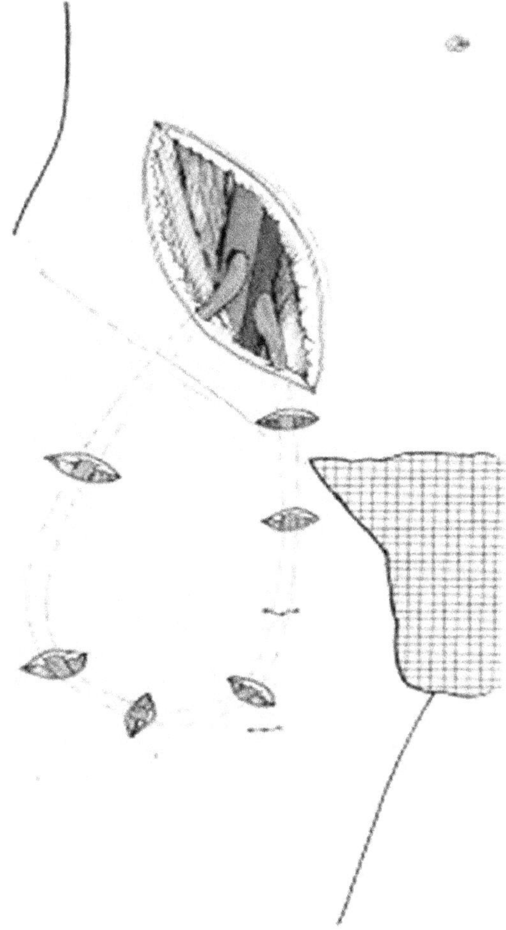

Figura 10. Translocación en extremidades inferiores.

femoral superficial (VFS). Estos conductos son largos y de buen calibre para ser utilizados en HD.

La VSI se utiliza para crear un AVN en las partes anterior y superior del muslo, en forma recta o de asa, soltando su extremo distal, dejándola subcutánea y realizando la anastomosis AV de forma latero-terminal en la arteria femoral superficial o común (véase la figura 9).

La VFS, igual que la VSI, se suelta distalmente, se superficializa de forma recta y se anastomosa de modo latero-terminal con la arteria poplítea.

— *Translocaciones:* son excepcionales en extremidades inferiores, pero cabe la posibilidad de utilizar la VSI extrayéndola de su posición normal y anastomosando su parte distal en la arteria ilíaca externa y la proximal en la vena ilíaca externa (véase la figura 9).

Después de la realización de cualquier tipo de AVN, tendremos que esperar un determinado tiempo de maduración antes de poder utilizarlo en HD.[12] Este período suele ser de cuatro a cinco semanas, y va a depender de las características de la vena arterializada.

4   ¿Dónde hacerlo?

La Sociedad Española de Angiología y Cirugía Vascular[13] presentó, en 2005, un consenso para responder a esta pregunta. El resultado fue que, en condiciones generales, la secuencia para la realización de un AVN es *«en la extremidad superior no dominante, empezando por la localización más distal y acabando en esta extremidad, incluyendo los AVP»*.

Finalmente, pensamos que los AVN son el mejor acceso para HD, ya que han demostrado su durabilidad y facilidad de utilización en relación con los AVP.[14]

BIBLIOGRAFÍA

1. Weiswasser JM, Sidawy AN. Estrategias de los accesos arteriovenosos para diálisis. En Cirugía Vascular. Rutherford RB. 6.ª ed. Ediciones Elservier Saunders. 2006: 1669-676.
2. Brescia M, Cimino J, Appel K *et al.* Chronic hemodiálisis using venipuncture and a surgicaly crested arteriovenous fistula. N Engl J Med. 1966; 275: 1089-092.
3. NKF-K/DOQI Clinical practice guidelines for vascular access: Update 2000. Am J Kidney Dis 2001; 37: S137-S181.
4. Bell, PRF, Veitch, PS. Vascular access for hemodyalisis. En Clinical Dialysis 2.ª ed. Nissenson, AR; Fine, RN y Gentile, DE (editors) Prentice-Hall International, 1990.
5. Bennion RS, Williams RA, Wilson SE. Principles of vascular access surgery en Vascular Surgery. Principles and practice. Veith FJ Ediciones McGraw-Hill Inc. New York 1996: 1.021-38.
6. Sidawy AN, Gray R, Besarab A. *et al.* Recommended standards for reports dealing with arteriovenous hemodialysis access. JVS 2002; 35: 603-10.
7. Rassat JP, Moscovtchenko JF, Perrin J, Traeger J. La fistule artéro-veineuse dans la tabatière anatomique. J Urol Nephrol (Paris) 1969; 75 (Suppl 12): 482.
8. Wolowczyk L, Wiliams AL, Donovan KL *et al.* The snufibox arteriovenous fistula for vascular access. EJVES 2000; 19: 70-76.
9. Silva MB Jr, Hobson RW II, Pappas PJ, Haser PB, Araki CT, Goldberg MC *et al.* Vein transposition in the forearm for autogenous hemodialysis access. J Vasc Surg 1997; 26: 981-88.
10. Dag her F, Gelber R, Ramos F, Sadler JH. The use of basic vein and brachial artery an A-V fistula for long term hemodialysis. J Surg Res 1976; 620: 373-76.
11. Son HJ, Min SK, Min SI, Park YJ, Ha J, Kim SJ. Evaluation of the efficacy of the forearm basilic vein transposition arteriovenous fistula. J Vasc Surg 2010; 51: 667-72.
12. Galera-Fernández A, Martínez-de Merlo T, Ochando-García A. Accesos vasculares para hemodiálisis: cuidados de enfermería. Angiología 2005; 57 (supl 2): S159-S168.
13. Gutiérrez JM, editor. Accesos vasculares para hemodiálisis. Estrategia, control y complicaciones. Angiología. 2005; 57 supl l2: 1-256.
14. Barba Á, Otxaran J, Estallo L, Vega M, De la Fuente N, Gómez R, Salazar A, Izaguirre M. Accesos vasculares para hemodiálisis (2004-2005). Dial Traspl 2006; 27: 79-85.

Capítulo 2

Realización de accesos vasculares protésicos

G. Urbino, F. Vidal-Barraquer

Introducción

Cuando se necesita un acceso vascular para hemodiálisis crónica y no se puede construir una fístula nativa, ya sea porque se han agotado los sitios de accesos o por mala calidad del capital venoso, se puede recurrir a la construcción de una fístula arteriovenosa con material protésico. El procedimiento consiste interponer un segmento de material protésico (habitualmente, PTFE) entre una arteria y una vena, de modo que la canulación se pueda realizar a través del mismo. Las guías DOQI sugieren que el sitio de implantación y la forma ideal del puente (es decir, en forma de bucle o recta), son las que den mayor superficie posible para canulación y tasas más altas de flujo,[1] pues de esta manera aumentan las probabilidades de éxito. Para ello será necesaria una correcta evaluación preoperatoria del paciente, a ser posible, en una visita previa, y no en la misma sala de quirófano o en el antequirófano.

Se deben explorar los pulsos a todos los niveles, realizar la maniobra de Allen, comprobando de esta forma la permeabilidad del arco palmar, explorar los trayectos venosos en antebrazo y brazo, aplicando compresión proximal mediante un lazo elástico tipo *Smart*, indicando al enfermo que abra y cierre la mano para favorecer la ingurgitación venosa. Si hay sospecha de estenosis de vena subclavia es aconsejable realizar una flebografía previa, que en la práctica raramente es necesario.

1 Material

El politetrafluoroetileno expandido (PTFEe) es el material de elección para estos casos y el más utilizado. Generalmente se utiliza de 6 mm de diámetro, de pared gruesa, apta para punciones repetidas, y según la preferencia del cirujano, con algún segmento anillado o no. Es de simple manejo, fácil acceso en caso de requerirse re-exploración quirúrgica o reparación, tolera las infecciones bastante bien, aunque ésta sigue siendo una de las principales complicaciones después de la trombosis. Respecto a la permeabilidad, sus resultados son superiores comparado con el resto de materiales y en el caso del *dacron*, similares.[6]

Si bien el PTFEe es el material utilizado en la actualidad, a lo largo de la evolución de los accesos protésicos se han descrito y empleado diferentes materiales, como vena safena interna autógena, el aloinjerto de carótida bovina, vena umbilical y *dacron*.

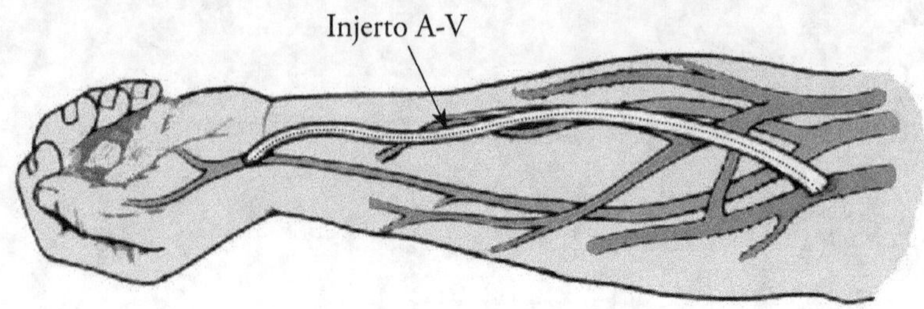

Figura 1. Prótesis recta de antebrazo.

El uso de carótida de ternera demostró tener tendencia a la infección y degeneración aneurismática, ésta última también asociada al uso de cordón umbilical. El *dacron* tendría una permeabilidad similar al PTFE, pero se trata de un material más duro, que dificulta la canulación.[2-3]

2   Localización

Los sitios más frecuentes para la implantación del puente son el antebrazo (bucle entre arteria humeral antecubital y vena mediana antecubital) (véase la figura 2), y el brazo[7] (recta entre arteria humeral antecubital y vena axilar o humeral o basílica proximal) (véase la figura 3).

La recta en antebrazo entre radial y mediana antecubital o basílica (véase la figura 1) ha sido propuesta por algunos autores, pero ha dado pobres resultados.

Cuando no es posible realizarlo en alguna de estas localizaciones, otras alternativas menos frecuentes son:

- Bucle en brazo, entre arteria axilar y vena axilar.
- Recta invertida en brazo, entre arteria axilar y vena humeral distal o medianas cefálica o basílica antecubital.
- Recta entre arteria axilar y vena yugular interna o externa, pasando por el hombro.
- Otros puentes pueden ser el transesternal desde arteria axilar a vena axilar contralateral o el de arteria axilar a vena ilíaca externa ipsilateral, y el bucle en muslo, con puente entre arteria FS o FC y vena FS o SI.

Respecto al acceso protésico en muslo, cabe una mención especial, ya que es considerado por la mayoría de autores un acceso de recurso, el de última elección, no siendo así siempre, ya que, en algunos casos, es utilizado como primera opción (véase la figura 4). Clásicamente, se describen mayor número de complicaciones asociadas con esta localización, sobre todo infecciones y mayor índice de robo.[4-5] En nuestro centro registran similar incidencia de infección y se evita al máximo la presencia de robo, desestimando para este tipo de acceso a los pacientes con arteriopatía crónica de extremidades inferiores.

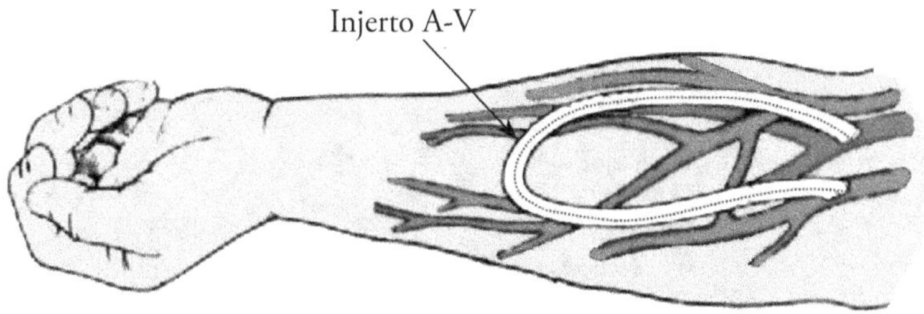

Figura 2. Prótesis en forma de bucle de antebrazo.

3 Técnica

Es similar a la de otros puentes con material protésico, variando el abordaje según la localización de los vasos dadores y receptores.

- *Anestesia.* En todos los casos se puede realizar con anestesia local, excepto en la prótesis de muslo, donde se aconseja la intrarraquídea.
- *Profilaxis antibiótica.* Como en todos los casos de manipulación de material protésico, se aconseja la profilaxis antibiótica, con cobertura amplia y, a ser posible, según la recomendación del grupo de expertos en infecciones de cada centro.

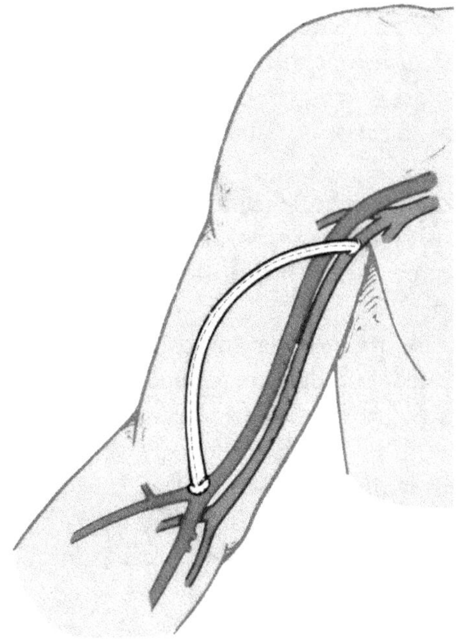

Figura 3. Prótesis recta de brazo.

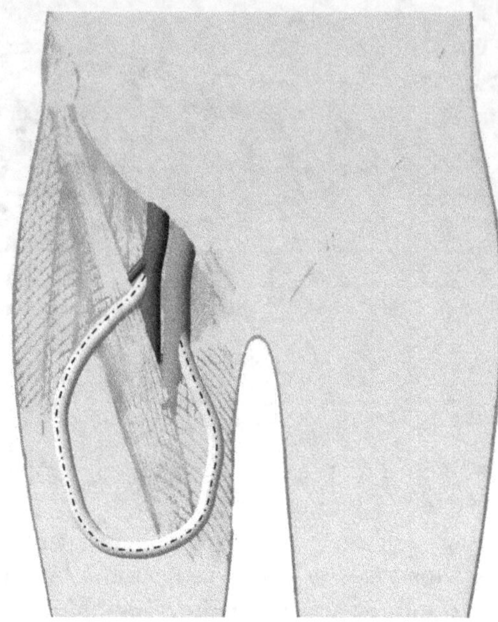

Figura 4. Prótesis de muslo.

- *Exposición de arteria y vena.* Se hace a través de incisiones separadas si están distantes una de la otra, por ejemplo en la prótesis recta de brazo, o a través de una de ellas si se hallan contiguas, como en la prótesis de extremidad inferior, donde se puede acceder tanto a la arteria como a vena femoral superficial a través de una incisión longitudinal en la región proximal del muslo. Se debe tener especial cuidado al realizar la disección de la arteria o de la vena, utilizando sistemas atraumáticos de clampaje y evitando las tracciones forzadas con cintas elásticas.
- *Tunelización.* Utilizando un tunelizador tubular, se crea un túnel subcutáneo por donde discurrirá la prótesis. Es importante que quede a una profundidad adecuada, evitando que sea en exceso profundo, ya que dificultaría su palpación y, por tanto, su canulación.
- *Anastomosis.* Se efectúa primero la anastomosis venosa, con sutura continua de PTFE de 6-0, que puede ser término-lateral o término-terminal, con ligadura del cabo distal (véase la figura 5). La anastomosis por inclusión (véase la figura 6) es una variante de esta última donde no se realiza una sutura convencional, sino que se canula la vena con la prótesis y se mantiene la sujeción mediante dos ligaduras externas y, en algunos casos, puede complementarse con tres o cuatro puntos sueltos. La anastomosis arterial, por último, se realiza también con sutura continua de PTFE de 6-0 en forma latero-terminal.

Finalmente, se comprueba la presencia de *thrill* en la anastomosis arterial, se efectúa hemostasia cuidadosa, para evitar al máximo la posibilidad de aparición de hematomas,

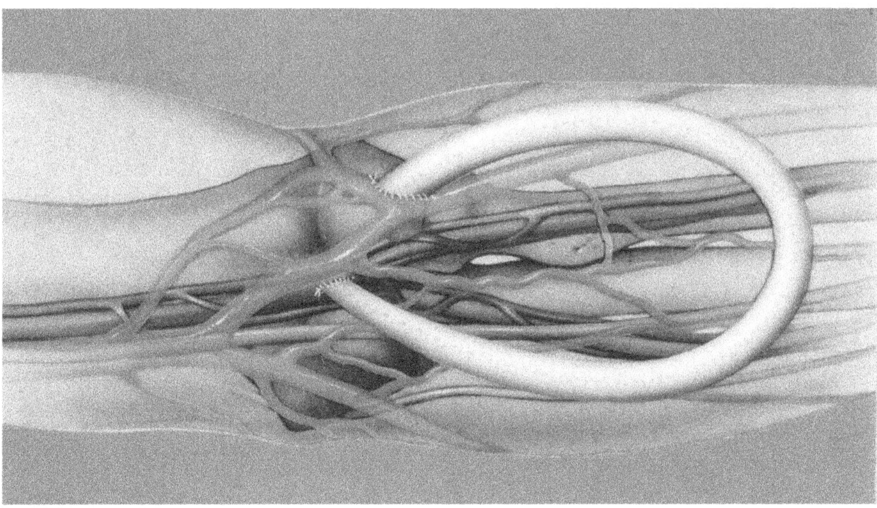

Figura 5. Anastomosis latero-terminal a nivel próximal y término-lateral a nivel distal en una prótesis de antebrazo en forma de bucle o loop. (© 2010, W. L. Gore & Associates, Inc.)

y el cierre por planos, teniendo especial cuidado en suturar correctamente el tejido subcutáneo para impedir que la prótesis quede en contacto directo con la piel.

Una vez realizado el acceso vascular protésico, es necesario esperar el «tiempo de maduración» del mismo, que oscila entre dos y tres semanas, con el fin de que sea apto para las punciones repetidas de forma segura.

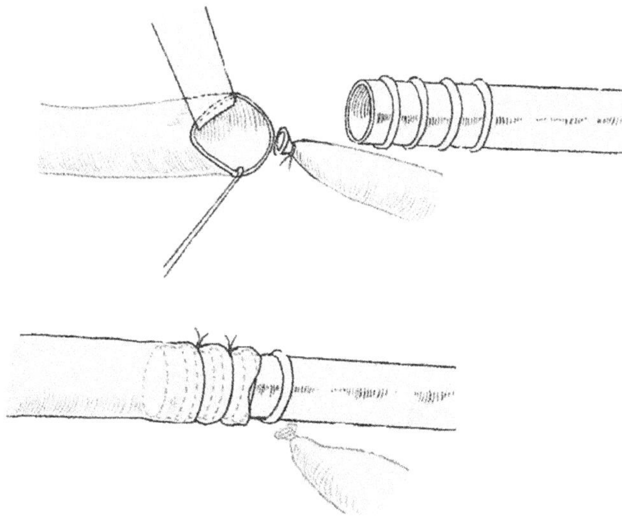

Figura 5. Anastomosis por inclusión.

BIBLIOGRAFÍA

1. NKF-K/DOQI Clinical practice guidelines for vascular access: Update 2000. Am J Kidney Dis 37: 5137-181, 2001.
2. Bacchini G, Del Vecchio L, Andrulli S, *et al.*: Survival of prosthetic grafts of different materials after impairment of native arteriovenous fistula in hemodialysis patients. ASAIO J 47: 30-30, 2001.
3. Del Río Prego A, Aparicio Martinez C, Gonzalez García A: Accesos vasculares para hemodiálisis. En SEACV, Tratado de las enfermedades vasculares. Barcelona: Viguera; 1.255-67, 2006.
4. Bhandari S, Wilkinson A, Sellars L: Saphenous grafts vein forearm grafts and goretex thigh grafts as alternative forms of vascular access. Clin Nephrol 44 (5): 325-28, 1995.
5. 5-Cull JD, Cull DL, Taylor SM, Carsten CG 3rd, Snyder BA, Youkey JR, Langan EM 3rd, Blackhurst DW: Prosthetic thigh arteriovenous access: outcome with SVS/AAVS reporting standards. J Vasc Surg 39 (2): 381-86, 2004.
6. Sabayagan P, Kugaczewski J, Novello JJ, *et al.* Angio-access: a decade of experience. Vascular access for hemodialysis II 52-62, 1991.
7. Anton N, Sidawy MD. Arteriovenous hemodialysis access. Rutherford RB, ed. Vascular surgery. Philadelphia: Elsevier, Saunders 1.673-675, 2005.

Capítulo 3

Realización de accesos vasculares de recurso

N. de la Fuente

Introducción

La incidencia de la insuficiencia renal crónica (IRC) y el número de pacientes que van a requerir hemodiálisis (HD) como tratamiento renal sustitutivo, continúa aumentando en todo el mundo.[1,2] En los últimos diez años, ha habido un incremento del 9 % anual en el número de estos pacientes,[3] y aumenta cada año de manera lineal.

Sin embargo, la disfunción del acceso vascular continúa siendo la principal causa de ingreso hospitalario en pacientes en hemodiálisis, constituyendo el 16,5 % de las estancias hospitalarias en EEUU.[4] En Europa, alrededor del 25 % de las admisiones hospitalarias de los pacientes con IRC en HD está relacionado con la construcción o el mantenimiento de su acceso vascular.[5] Conforme aumenta la esperanza de vida en los pacientes tratados con HD,[1,6] podemos encontrarnos con un agotamiento de los accesos vasculares convencionales (AVC), tanto autólogos como protésicos.

Hay estudios que sugieren que el 38 % de los pacientes que reciben HD a través de un catéter temporal y el 27 % de los que lo hacen por un catéter definitivo pueden desarrollar una estenosis u obstrucción venosa central.[7] Cuando no sea posible su corrección, habitualmente mediante angioplastia percutánea con o sin asociación de *stent,* una obstrucción venosa central puede anular dicha extremidad para la construcción de un AVC. Además, un flujo arterial inadecuado, la obesidad o infecciones previas, pueden limitar las opciones de creación de un nuevo AVC en esa extremidad.

En estos pacientes sin posibilidad de nuevos AVC, que no sean candidatos a diálisis peritoneal o trasplante renal, puede ser necesario plantearse la realización de un acceso vascular complejo, alternativo o de recurso (AVR). La indicación de estos accesos debe ser individualizada y, además de la valoración preoperatoria habitual de todo acceso vascular, debe incluir estudios de imagen, tanto arterial como venosa, para optimizar la planificación de la cirugía.

1   Prótesis arteriovenosas (AV) en cara anterior del tórax

Las prótesis AV en cara anterior del tórax incluyen aquéllas originadas en la arteria axilar o subclavia, con drenaje en la vena axilar contralateral (asa AV axilo-axilar), ipsilateral (*loop* AV axilo-axilar) o yugular (asa AV axilo-yugular).[8] Estas prótesis están indicadas en

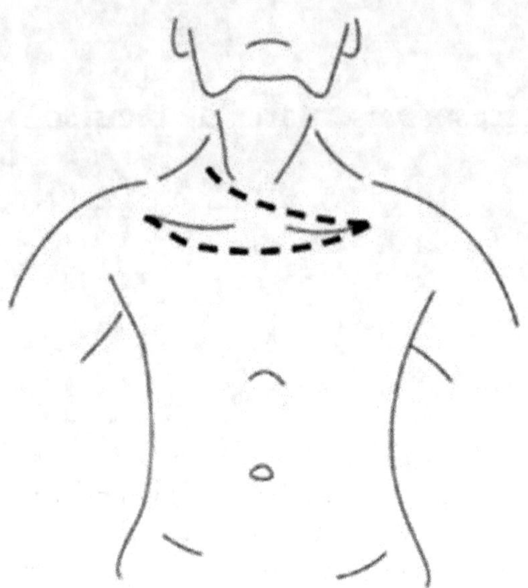

Figura 1. Asa AV axilo-axilar y axilo-yugular.

pacientes que han agotado los AVC en ambas extremidades superiores (ya sea por trombosis o calibre inadecuado del vaso), pero que mantienen permeables las venas centrales;[9] o bien en pacientes con oclusión unilateral de la arteria o vena subclavia, sin posibilidad de nuevos AVC en la extremidad contralateral, siempre y cuando dichas oclusiones no sean corregibles mediante técnicas endovasculares.

Otra indicación potencial para realizar una prótesis AV en cara anterior del tórax es la presencia o el antecedente de un síndrome de robo arterial tras un acceso humeral.[9] La proximalización del flujo de entrada arterial consigue que la arteria donante sea de mayor calibre y capacitancia. De esta manera, la caída de presión distal a la anastomosis AV es menor y, además, cuanto más proximal es la anastomosis AV el flujo colateral hacia la mano es mayor que si la anastomosis AV está en la arteria humeral, con escasas colaterales.[10] De hecho, un modelo matemático diseñado para comparar diferentes procedimientos para aliviar el síndrome de robo, demostró que la conversión de una prótesis AV húmero-axilar en un *loop* axilo-axilar conseguía aumentar el flujo distal y aliviar la isquemia, y sólo era superado en efectividad por el procedimiento DRIL (revascularización distal con ligadura a intervalos) y por el *bypass* axilo-humeral (distal a la anastomosis AV) sin ligadura.[11]

1.1 Asa AV axilo-axilar y axilo-yugular (*véase la figura 1*)

El asa AV axilo-axilar fue descrita por primera vez en 1978 por García-Rinaldi y von Koch.[12] Mediante una incisión infraclavicular bilateral, entre 1 y 2 cm por debajo del tercio medio de la clavícula, se disecan los vasos axilares medialmente a la inserción del músculo pectoral menor. La prótesis se tuneliza en el plano subcutáneo, con un trayecto ligeramente curvado sobre el tercio superior del esternón. La anastomosis arterial se realiza en la arteria axilar y la venosa en la vena axilar contralateral.

El asa AV axilo-yugular supone una alternativa en pacientes con lesiones de vena subclavia. La vena yugular interna se expone mediante una incisión vertical entre las dos cabezas del músculo esternocleidomastoideo, y la prótesis se tuneliza sobre la clavícula, desde la arteria axilar hasta la vena yugular interna contralateral.

McCann y col. publican una serie de veintiséis prótesis AV axilares realizadas en veinticuatro pacientes.[2] Las indicaciones para realizar este acceso fueron: el agotamiento de los AVC en ambas extremidades superiores en veinte casos, el antecedente de síndrome de robo que obligó a cerrar la fístula original en cuatro casos y el inadecuado calibre de las arterias en el brazo en los dos casos restantes. Todas las prótesis, a excepción de una, se utilizaron en la diálisis. La permeabilidad secundaria obtenida fue del 60 % a los tres años. Ocho prótesis se perdieron definitivamente tras una media de nueve meses de uso, secundariamente a trombosis en cuatro casos, falsos aneurismas en dos casos e infección en otros dos. Las dieciocho prótesis restantes requirieron trece procedimientos adicionales para mantener la permeabilidad a lo largo del seguimiento. No se produjo ningún robo vascular, ni siquiera en los cuatro pacientes con antecedente de robo arterial tras una fístula braquial. El mismo grupo mejora, posteriormente, sus resultados en una serie más larga,[13] con un 77 % de permeabilidad secundaria a los tres años sobre cincuenta pacientes.

En otra serie de veintisiete prótesis AV en cara anterior del tórax sobre veintiséis pacientes, publicada por Hazinedaroglu y col.,[14] se refiere una permeabilidad primaria y secundaria al año del 33 y 57 %, respectivamente. Tres pacientes fallecieron durante

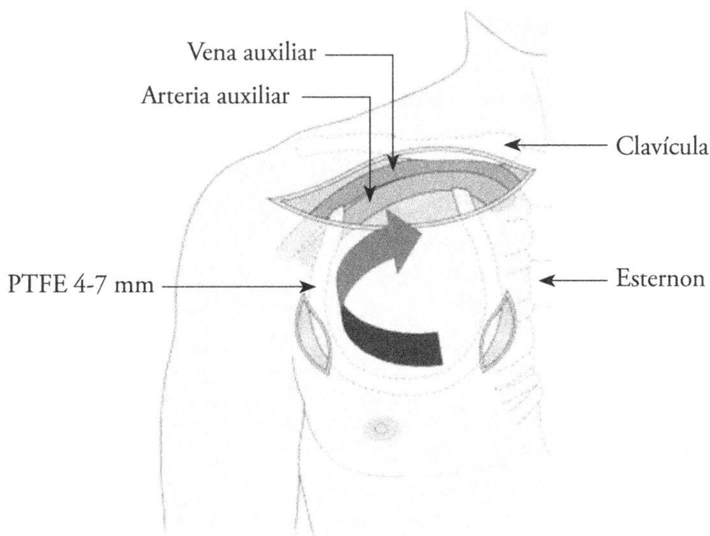

Figura 2. Loop *AV axilo-axilar.*

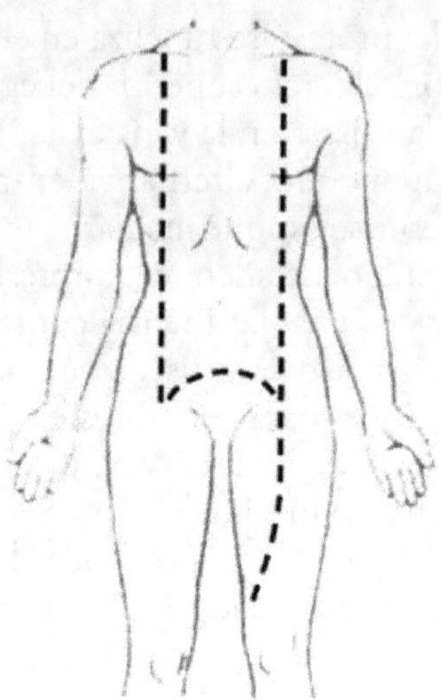

Figura 3. Prótesis AV axilo-ilíaca, axilo-poplítea y fémoro-femoral.

el postoperatorio inmediato, por un infarto agudo de miocardio, una sepsis abdominal y una hipotensión crónica. Se produjeron dos complicaciones precoces, un edema facial y una hemiparesia contralateral, cuyos síntomas se resolvieron espontáneamente. Dieciséis pacientes requirieron una o más trombectomías para mantener la funcionalidad. Entre las complicaciones a largo plazo, refieren un falso aneurisma relacionado con el sitio de punción y dos infecciones protésicas tardías; todo ello requirió revisión quirúrgica. Otros tres pacientes fallecieron durante el seguimiento por complicaciones relacionadas con la IRC.

Morsy y col. publican una serie de dieciocho prótesis AV axilo-axilares realizadas en otros tantos pacientes durante un período de cinco años.[15] Con un seguimiento medio de 19,7 meses, obtienen una permeabilidad primaria del 66,7 %, siendo del 83 y del 72 % a los seis y doce meses, respectivamente. La permeabilidad secundaria, con una media de seguimiento de 14,9 meses, fue del 88,9 %, siendo del 94,4 y 88,9 % a los seis y doce meses, respectivamente. La principal complicación durante el seguimiento fue la trombosis del acceso que aconteció en cinco casos, cuatro de los cuales se rescataron mediante trombectomía. Asimismo, se produjo una rotura postdiálisis del acceso debido a la canulación repetida en un mismo punto de la prótesis que también precisó revisión quirúrgica. Tres pacientes fallecieron durante el período de estudio por causas no relacionadas con el acceso.

1.2   Loop *AV axilo-axilar*

Se ha utilizado en casos de oclusión venosa central unilateral.[14] En este caso, la prótesis se tuneliza subcutáneamente en la pared anterior del hemitórax, superficial al músculo pectoral mayor, y la fístula se crea desde la arteria axilar hasta la vena axilar ipsilateral.

Se recomienda realizar la anastomosis venosa lateralmente a la arterial, para que el flujo arteriovenoso siga la dirección de las agujas del reloj, directamente hacia el corazón y limitar, en lo posible, el edema del brazo en el postoperatorio[16] (véase la figura 2).

Jean-Baptiste y col. publican una serie de veintisiete *loops* AV axilo-axilares realizados de forma primaria, por ausencia de venas periféricas o calcificación severa de arteria humeral en ocho casos, por agotamiento de los AVC en dieciocho casos y por el antecedente de síndrome de robo con necrosis digital tras una fístula braquial que obligó a su ligadura.[16] La permeabilidad primaria obtenida a los doce meses fue del 51 %. El 41 % de los pacientes presentó, durante el seguimiento, una o más complicaciones, requiriendo doce procedimientos secundarios para mantener la funcionalidad del acceso, a pesar de lo cual, cinco personas sufrieron una oclusión definitiva, con una permeabilidad secundaria del 80 % a los doce meses.

2 Prótesis AV en cara anterior de tórax y abdomen (véase la figura 3)

Una complicación frecuente en los pacientes con IRC que requieren HD es la estenosis u oclusión venosa central. Acontece tras la utilización de catéteres centrales subclavios hasta en un 40 % de los pacientes.[17] El tratamiento actual de este tipo de lesiones es la angioplastia simple, implantando *stent* en lesiones elásticas o recurrencias precoces (< tres meses). Sin embargo, hay un 30 % de fracaso técnico inicial, y la recurrencia durante el primer año suele ser la norma.[18] El manejo en estos pacientes puede complicarse con la presencia de una enfermedad arterial periférica en las extremidades inferiores que contraindique una prótesis AV femoral por el riesgo de desarrollar un síndrome de robo.

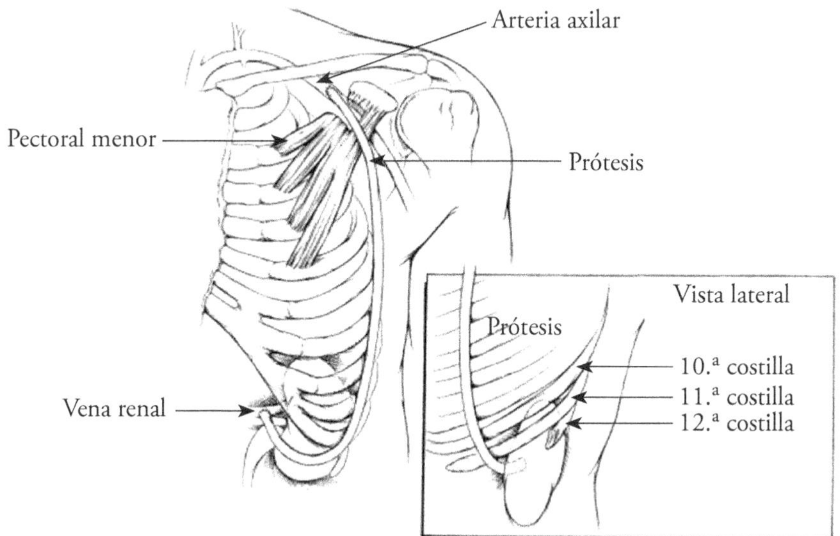

Figura 4. Prótesis AV axilo-renal.

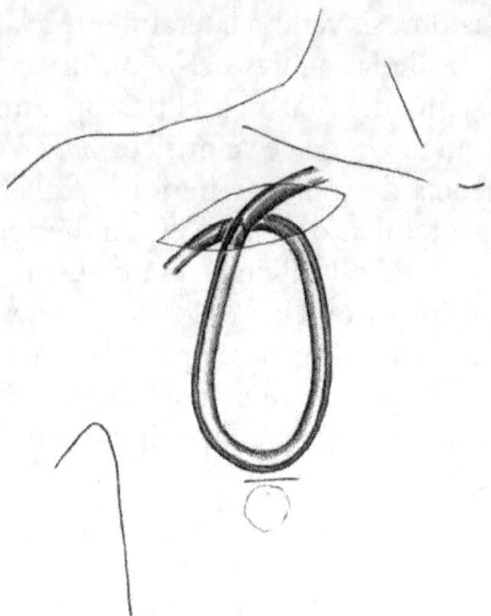

Figura 5. Loop *AA axilar* y loop *AA femoral.*

Una alternativa para estos pacientes es la creación de una fístula AV que tenga como donante la arteria axilar y como receptora, la vena ilíaca, femoral o poplítea en la extremidad contralateral (véase la figura 3).

2.1   Prótesis AV axilo-ilíaca

Se realiza a través de una incisión infraclavicular para exponer la segunda porción axilar y un abordaje retroperitoneal de la vena ilíaca ipsilateral. Entre arteria y vena se interpone una prótesis que se tuneliza subcutáneamente a través de la línea axilar anterior.

Cimochowski y col. publican una serie de nueve prótesis AV axilo-ilíacas realizadas en ocho pacientes, utilizando prótesis de PTFE con refuerzo externo y tunelizadas por debajo del músculo pectoral mayor.[19] Dos pacientes murieron en el primer año con la prótesis funcionante, y seis de los ocho pacientes presentaban una prótesis funcionante al cabo de un año. No describen episodios de trombosis o infección en el primer año de seguimiento. Dos pacientes presentaron un edema de la extremidad debido a una estenosis de la vena ilíaca proximal, que provocaba flujo retrógrado hacia la vena femoral. En ambos casos, la hipertensión venosa se trató mediante un *bypass* venoso fémoro-femoral cruzado.

Más recientemente, Hamish y col. publican una permeabilidad primaria del 80 % a los seis meses, en una serie de cinco prótesis AV axilo-ilíacas realizadas en cinco pacientes con oclusiones venosas centrales asintomáticas.[20] Utilizaron prótesis de PTFE de 7 mm, sin refuerzo externo, tunelizadas subcutáneamente. Durante el seguimiento, refieren dos oclusiones tratadas, satisfactoriamente, mediante trombectomía. Un paciente presentó edema de la extremidad inferior, resuelto de manera conservadora.

2.2 Prótesis AV axilo-femoral

Existen pocas referencias bibliográficas sobre la utilización de prótesis AV axilo-femorales. Únicamente se han publicado dos casos en adultos con resultados satisfactorios,[21] y un caso en un niño,[22] dentro de un estudio de accesos para hemodiálisis en la población pediátrica.

2.3 Prótesis AV axilo-poplítea

Algunos autores proponen el uso de la prótesis AV axilo-poplítea como solución en pacientes complejos con obstrucción venosa central, que no sean candidatos a prótesis AV en extremidades inferiores debido a una enfermedad arterial periférica, ni a diálisis peritoneal.[23] Este grupo utiliza como donante la segunda porción de la arteria axilar, a través de una incisión infraclavicular, realizando la anastomosis arterial proximalmente a la rama toracico-acromial, donde la arteria es en parte móvil. La prótesis se tuneliza subcutáneamente a lo largo de la línea axilar anterior en dos tiempos: en un principio, desde la porción subclavicular hasta una incisión separada en el flanco y, después, se continúa sobre el abdomen y la pared anterolateral del muslo, lateralmente a los vasos femorales. La anastomosis venosa se realiza sobre la vena poplítea o porción distal de la femoral superficial, localizada subsartorialmente, a la que se accede mediante una incisión longitudinal en la cara interna del muslo. Los autores utilizan una prótesis de PTFE de 8 mm de pared estándar reforzada con anillos que retiran para permitir la canulación en todo el trayecto, excepto en el segmento distal del abdomen y la zona inguinal. La punción durante la diálisis se realizará, preferiblemente, en la cara anterior del muslo, donde la prótesis está más fija y es más fácil de palpar. Una alternativa como punto de punción en pacientes no obesos, es sobre las costillas.

De los dos casos publicados, inicialmente, por estos autores,[23] uno de ellos presentó un seroma y un edema de la extremidad, secundario a una estenosis de la vena ilíaca que fue tratada mediante angioplastia. El otro caso no presentó complicaciones postoperatorias. Ambos pacientes recibieron HD a través de la prótesis de manera satisfactoria. El mismo grupo publica con posterioridad una serie de cinco prótesis AV axilo-poplíteas, dentro de un estudio más amplio que incluye en total veinticuatro AVR.[24] Al final del estudio, con un seguimiento medio de veintidós meses, cuatro de los cinco pacientes presentaban la prótesis funcionante, mientras que uno de ellos desarrolló precozmente un robo arterial y requirió la ligadura del acceso.

La principal ventaja de la prótesis AV axilo-poplítea sobre la axilo-femoral, según estos autores, es el menor riesgo de infección secundaria a la contaminación inguinal durante la cirugía o la canulación de la prótesis. Además, disminuye el riesgo de linfocele e infección de la herida quirúrgica, ya que se evita lesionar el plexo linfático inguinal durante la disección de los vasos femorales. Por otro lado, la mayor longitud de la prótesis permite mejor rotación de los puntos de punción, aunque esa mayor longitud de la prótesis puede suponer también una desventaja, por su mayor posibilidad de torsión y la consiguiente disminución del flujo.

2.4 Prótesis AV axilo-renal

Karp y col. publican un caso de prótesis AV axilo-renal en un paciente joven, con obstrucción yugulo-subclavia e ilio-femoral bilateral, antecedente de múltiples laparotomías, dos catéteres peritoneales fallidos y afecto de enfermedad arterial periférica en las extremidades inferiores.[25] Los autores utilizan como arteria donante la axilar, a través de una incisión infraclavicular, y como receptora la vena renal izquierda, abordada retroperitonealmente, a través de una incisión subcostal izquierda con resección de la 12.ª costilla. La prótesis se tuneliza de manera subcutánea desde la arteria axilar, por la pared anterolateral del tórax, lateralmente a la mamila, para profundizarse bordeando la 11.ª costilla hasta el hilio-renal izquierdo (véase la figura 4). Se requirieron dos revisiones en el postoperatorio inmediato: una en la primera semana, con interposición de un segmento de prótesis de PTFE, anillada en la zona distal de la prótesis, para corregir una excesiva angulación de la prótesis en el borde de la 11.ª costilla; la segunda revisión se realizó al cabo de un mes, por trombosis de la prótesis secundaria a una plicatura en la anastomosis venosa. Posteriormente, se requirieron una trombectomía y dos angioplastias venosas percutáneas, para mantener la funcionalidad de la prótesis. No obstante, la prótesis se mantenía funcionante a los dieciocho meses del postoperatorio.

Como principal ventaja de esta técnica, los autores destacan que la proximidad de la anastomosis venosa a la vena cava inferior se traduce en una baja resistencia al flujo, lo que podría mejorar la permeabilidad de la prótesis.

3 Prótesis AV de recurso en la ingle y extremidades inferiores

Debido al mayor riesgo de infección de las prótesis que se localizan en la ingle, al realizar un AVR, la mayoría de los autores prefieren agotar las posibilidades en las extremidades superiores antes de abordar esta localización. No obstante, puede ser la única opción posible en pacientes con obstrucción de vena cava superior o flujo arterial limitado en extremidades superiores.

3.1 Fístulas AV nativas en extremidades inferiores

No son estrictamente AVR, ya que algunos autores dan preferencia a la realización de fístulas AV nativas en extremidades inferiores, frente a las prótesis AV femorales. No obstante, en la práctica se realizan con poca frecuencia y por ese motivo las incluyo en este capítulo.

3.1.1 Transposición de la vena femoral superficial

La transposición de la vena femoral superficial se realiza mediante una incisión longitudinal en la cara interna del muslo, a lo largo del borde inferior del músculo sartorio. Tras la sección del tendón del aductor mayor, se libera la vena desde el hueco poplíteo hasta

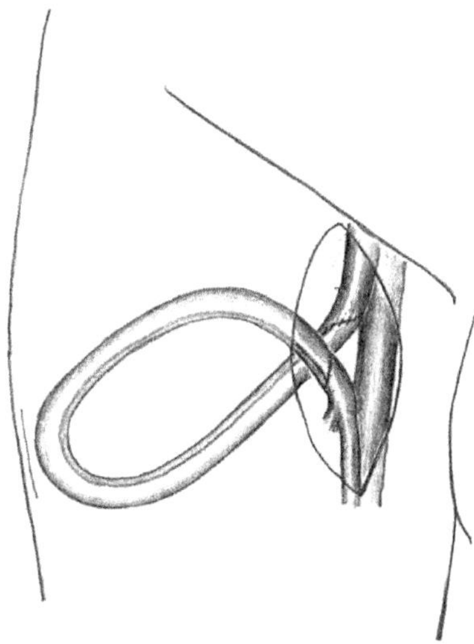

Figura 6. Prótesis AV en cara anterior del muslo.

su unión con la vena femoral profunda en la ingle. La vena se coloca superficialmente, en el subcutáneo, se secciona distalmente y se realiza una anastomosis término-lateral con la arteria femoral superficial, entre el tendón del aductor mayor y el borde inferior del músculo sartorio.[26]

En una reciente revisión sistemática para evaluar los resultados de los accesos vasculares en las extremidades inferiores,[27] las fístulas autólogas realizadas con transposición de la vena femoral superficial obtuvieron mejor permeabilidad que las prótesis AV femorales, siendo la permeabilidad primaria, al año, del 83 y 48 %, respectivamente, y la permeabilidad secundaria del 93 y 69 %, respectivamente. La tasa de infección, utilizando material autólogo, fue menor, con un 1,6 % de infección en las transposiciones de vena femoral superficial, frente a un 18,3 % en las prótesis AV femorales. Sin embargo, la aparición de un síndrome de robo fue más frecuente en las transposiciones de vena femoral superficial (20,97 %), que en las prótesis AV femorales (7,18 %).

3.1.2 *Fístula con vena safena interna (VSI)*

Las fístulas AV que utilizan la VSI como conducto presentan resultados dispares en cuanto a permeabilidad, con una alta tasa de estenosis y aneurismas en el trayecto de la vena.

3.2 *Prótesis AV fémoro-femoral cruzada («bikini»)*

En una serie de 24 AVR publicada por Chemla y col.,[24] se relata la realización de una prótesis AV fémoro-femoral cruzada (véase la figura 3), en una paciente no diabética, con enfermedad arterial severa en ambas extremidades superiores, y desarrollo previo de un síndrome de robo tras dos fístulas braquiales. La paciente rechazó la realización de una prótesis en cara anterior del tórax por motivos estéticos. La intervención se realiza a través de una incisión inguinal bilateral, conectando la arteria femoral común de un lado con la vena femoral común contralateral, mediante una prótesis tunelizada subcutáneamente en la pared abdominal infraumbilical. La prótesis se mantenía permeable y funcionante al final del estudio (media de seguimiento del estudio veintidós meses, con rango de dos a treinta meses).

3.3   *Prótesis AV fémoro-atrial*

En la misma serie,[24] se realiza una fístula protésica desde la arteria femoral superficial hasta la aurícula derecha. El paciente presentaba una trombosis de la vena cava superior e inferior, y no era candidato a diálisis peritoneal ni a trasplante renal por problemas psiquiátricos. En la técnica descrita, se exponen los grandes vasos y la aurícula derecha mediante una esternotomía media, así como la arteria femoral a través de una incisión inguinal. Se crea un túnel subcutáneo a lo largo del borde lateral del abdomen y tórax para la prótesis, que penetra en el tórax a través del segundo espacio intercostal, para ser anastomosada a la aurícula. La anastomosis arterial se realiza en la arteria femoral superficial y la venosa en la vena cava superior en su entrada en la aurícula, por debajo de la vena ácigos. El paciente seguía vivo y con la prótesis funcionante al final del estudio.

4   Prótesis arterio-arteriales (AA)

El uso de una arteria como acceso permanente para HD fue descrito por primera vez por Brittinger en 1969,[28] que fijó subcutáneamente la arteria femoral superficial para permitir su canulación. Además de tratarse de un procedimiento muy traumático, la punción arterial repetida puede acarrear serias complicaciones, como estenosis, trombosis o aneurismas arteriales. Posteriormente, Butt y Kountz[29] publicaron una serie de siete pacientes que recibieron un injerto AA fémoro-poplíteo para HD, utilizando arteria carotídea bovina como conducto. Técnicas similares han sido utilizadas por otros autores.[30,31]

Las indicaciones potenciales para la realización de este tipo de prótesis incluyen:

- Oclusión o estenosis larga de alto grado de todas las venas centrales (yugular, subclavia e ilio-femoral bilateral), no susceptibles de corrección mediante técnicas endovasculares ni cirugía convencional.
- Antecedente de robo arterial con isquemia severa sin opciones de reconstrucción.
- Insuficiencia cardíaca que no tolere el flujo adicional de una fístula AV por el riesgo de la exacerbación del fallo cardíaco congestivo.

La técnica quirúrgica es similar en las dos configuraciones posibles: *1)* en el *loop* AA axilar, se expone la arteria axilar a través de una incisión infraclavicular estándar, se coloca una prótesis de PTFE de 6 mm, subcutáneamente, en disposición de *loop* en la pared anterior del tórax y, posteriormente, se realiza una sección oblicua de arteria, que se anastomosa de manera termino-terminal con ambos extremos de la prótesis (véase la figura 5); *2)* el mismo procedimiento se realiza en el *loop* AA femoral, usando la arteria femoral común a través de una incisión longitudinal en la ingle y colocando la prótesis subcutánea en la cara anterior del muslo (véase la figura 6).

Dos grupos han publicado sus resultados con prótesis AA para HD. En la serie más larga,[32] 34 pacientes reciben 36 prótesis AA como acceso vascular para HD: *loop* axilar en 31 casos y *loop* femoral en los cinco restantes. No se produjo ninguna complicación en el postoperatorio inmediato y todas las prótesis se puncionaron a los 18 +/- 4 días de la intervención. Durante el seguimiento, se trombosaron quince prótesis (42 %). Las trombosis de los *loops* femorales requirieron trombectomía inmediata, mientras que las de los *loops* axilares causaron isquemias moderadas mejor toleradas. Cuatro prótesis fueron abandonadas por trombosis de repetición; las prótesis axilares con oclusión definitiva no requirieron reconstrucción arterial. Seis pacientes necesitaron diez reconstrucciones de la prótesis, debido al desarrollo de falsos aneurismas en puntos de canulación repetida de la prótesis. La permeabilidad primaria fue del 73 y del 54 %, al año y tres años, respectivamente; y la secundaria del 96 y del 87 %, al año y tres años, respectivamente.

Otro grupo publica su experiencia con veinte prótesis AA axilares.[33] Seis pacientes (30 %) requirieron procedimientos secundarios en el postoperatorio inmediato, cuatro de ellos por sangrado. Hubo una trombosis precoz (< 30 días), que resultó en una isquemia sintomática en la mano, con resolución completa tras la trombectomía. Posteriormente, describen otras tres trombosis (15 %) sin asociar isquemia periférica. La permeabilidad primaria fue del 90 y del 60 % a los seis y doce meses, respectivamente; y la secundaria del 93 %, a los seis y doce meses.

Las ventajas de las prótesis AA frente a las AV son tres: *1)* no se requiere disponer de retorno venoso; *2)* no disminuye la perfusión distal, por lo que no se produce robo arterial; *3)* no aumenta el gasto cardíaco. Sin embargo, entre sus potenciales complicaciones se incluye que la trombosis de la prótesis produce una isquemia distal; además, la infección protésica que requiera su extracción precisará una reconstrucción arterial, que puede causar embolización distal, y, por último, es más frecuente la formación de pseudoaneurismas.

Conclusiones

La mayor esperanza de vida actual en los pacientes sometidos a HD, puede propiciar que a lo largo del tiempo que dure este tratamiento, se vayan agotando los AVC. Para evitarlo o tratar de retrasarlo al máximo, es imprescindible cuidar y preservar la reserva venosa periférica, evitar en lo posible la utilización de catéteres centrales que pueden lesionar el drenaje venoso central, y proceder con un correcto escalonamiento de los AVC.

La realización de un AVR supone una actitud agresiva desde el punto de vista quirúrgico, no exenta de complicaciones, que puede comprometer, no sólo la viabilidad de la extremidad, sino también la vida del paciente y que, en cualquier caso, va a requerir de múltiples procedimientos quirúrgicos secundarios para mantener la funcionalidad del acceso y corregir complicaciones. Por todo ello, su indicación debe realizarse de manera individualizada, valorando el riesgo quirúrgico, las preferencias del paciente y habiendo descartado previamente otras opciones de tratamiento, como la diálisis peritoneal.

BIBLIOGRAFÍA

1. Grassmann A, Gioberge S, Moeller S, Brown G. End-stage renal disease. Global demographics in 2005 and observed trends. Artificial Organs 2006; 30: 895-97.
2. McCann R. Axillary grafts for difficult hemodialysis access. J Vasc Surg 1996; 24 (3): 457-62.
3. Renal Data System, USRDS, 194 Annual Data Report. National Institutes of Health, National Institute of Diabetes and Digestive and Kidney Diseases, Bethesda, Md, 1994.
4. Feldman HI, Held PJ, Hutchinson JT, Stoiber E, Hartigan MF, Berlin JA. Hemodialysis vascular access morbility in the United States. Kidney Int 1993; 43: 109-116.
5. Rayner HC, Pisoni RL, Bommer J, Canaud B, Hecking E, Locatelli F *et al*. Mortality and hospitalitation in hemodialysis patients in five European countries: results from the Dialysis outcomes and practice patterns study (DOPPS). Nephrol Dial Transplant 2004; 19: 108-20.
6. Port FK, Orzol SM, Held PJ, Wolf RA. Trends in treatment and survival for hemodialysis patients in the United States. Am J Kidney Dis 1998; 32: S34-8.
7. Surratt RS, Picus D, Hicks ME *et al*. The importance of pre-operative evaluation of the subclavian vein in dialysis access planning. AJR Am J Roentgenol 1991; 156 (3): 623-25.
8. Manning LG, Mozersky DL, Murria HM, Hagood CO. Axillary-axillary bovine arteriovenous fistula for hemodialysis. Arch Surg 1975; 110 (1): 114-15.
9. Niyyar VD. Anterior chest wall arteriovenous grafts: an underutilized form of hemodialysis access. Semin Dial 2008; 21 (6): 578-80.
10. Zanow J, Kruger U, Scholz H. Proximalization of the arterial inflow: a new technique to treat access-related ischemia. J Vasc Surg 2006; 43: 1216-221.
11. Gradman WS, Pozrikidis C. Analysis of options for mitigating hemodialysis access-related ischemic steal phenomena. Ann Vasc Surg 2004; 18: 59-65.
12. García-Rinaldi R, von Koch L. The axillary artery to axillary vein bovine graft for circulatory access: surgical considerations. Am J Surg 1978; 135(2): 265-68.
13. McCann RL. Vascular access for the "difficult" patient. In: Conlon PJ, Schwab SJ, Nicholson M, Eds. Hemodialysis vascular access, practice and problems. Oxford University Press: Oxford, 2001.
14. Hazinedaroglu S, Karakayali F, Tuzuner A *et al*. Exotic arteriovenous fistulas for hemodialysis. Transplant Proc 2004; 36 (1): 59-64.
15. Morsy MA, Khan A, Chemla ES. Prosthetic axillary-axillary arteriovenous straight access (necklace graft) for difficult hemodialysis patients: A prospective single-center experience. J Vasc Surg 2008; 48: 1251-254.
16. Jean-Baptiste E, Hassen-Khodja R, Haudebourg P, Declemy S, Batt M, Bouillanne PJ. Axillary loop grafts for hemodialysis access: midterm results from a single-center study. J Vasc Surg 2008; 47: 138-43.
17. Schillinger F, Schillinger D, Montagnac R *et al*. Postcatheterization vein stenosis in haemodialysis: comparative angiographic study of 50 subclavian and 50 internal jugular accesses. Nephrol Dial Transplant 1991; 6: 722-24.
18. Kovalik EC, Newman GE, Suhocki P *et al*. Correction of central venous stenoses: use of angioplasty and vascular Wallstents. Kidney Int 1994; 45: 1177-181.
19. Cimichowski GE, Harter HR, Rutherford WE, Blondin J, Sartain JA. Axillary artery to iliac vein vascular access using an externally supported prosthetic graft. A new procedure for the recalcitrant secondary access patient. ASAIO Trans 1987; 33 (3):123-28.
20. Hamish M, Shalhoub J, Rodd CD, Davies AH. Axillo-iliac conduit for haemodialysis vascular

access. Eur J Vasc Endovasc Surg 2006; 31 (5):530-34.

21. Rueckmann I, Berry C, Ouriel K, Hoffart N. The synthetic axillofemoral graft for hemodialysis access. Anna J 1991; 18 (6): 567-71.

22. Lumsden AB, MacDonald MJ, Allen RC, Dodson TF. Hemodialysis access in the pediatric patient population. Am J Surg 1994; 168 (2): 197-201.

23. Calder FR, Chemla ES, Anderson L, Chang RW. The axillary artery-poplitean vein extended polytetrafluoroethylene graft: a new technique for the complicated dialysis access patient. Nephrol Dial Transplant 2004; 19: 998-1000.

24. Chemla ES, Morsy M, Anderson L, Makanjoula D. Complex bypasses and fistulas for difficult hemodialysis access: a prospective, single-center experience. Semin Dial 2006; 19 (3): 246-50.

25. Karp SJ, Hawxby A, Burdick JF. Axillorenal arteriovenous graft: a new approch for dialysis access. J Vasc Surg 2004; 40: 379-80.

26. Vascular access simplified. Ed by Alun H Davies & Christopher P Gibbons. Second edition 2007.

27. Antoniou GA, Lazarides GS, Georgiadis GS, Sfyroeras GS, Nikolopoulos ES, Giannoukas AD. Lower-extremity arteriovenous access for haemodialysis: A systematic review. Eur J Vasc Endovasc Surg 2009; 38: 365-72.

28. Brittinger WD, Strauch M, Huber W *et al.* Shuntless hemodialysis by means of puncture of the subcutaneously fixed superficial femoral artery. First dialysis experiences. Klin Wochenschr 1969; 47 (15): 824-26.

29. Butt KM, Kountz SL. A new vascular access for hemodialysis: the arterial jump graft. Surgery 1976; 79 (4): 476-79.

30. Zingraff J, Drueke T, Di Giulio S. Pontage arterio-arteriel pour abord vasculaire en hemodialyse. La Nouvell Press Medicale 1979; 8: 2834.

31. Giacchino JL, Geis WP, Buckinham JM. Vascular access: long-term results, new techniques. Arch Surg 1979; 114: 403-09.

32. Zanow J, Kruger U, Petzold M *et al.* Arterioarterial prosthetic loop: a new approch for hemodialysis access. J Vasc Surg 2005; 41 (6): 1.007-12.

33. Bünger CM, Kröger J, Kock L, Henning A, Klar E, Schareck W. Axillary-axillary interarterial chest loop conduit as an alternative for chronic hemodialysis access. J Vasc Surg 2005; 42: 290-95.

Capítulo 4

Utilización de catéteres y tipos

C. A. Solozábal

Introducción

Se suele decir que «la vida del paciente renal depende, en gran medida, de su acceso vascular», dado que «no se puede realizar una buena hemodiálisis sin un buen acceso vascular». Por este motivo, la historia de la hemodiálisis ha estado muy ligada al mismo. De hecho, no se pudo pensar en poner en marcha programas de hemodiálisis crónicas hasta que no se dispuso de buenos accesos vasculares. Así fue la evolución:

- En 1960 se intentó solucionar el tema con los *shunts* arteriovenosos externos (Scribner y Quinton).
- La aportación más notable fue la realizada por Cimino-Brescia en 1966 con las fístulas arteriovenosas internas (FAVI). Esta idea fue inspirada al observar la sencillez de puncionar o canalizar las fístulas A-V producidas en las heridas de guerra.
- No siempre fue posible disponer de FAVI autólogas, por lo que en 1969 (May Tiller y col.) iniciaron el uso de injertos protésicos. En 1972 se comenzó a utilizar politetrafluoroetileno (PTFE). En 1976, Baker y Johnson emplearon el injerto para acceso vascular.
- En 1990 aparecieron catéteres para uso crónico con manguito *(cuff)* de *dacron* para su autofijación subcutánea.

1   Utilización

Según sea la indicación de utilización, se distinguen dos tipos de catéteres:

- Transitorios o no tunelizados.
- Permanentes o tunelizados.

1.1   Catéteres transitorios

Se trata de catéteres de doble luz, que son colocados sin tunelizar, no disponiendo de manguito *(cuff)* de *dacron* para su autofijación y se suelen asegurar con un punto de seda

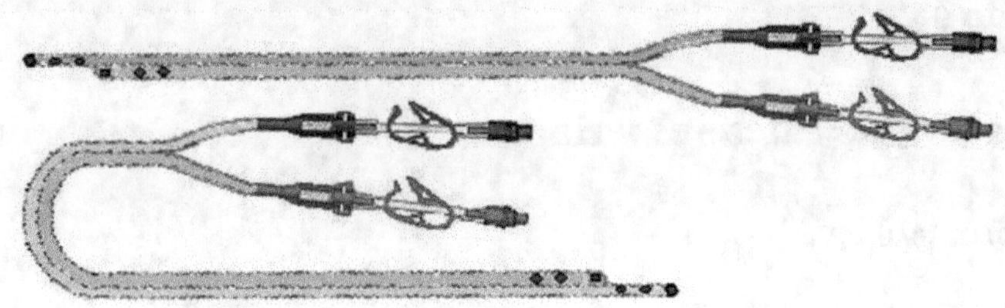

Figura 1. Catéteres transitorios sin cuff *(recto y curvo).*

o bien por medio de autoadhesivo a piel (véase la figura 1). Es preferible esta segunda opción, dado que los puntos de sutura favorecen la infección.

Se trata de catéteres semirrígidos, de poliuretano, con doble luz, disponibles en diferentes longitudes y con prolongadores externos en «Y», rectos o curvos para portarlos con mayor comodidad según sea el lugar de colocación.

Como su mayor inconveniente son las complicaciones infecciosas, sus indicaciones son sólo para períodos muy cortos de utilización (menos de tres semanas).

Se suelen colocar en venas femorales (que, de ser posible, debieran ser evitadas si se prevé trasplante renal posterior); también se colocan en subclavias, lo que resulta menos recomendable por la mayor posibilidad de sepsis o estenosis que imposibilitarían posteriores realizaciones de accesos vasculares en el miembro superior del mismo lado. Por todo ello, la mejor opción es utilizar venas yugulares (y es preferible la derecha en caso de catéteres permanentes).

Las indicaciones de catéter transitorio no tunelizado son:

- Insuficiencia renal aguda, con expectativas de recuperación rápida.
- Insuficiencia renal crónica, en espera de acceso permanente.
- Pacientes en diálisis peritoneal que, por fallo de técnica o sobrecarga de volumen, precisan de técnicas de hemodiálisis de forma preferente.
- Casos de fallo renal recuperable en paciente trasplantado.
- Cuando se tengan que realizar técnicas especiales: aféresis, hemoperfusión, etc.
- Síndrome cardiorrenal resitente a diuréticos: ultrafiltración lenta continua (SCUF).

1.2   Catéteres permanentes tunelizados

Son catéteres de una o dos luces que se colocan tunelizados. Disponen de manguito *(cuff)* de *dacron,* que queda ubicado en el túnel y produce una fibrosis que fijará el catéter sin necesidad de sujeciones externas (véase la figura 2).

Las recomendaciones de los catéteres tunelizados permanentes se modifican cada vez que las guías son revisadas. Actualmente, las indicaciones de éstos para técnicas extracorpóreas son:

– En pacientes sin posibilidad de creación de accesos subcutáneos y que no sean subsidiarios de diálisis peritoneal.
– Contraindicaciones de FAVI:

- Hipertensión pulmonar severa.
- Insuficiencia cardíaca *(shunt)*, etc.

– Enfermos en que se prevé un período corto en hemodiálisis o de supervivencia:

- Trasplante (vivo o cadáver).
- Edad avanzada.
- Patología de base, etc.

– Necesidad de hemodiálisis en pacientes con FAVI en fase de realización o maduración.
– Indicaciones de aféresis u otras técnicas terapéuticas extracorpóreas por períodos largos (> 3 semanas).
– Deseo expreso del paciente o familiar.
– Recomendación del cirujano o médico responsable.

También es muy importante tener en cuenta el «factor centro». Así, hay centros con soluciones quirúrgicas rápidas y certeras que resuelven la mayoría de los casos, mientras que en otros las disponibilidades técnicas, quirúrgicas o humanas no están a igual nivel. Estos motivos deben justificar las diferencias existentes en los accesos vasculares entre distintos países (por ejemplo, Japón *versus* EEUU).

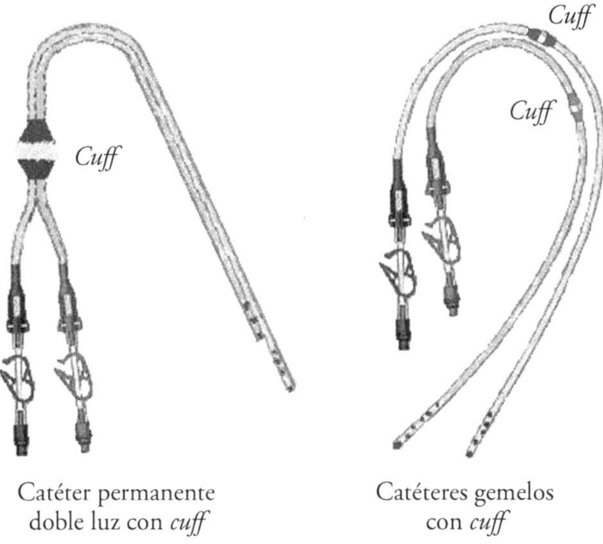

Catéter permanente
doble luz con *cuff*

Catéteres gemelos
con *cuff*

Figura 2. Catéteres permanentes con cuff.

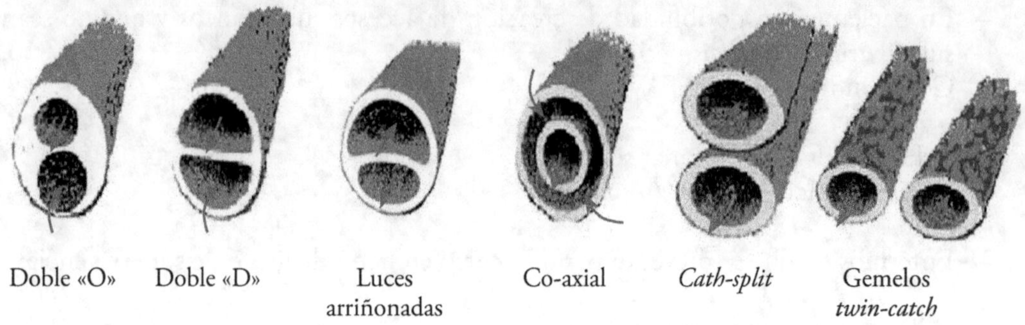

Figura 3. Sección de catéteres para hemodiálisis.

Hay que recordar, por otro lado, que el ensañamiento quirúrgico no debe permitirse, dado que puede producir frecuentes o graves complicaciones, con un elevado coste técnico, humano y económico y con resultados finales positivos mínimos.

Además, siempre hay que tener en cuenta la opinión del enfermo; cada vez con mayor frecuencia, pacientes y familiares se niegan a intervenciones repetidas, rechazando el ensañamiento médico-quirúrgico.

La indicación de catéteres permanentes tiene evidencia de nivel «B» en pacientes mayores, mujeres, obesos, con comorbilidad importante o con accesos dificultosos previos.

Y, como las características de nuestros pacientes incidentes o prevalentes están cambiando, siendo cada vez más seniles, obesos, con arteriopatía y cardiopatía, diabéticos, o con patologías malignas, etc., cada día son más los pacientes subsidiarios de catéteres permanentes.

En muchos trabajos se cuestiona que las FAVI protésicas tengan mayor supervivencia o mejores prestaciones que los catéteres tunelizados centrales, dado su alto índice de complicaciones como trombosis e infecciones y con prestaciones funcionales muchas veces inferiores a los catéteres; sobre todo en personas obesas, vasculares, diabéticas o ancianas.

Los catéteres venosos centrales (CVC) son, y serán, cada día más necesarios e imprescindibles. Sus indicaciones serán más amplias y, progresivamente y de forma generalizada, se obtendrán mejores resultados.

La tecnología nos ayudará, pero médicos, enfermeras y demás personal sanitario, tienen una importante responsabilidad en este tema.

Por todo ello, debemos tener una actitud más positiva ante los catéteres y no verlos como enemigos, puesto que tendremos que convivir con ellos; deberemos aceptarlos, pero exigir, y exigirnos, mejores resultados.

2 Tipos de catéteres

Al elegir un catéter para hemodiálisis hay que tener en cuenta todas sus características:

- *Luces (sección).* Suelen ser catéteres semirrígidos, habitualmente de doble luz (menos los gemelos que son de una luz, pero se utilizan dos), con secciones diferentes: doble «O», doble «D», de luces arriñonadas, coaxiales, *cath-split* o gemelos de una sola luz *(twin-caths)* (véase la figura 3).

Es preferible el que aporte más luz interna, con menor diámetro externo (más flujo con el mínimo trauma vascular).

– *Material (composición).* Es importante valorar el material de fabricación de los catéteres, ya que éste influirá claramente en su reología, prestaciones, durabilidad y, sobre todo, en un mayor o menor riesgo de infección.

Estudios realizados *in vitro* muestran que en catéteres de polivinilcloruro o polietileno, los microorganismos se adhieren con mayor facilidad que en los de teflón, elastómeros de silicona o poliuretano. Asimismo, la superficie de algunos catéteres, debido a su composición, presenta irregularidades que favorecen la adherencia de ciertos microorganismos. Por otra parte, determinados materiales de catéteres son más trombogénicos. Stillman y col. demostraron una clara asociación entre trombogenicidad de un catéter y el riesgo de infección asociado al mismo. Posteriormente, Linder y col. confirmaron estas observaciones demostrando que los catéteres de poliuretano y elastómeros de silicona son menos trombogénicos que los de polivinilcloruro.

El material actualmente más recomendable es el poliurenato y sus derivados (bio-flex, carbotano, etc.), dado que presentan menor adherencia para el estafilococo que otros polímeros (polietilenos, polivinilos o siliconas).

– *Grosor (diámetro sección).* El grosor de los catéteres para hemodiálisis se mide en frenchs (Fr). Un french es 1/3 de mm (tres Fr serían 1 mm). Pero esta medición es del diámetro externo del catéter, por lo que no informa de cuál es el diámetro interno real de la luz o las luces, dado que esto dependerá también del grosor de las paredes.

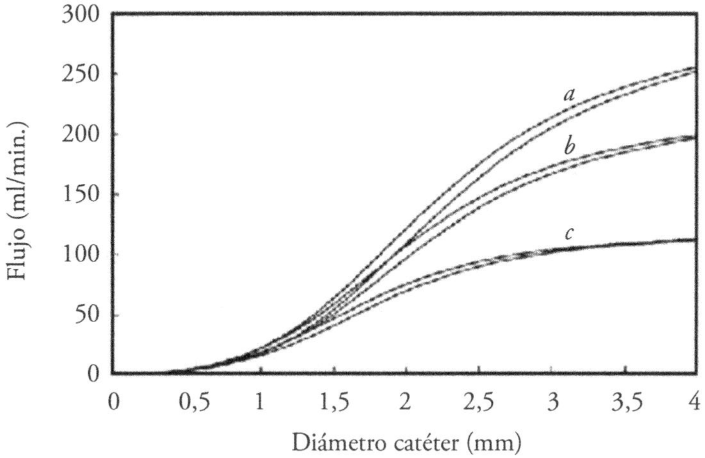

Figura 4. Flujo diámetro catéter.
Curvas superiores con 20 cm, inferiores 15 cm.
a = catéter de baja resistencia; b = resistencia «habitual»; c = alta resistencia.

El mínimo diámetro externo que se debe utilizar en hemodiálisis es de 14 Fr para catéteres de doble luz, o de 10 Fr en los de luz sencilla (doble catéter), para poder asegurar unos flujos efectivos aceptables (véase la figura 4).

Hay que tener en cuenta que el flujo de sangre que nos dispensará el catéter se rige por la ley de Poiseuille, según la cual el flujo será menor cuanto más viscosa sea la sangre o más largo sea el catéter, aunque se incremente con la caída de presiones entre sus extremos. Pero lo que más influye en el flujo efectivo que puede proporcionar es el radio de la luz, dado que en la fórmula está en el numerador y va elevado a la cuarta potencia (r^4) (véase la figura 5).

- *Puntas terminales.* Las puntas distales pueden ser diferentes en función de los catéteres que se empleen: los de doble luz pueden terminar en una punta y orificios laterales; o en cañón de escopeta, también con orificios laterales, o coaxiales. Actualmente, se dispone de terminaciones simétricas gemelas invertidas (palindrómicos), que permiten invertir ramas sin aumentar la recirculación sanguínea (véase la figura 6).

  Los catéteres dobles pueden ser separados gemelos *(twin-caths)* o unidos en el centro y separados en sus puntas *(split)*.

  Los gemelos separados suelen tener un diámetro externo de 10 Fr (3,3 mm diámetro externo), por lo que traumatiza menos el vaso, aportando luces de > 2,5 mm de diámetro, mientras que un catéter de doble luz de 14 Fr (diámetro externo de 4,7 mm) traumatiza más, al tener más diámetro externo y sólo aportará luces < 2 mm de diámetro.

- *Longitud.* La ubicación de las puntas internas de los catéteres para hemodiálisis debe ser, en el caso de femorales, por encima de la unión de las venas ilíacas comunes. En el caso de colocarlas en territorio de cava superior deben dejarse intra-auriculares.

Ley de Poiseuille

$$Q_B = \frac{\pi * \Delta P * r^4}{8 * \eta * L}$$

Q_B: flujo de sangre
π: factor Pi
r^4: radio
ΔP: diferencia de presiones entre los extremos del catéter
η: viscosidad
L: longitud

Figura 5. Ley de Poiseuille.

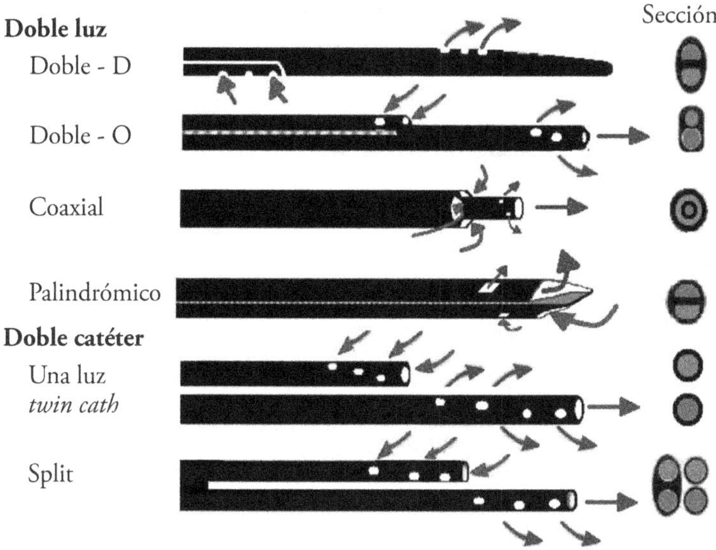

Figura 6. Puntas de catéteres.

Por esto, las longitudes mínimas recomendables para canalizar y colocar las puntas en su mejor ubicación son:

- para catéteres femorales temporales: > 25 o 35 cm, según el paciente;
- para catéteres en yugular y subclavia derechas: entre 20 y 25 cm;
- para catéteres en yugular y subclavia izquierdas: entre 25 y 30 cm;

— *Prolongadores externos.* Éstos pueden ser en «Y», rectos o curvos, para poder portarlos con mayor comodidad según sea el lugar de colocación.

Suelen ser recambiables en el caso de los catéteres permanentes tunelizados, y disponer de pinza de colapso y tapón desechable *luer-lock*.

Los catéteres gemelos tienen prolongadores rectos individuales.

3   Localización y colocación catéteres permanentes

Como primera opción y localización preferente, se utilizará la yugular interna derecha y como segunda, en el lado izquierdo.

Se punciona mediante técnica de Seldinger, traumatizando la vena lo mínimo posible.

Preferiblemente, las punciones en yugular interna se realizarán muy bajas (para permitir el apoyo del catéter sobre la clavícula evitando acodaduras y movilizaciones), en zona retroclavicular (ángulos externos de los triángulos de Sedillot), con dirección y sentido externo hacia zona intermedia entre mamilla y axila (si no se localiza, se dirige en dirección más externa entre axila y hombro, tanto más cuanto más tenga girada la cabeza en el momento de la punción).

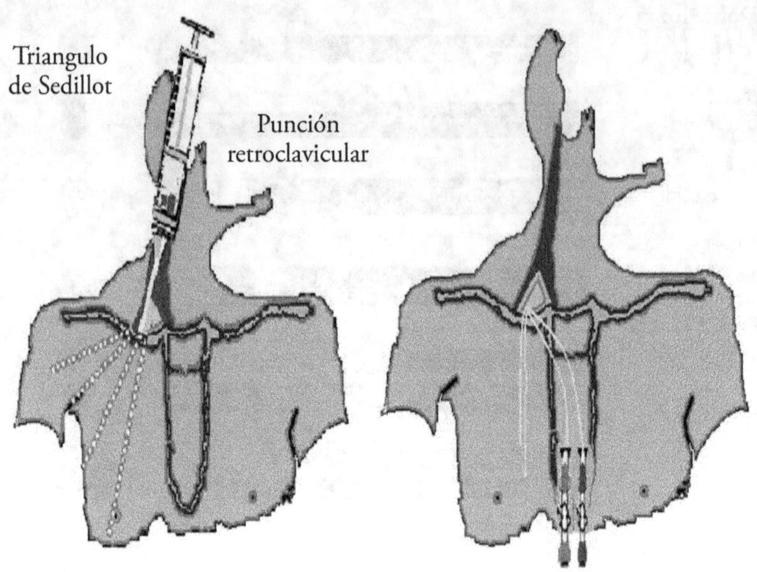

Figura 7. Punción retroclavicular de yugular interna y salida preesternal de catéter.

Se coloca la punta terminal arterial del catéter a la entrada de la aurícula en su tercio superior y la punta venosa en el tercio medio auricular.

La tunelización subcutánea ha de tener más de 10 cm con salida en zona media preesternal (región intermamaria), alejando la salida de axila o de mama, para evitar infecciones o seromas mamarios (véase la figura 7).

Para introducir los catéteres, los fiadores internos rígidos son menos traumáticos que los peladores externos.

La subclavia o femoral sólo se utilizarán para catéteres permanentes, en caso de imposibilidad de colocación o no indicación de vía yugular. También se tunelizarán, con salidas: si es subclavia en zona preesternal, como las yugulares; si es femoral, en cara anterior de muslo (zona media).

No es estrictamente necesario rasurar, y sólo se debe anestesiar la zona de entrada y la de salida, nunca el túnel, dado que la grasa subcutánea no es dolorosa y, en cambio, lesionaríamos la piel, cosa que facilitaría posibles tunelitis posteriores.

Para evitar cufitis, antes de colocar el catéter es aconsejable «empapar» el *dacron* del *cuff* con antibióticos que no lo deterioren (por ejemplo, aminoglucósidos).

El túnel debe realizarse con un perforador dilatador romo, para no lesionar estructuras subcutáneas y para no traumatizar la piel en la zona de salida; esto mejorará la cicatrización y evitará infecciones. No se deben realizar cortes con bisturí, sino que se practicará el orificio de salida mediante un punzón sacabocados (*punch* de biopsia de dermatología) de 2-3 mm para catéteres de 10 Fr y de 3-4 mm de diámetro para 14 Fr o superiores. De esta manera, la piel quedará abrochada al catéter en su salida.

Por último, siempre se debe realizar control de escopia o Rx al final de la colocación y antes de su utilización.

Bibliografía

1. Quinton W, Dillard D, Scribner BH. *Cannulation of blood vessels for prolonged hemodialysis.* Trans Amer Soc Artif Intern Organs; 1960; 6-104.
2. Scribner BH, Buri A, Ciner JEZ, Hegstrom R, Burnell JM. *The treatment of chronic uremia by means of intermittent haemodialysis. A preliminary report.* Trans Amer Soc Artif Intern Organs; 1960; 6-114.
3. Clark PB *et al.* Routine use of the scribner shunt for hemodialysis. Brit Med J, 1966; 1200-202.
4. Brescia MJ, Cimino JE, Appeal K, Hurwich BJ. *Chronic hemodialysis using venipuncture and a surgically created arterialvenous fistula.* New England Journal of Medicine; 275; 1966; 1.089-093.
5. May J, Tiller D *et al.* Saphenous vein arteriovenous fistula in regular dialysis treatment. N Engl J Med 1969; 280-770.
6. May J, Harris J *et al.* Polytetrafluoroethylene (PTFE) grafs for hemodialysis: Patency and complications compared with those of saphenous vein grafts. Aust NZ J Surg 1979; 49; 639-42.
7. Baker LD, Johnson JM and Goldfarb D. Expanded polytetrafluoroethylene (PTFE) subcutaneous arteriovenous conduit: an improved vascular access for chronic hemodialysis. Trans Am Soc Artif Organs 1976; 22-382.
8. Moss AH, McLaughlin MM, Lempert KD, Holley JL. Use of a silicone catheter with a dacron cuff for dialysis short-term vascular access. Am J Kidney Dis 1988: 12 (6); 492-98.
9. NKF-DOQI clinical practice guidelines for vascular access. Am J Kidney Dis 1997; 37 (supl 1): S150-S191.
10. Michael A, Michelle LR. Increasing arteriovenous fistulas in hemodialysis patients. Problems and solutions. Kidney Int 2002, vol. 62; 1109-124.
11. Stillman RM, Soliman F, García L, Sawyer PN. *Etiology of cateter-associated sepsis. Correlation with thrombogenicity.* Arch Surg 1977; 112 (12); 1497-499.
12. Linder LE, Curelaru I *et al.* Material thrombogenicity in central venous catheterization: a comparison between soft, ante-brachial catheters of silicone and poliurethane. JPEN 1984; 8: 399-406.
13. Raad I. *Intravascular catheter related infections,* Lancet, 1998 Mar 21; 351 (9.106):893-98.
14. MJ Moyano *et al.* Estudio comparativo prótesis PTFE antebrazo *versus* catéteres permanentes tunelizados: Nefrolofía 2006; vol. 26, n.º 5.
15. Henderson DK. *Bacteriemia debida a dispositivos intravasculares percutáneos.* En: Mandell GL, Douglas RG, Bennett JE, eds. *Enfermedades infecciosas. Principios y práctica,* 3.ª ed. Editorial Médica Panamericana, S.A., 1991; 2326-327.
16. Jenkins R, Thacker D. In: Sieberth HG, Mann H, Stummvoll HK (eds). Contributions to nephrology. Basel, Karger, 1991; pp 171-74
17. Davenport A *et al.* Consensus ADQI; www.ADQI.net
18. Guías SEN; noviembre 2004.
19. Fernández-Herrero A, *et al.* Angiología 2005; 57 (Supl 2): S47-S54.
20. J García-Cortés M.ª *et al.* Acceso vascular permanente en pacientes de edad avanzada que inician hemodiálisis, ¿fístula o catéter? Nefrolofía 2005; vol. 25, n.º 3.
21. Pisoni RL, Young EW, Dykstra DM *et al.*: Vascular access use in Europe and the United States: results from the DOPPS. Kidney Int 2002; 61:305-16.
22. Registre de malalts renals de Catalunya: informe estadístic 2006. www.ocatt.net
23. Rodríguez JA *et al.* El acceso vascular en España: análisis de su distribución, morbilidad y sistemas de monitorización. Nefrología 2001; 21 (1): 45-51.
24. Arenas MD, Álvarez-U de F *et al.* Operación retirada de catéteres venosos tunelizados en una unidad de diálisis.¿Es posible cambiar la tendencia en el uso creciente de éstos? Nefrología 2009; 29 (4): 318-26.

Parte III. Seguimiento del acceso vascular

Capítulo 1

Control de los accesos vasculares. Exploración física e instrumental

R. Roca

Introducción

Todas las guías clínicas coinciden en que es imprescindible la implantación de programas de monitorización del acceso vascular (AV) permanente tipo fístula arteriovenosa interna (FAVI) o injerto de PTFE, tanto durante la fase de maduración del AV en la consulta de enfermedad renal crónica (ERC) avanzada como durante el programa de hemodiálisis (HD) crónica.[1-3] El objetivo de los mismos es el diagnóstico precoz de la estenosis significativa del AV y efectuar su reparación electiva para evitar la trombosis. Estos programas se basan en la aplicación de diversos métodos de *screening* para la detección de la estenosis y en la intervención preventiva del AV mediante técnicas de radiología o cirugía vascular. Los programas de seguimiento de los AV deben aplicarse de forma rutinaria, protocolizada y buscando una participación multidisciplinar de enfermería, nefrólogos, radiólogos y cirujanos vasculares.[1-3]

Una vez construido el AV permanente, debe monitorizarse en la consulta de ERC avanzada para diagnosticar precozmente su falta de maduración en relación con la presencia de estenosis. La intervención electiva sobre estos casos puede evitar el inicio del programa de HD mediante un catéter central.

En este capítulo nos centraremos en el seguimiento del AV permanente cuando se utiliza de forma rutinaria durante el programa de HD crónica. La causa más frecuente de trombosis del AV (80-85 % de los casos) es la estenosis significativa del AV, es decir, la reducción igual o superior al 50 % del calibre vascular.[1-3] Los programas de monitorización del AV deben permitir el diagnóstico precoz de la estenosis y su reparación preventiva antes de la trombosis.[4] La aplicación de estos programas ha conseguido como mínimo una reducción del 40 % de la tasa de trombosis del AV.[5] La tabla 1 muestra las ventajas de la implantación de programas de seguimiento del AV.[6-8]

En relación con la trombosis del AV es preciso recordar dos evidencias importantes:

- No siempre es técnicamente posible la repermeabilización de todas las trombosis del AV, ni siquiera en manos de especialistas experimentados.[9]
- La permeabilidad secundaria del AV es significativamente inferior después de la repermeabilización post-trombosis que si se repara antes de que se produzca la trombosis.[10]

Por tanto, es importante subrayar que el tratamiento de elección de la trombosis del AV es su prevención mediante el diagnóstico precoz de la estenosis.

Los métodos de monitorización del AV se pueden clasificar en dos grandes grupos que quedan reflejados en la tabla 2.[11] Respecto a estos métodos, hay que tener en cuenta que:

- La práctica seriada de cualquier parámetro de monitorización utilizado, tiene mayor poder predictivo para detectar la disfunción del AV que valores aislados del mismo.[1]
- La utilización de varios métodos de monitorización de forma simultánea aumenta su rentabilidad.[12]

Muchos de los métodos de *screening* descritos, tanto de primera como de segunda generación, pueden utilizarse para valorar de forma no invasiva el resultado funcional de la intervención electiva sobre al AV.[4,5,13]

1 Monitorización clínica

Es el método de seguimiento más prevalente en todas las unidades de HD. Las enfermeras de HD desempeñan un papel decisivo en la monitorización clínica. El seguimiento clínico tiene en cuenta dos aspectos fundamentales:

1.1 *Exploración física*

El examen físico sistemático del AV ha demostrado su eficacia para detectar su disfunción.[14] La exploración del AV se efectuará mediante la inspección, palpación y auscultación del AV en la anastomosis y en todo el trayecto venoso antes de su punción y después de finalizar la sesión de HD.

1.1.1 *Inspección*

Es muy importante la observación de toda la extremidad del AV. La presencia de edema y circulación colateral son signos sugestivos de estenosis venosa proximal total o parcial. Hay que observar también las zonas distales de la extremidad para valorar signos de isquemia (frialdad, palidez, úlceras digitales isquémicas) secundaria a síndrome de robo o bien la presencia de signos de hipertensión venosa (hiperpigmentación, úlceras digitales de éstasis).[15-17]

Se inspeccionará todo el trayecto de la vena arterializada de la FAVI para detectar la presencia de hematomas, dilataciones aneurismáticas y signos flogóticos.[18,19] Una FAVI que no se colapsa, al menos parcialmente, tras la elevación del brazo es probable que tenga una estenosis proximal; en ocasiones, manteniendo el brazo elevado, también puede localizarse la estenosis sobre el punto de la disminución brusca del calibre venoso.[1,14,20]

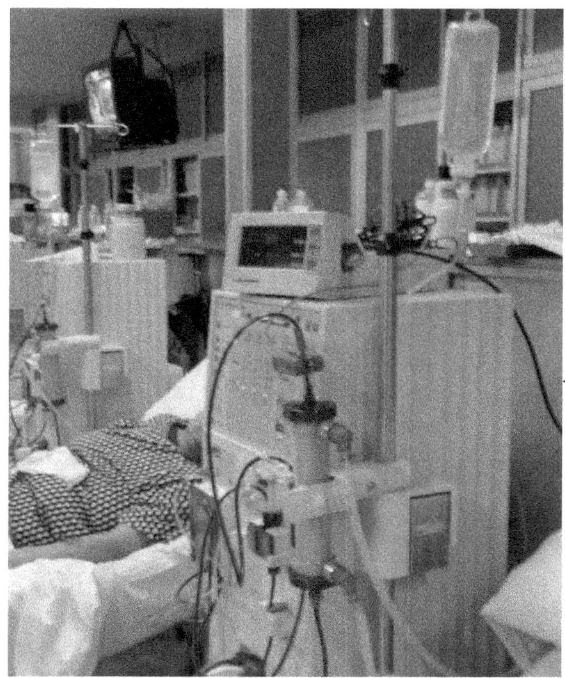

Figura 1. Método de monitorización Delta-H. Se puede observar el sensor óptico en forma de pinza que se acopla a una cámara sanguínea insertada entre el dializador y la línea arterial. El monitor Crit-line III está situado encima de la máquina de HD.

1.1.2   Palpación

Se valorará el *thrill*, que refleja el flujo sanguíneo (Q_A) del AV, y el pulso, indicador de la resistencia proximal al flujo sanguíneo.[20]

1.1.3   Auscultación

Se valorará el soplo del AV.[14]

La detección de cambios en las características y localización del pulso, soplo y el *thrill* del AV respecto a controles previos puede ser indicativo de estenosis (véase la tabla 3).[14]

1.2   Problemas en la sesión de HD

Pueden ser signos indirectos de estenosis del AV si aparecen de forma persistente durante tres sesiones consecutivas de HD, en relación con sesiones de HD previas.

- Dificultad para canalizar el AV.
- Aspiración de coágulos durante la punción.

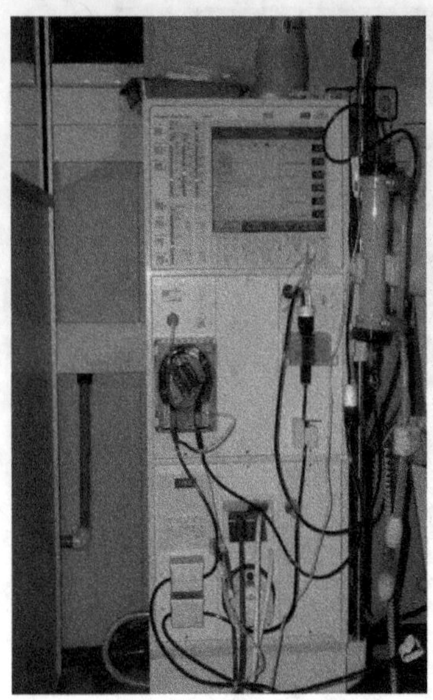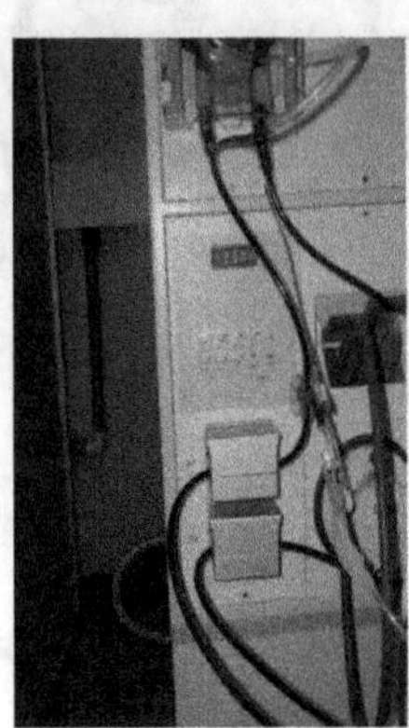

Figura 2. Método de termodilución. En una visión global de la máquina de HD se observa el sensor BTM (blood temperature monitor) *justo por debajo de la bomba sanguínea de HD. El mismo sensor BTM se aprecia más detalladamente en la imagen adyacente.*

- Tiempo de hemostasia prolongado, en ausencia de anticoagulación excesiva.
- Aumento de la presión arterial negativa prebomba.
- Imposibilidad de alcanzar el Q_B prescito.

La sensibilidad y especificidad de la monitorización clínica, en el diagnóstico precoz de la estenosis significativa del AV, es variable en las diversas series publicadas.[20-22]

2 Monitorización de la presión del acceso vascular

La presencia de una estenosis significativa en el AV puede provocar un incremento retrógrado de la presión dentro del mismo que puede detectarse mediante los métodos de monitorización de la presión del acceso vascular.[1,5,20,23]

Estos métodos de monitorización son de utilidad preferente para el seguimiento de injertos de PTFE, que es un AV minoritario en España.[24] En presencia de la estenosis más prevalente en este tipo de AV, es decir, la estenosis situada en la anastomosis entre el brazo venoso del injerto y la vena eferente, se genera un incremento retrógrado de la presión a lo largo de todo el injerto y condiciona la relación inversa que se produce entre la presión intraacceso y el Q_A del AV.[25,26] El resultado de esta situación funcional, de presión intraacceso elevada y Q_A bajo, es que el injerto de PTFE entra dentro de la zona de riesgo de alta probabilidad de trombosis.[5]

Por otra parte, las venas colaterales de una FAVI radiocefálica pueden provocar una descompresión y disminuir la sensibilidad de estas técnicas de monitorización en la de-

– Disminución de la tasa de trombosis del AV
– Aumento de la supervivencia del AV
– Incremento de las intervenciones electivas sobre el AV
– Disminución de la prevalencia de trombectomías, revisiones quirúrgicas y de la construcción de nuevos AV
– Disminución de la prevalencia de hospitalizaciones
– Reducción del número de sesiones de HD perdidas
– Disminución en la implantación de catéteres
– Reducción del gasto sanitario

Tabla 1. Ventajas de la implantación de programas de seguimiento del AV.
Adaptado de las referencias 6, 7 y 8.

tección de la estenosis de la FAVI.[1] Por ejemplo, en la serie pionera de Besarab y cols., la sensibilidad para diagnosticar la estenosis significativa mediante la determinación de la presión estática normalizada fue del 91 % para injertos de PTFE y solamente del 48 % para FAVI.[23] En otra serie más reciente, la sensibilidad de la presión intraacceso para detectar la estenosis significativa de la FAVI fue sólo del 60 %.[20]

3 Determinación del porcentaje de recirculación

En presencia de una estenosis significativa, disminuye el Q_A del AV y aumenta el porcentaje de sangre ya dializada que entra de nuevo al dializador a través de la aguja «arterial». En ausencia de errores técnicos, la recirculación aparece como consecuencia de una estenosis severa en el AV cuando el Q_A desciende por debajo del Q_B programado (300-500 ml/min).[1,25] Por tanto, la determinación de la recirculación no es el mejor método para detectar la estenosis de forma precoz.[11,27]

Puede determinarse el porcentaje de recirculación de la urea o bien determinar la recirculación existente mediante técnicas de *screening* dilucionales.[1,28,29] Debe investigarse la presencia de una estenosis del AV ante un porcentaje de recirculación de la urea superior al 10 % o bien ante un porcentaje de recirculación superior al 5 y al 15 % utilizando los métodos de dilución ultrasónica y de termodilución, respectivamente.[1,29]

4 Disminución inexplicable de la adecuación de la HD

La disminución sin motivo aparente de la adecuación de la diálisis evaluada, por ejemplo, mediante el índice Kt/V o bien por el porcentaje de reducción de urea, puede ser un signo indirecto de disfunción del AV.[11,30] En un estudio reciente, los pacientes con estenosis de la FAVI (n = 50), presentaron un índice Kt/V significativamente inferior (1,15 ± 0,20) en relación con el resto de enfermos (1,33 ± 0,16).[20] Se considera que la

Métodos de monitorización de primera generación
Monitorización clínica – Exploración física – Problemas en la sesión de HD
Monitorización de la presión del acceso vascular – Presión venosa dinámica – Presión intraacceso o estática – Presión intraacceso estática equivalente o normalizada
Determinación del porcentaje de recirculación – Determinación de la recirculación de la urea – Determinación de la recirculación mediante técnicas de *screening* dilucionales
Disminución inexplicable de la adecuación de la HD
Métodos de monitorización de segunda generación
– Ecografía Doppler color
– Métodos de *screening* para la determinación indirecta del flujo sanguíneo (Q_A) del AV

Tabla 2. Clasificación de los métodos de monitorización del AV. Adaptado de la referencia 11.

eficacia de la HD disminuye de forma tardía en la historia natural de la estenosis del AV en presencia de una recirculación elevada.[11]

5 Exploración del AV mediante ecografía Doppler color

La ecografía Doppler color (EDC) es una técnica de imagen no invasiva. Permite la exploración del AV mediante un traductor lineal, emisor y receptor de ultrasonidos, aplicado con un ángulo de incidencia ≤ 60° en los planos longitudinal y transversal del AV. En el caso de la FAVI, permite la evaluación de la arteria nutricia, la anastomosis, la vena arterializada y las venas de drenaje de la forma más proximal posible.

La EDC presenta las siguientes prestaciones en el seguimiento del AV:

- *Método de diagnóstico rápido* utilizado *in situ* en la sala de HD (ecógrafo portátil) ante cualquier alteración del AV detectada por algún método de primera generación o por un descenso de Q_A.[31] En una serie nacional reciente referida a 119 exploraciones mediante EDC portátil efectuadas por el nefrólogo en 67 AV, se diagnosticaron 31 estenosis en 44 casos de dificultad en la punción sin ningún otro signo de alarma de estenosis.[31]
- *Método reglado de seguimiento para la evaluación periódica* del AV cada 3-6 meses. La EDC permite la visualización directa del AV y, por tanto, permite efectuar la monitorización morfológica del mismo.[32]
- *Información hemodinámica del AV.* La EDC posibilita la determinación directa del

Q_A en la arteria nutricia o en la vena arterializada y, por tanto, el seguimiento funcional del AV.[32] Diversos autores han constatado que el Q_A determinado por EDC es significativamente inferior en los AV con estenosis que en el resto de AV.[20,32] En un estudio efectuado en Cataluña y referido a 33 AV (84,8 % de FAVI) explorados mediante EDC, los AV con estenosis presentaron un Q_A significativamente inferior que los AV sin estenosis (511,0 ± 179,1 *versus* 1.911,1 ± 968,7 ml/min).[32]

- *Prueba de imagen de primera línea* para confirmar, localizar y cuantificar la estenosis del AV sospechada mediante los métodos de *screening* antes de efectuar el tratamiento electivo.[20,33] En este sentido, se ha descrito una correlación lineal entre la EDC y la angiografía para diagnosticar la estenosis del AV.[33]

6 Métodos de *screening* para la determinación indirecta del Q_A del AV

Las técnicas dilucionales se han convertido en las de elección para la monitorización del AV.[1] En presencia de una estenosis significativa, el Q_A disminuye *siempre* independientemente del tipo de AV (FAVI o injerto de PTFE), localización (extremidad superior o inferior) o topografía de la estenosis (arteria nutricia, anastomosis, vena arterializada, vena central).[1,11,34,35] Este hecho es muy importante y permite diferenciar estos métodos de los de primera generación. Como se ha mencionado anteriormente, en presencia de una estenosis significativa en la vena arterializada de la FAVI, el Q_A estará disminuido pero, según el lugar de implantación de la aguja «venosa» sobre la vena arterializada, es posible que la presión venosa no aumente.[11]

La experiencia aportada por diversos estudios ha demostrado que las técnicas de *screening* del AV basadas en la determinación periódica de Q_A son las preferidas en primer lugar, dado su mayor sensibilidad y especificidad para el diagnóstico precoz de la estenosis del AV.[1] En diversas series publicadas, con predominio casi exclusivo de FAVI, la sensibilidad y especificidad de las determinaciones de Q_A para diagnosticar la estenosis significativa del AV mediante los métodos de dilución ultrasónica y Delta-H fueron superiores al 80 %.[24,27,28]

Grado de estenosis (%)	Pulso	*Thrill*	Soplo
0	Suave o blando Fácilmente compresible	Predominante sobre la anastomosis arterial	Baja intensidad Continuo Sistólico y diastólico
> 50	Saltón	Disminución de intensidad sobre la anastomosis Aparición sobre el punto de la estenosis	Piante Discontinuo Únicamente sistólico

Tabla 3. Exploración física del AV normal y en caso de estenosis venosa significativa en la vena arterializada de la FAVI o bien de la anastomosis venosa de injerto de PTFE. Modificado de referencias 1, 14 y 20.

Además, la monitorización mediante determinaciones periódicas de Q_A permite disminuir la prevalencia de trombosis del AV.[5] En un estudio prospectivo de casos y controles efectuado en Mollet del Vallès (Barcelona), se evidenció una menor tasa de trombosis en los AV monitorizados mediante determinaciones de Q_A utilizando el método Delta-H.[24]

La introducción en el año 1995 del método de dilución por ultrasonidos significó un cambio cualitativo en el estudio del AV ya que, por primera vez, era posible efectuar la estimación no invasiva de Q_A. Desde entonces, se han descrito diversas técnicas dilucionales que permiten determinar de forma indirecta el Q_A durante o fuera de la HD y, por tanto, efectuar el seguimiento funcional del AV.[1] Según las guías europeas de AV, no existe una clara preferencia por ninguno de estos métodos.[36] En relación con los métodos que calculan el Q_A durante la sesión HD, es importante determinar precozmente el Q_A dentro de la primera hora de la sesión para evitar los cambios hemodinámicos secundarios a la ultrafiltración.

El método optodilucional Delta-H, también denominado de ultrafiltración o por dilución del hematocrito, permite calcular el Q_A del AV utilizando el monitor Crit-line III.[24] Se trata de una técnica fotométrica que se fundamenta en la relación inversa existente entre la volemia y el hematocrito. El Q_A se determina a partir de los cambios del hematocrito en relación con cambios bruscos de la ultrafiltración, con las líneas de HD en configuración normal e invertida. Los cambios del hematocrito son registrados continuamente por un sensor óptico que se acopla a una cámara sanguínea insertada entre el dializador y la línea arterial, y el monitor Crit-line III calcula automáticamente el valor de Q_A (véase la figura 1).[24]

El método de termodilución permite determinar el Q_A a partir de los valores de recirculación obtenidos utilizando el sensor de temperatura sanguínea BTM *(blood temperature monitor)* ya incorporado a la máquina de HD.[37] El proceso de determinación se inicia a partir de la producción de un «bolus de temperatura» secundario a la disminución autolimitada de la temperatura del líquido de diálisis. Inicialmente, este descenso térmico es captado por el sensor de temperatura de la línea venosa y, después de viajar por la circulación cardiopulmonar del paciente, regresa ya reducido hacia el dializador y es captado por el sensor de temperatura de la línea arterial. La cuantificación del último «*bolus* de temperatura arterial» en relación con el «*bolus* de temperatura venoso» generado inicialmente, permite calcular el porcentaje de recirculación existente con las líneas de HD en configuración normal; el mismo procedimiento se efectúa con las líneas de HD en configuración invertida.[37]

Cuando se detecta alguna alteración funcional del AV mediante cualquiera de estos métodos de *screening,* debe efectuarse una exploración de imagen ante la sospecha de una estenosis significativa del AV. Los criterios funcionales para realizarla son los siguientes:[1]

- *Valor absoluto de Q_A:* inferior a 600 ml/min. para injertos de PTFE y a 500 ml/min. FAVI.[1] Estas cifras se han obtenido a partir del cálculo mensual de Q_A mediante el método de dilución ultrasónica. Estos valores umbral o *cut-off* pueden ser distintos si se utiliza otro método de monitorización de Q_A según las curvas ROC obtenidas de sensibilidad-especificidad de cada técnica y la frecuencia en que ésta se aplica.

– *Disminución temporal de Q_A* superior a 20-25 %, indistintamente para FAVI o injerto de PTFE, en relación con el Q_A basal.[1,24,38] El Q_A basal es el resultado de la media aritmética de dos valores de Q_A obtenidos durante la misma sesión o en dos sesiones consecutivas de HD. En el estudio longitudinal de Neyra R y cols., el riesgo relativo de trombosis del AV aumentaba a partir de un descenso de Q_A superior al 15 % y era máximo (34,7 %) cuando el descenso de Q_A era superior al 50 %.[38]

Hay evidencias de que el Q_A del AV está en relación con la edad de los pacientes, la diabetes *mellitus,* la localización del AV, el antecedente de AV previo ipsilateral y la presencia de estenosis significativa.[1,24,32,37,39,40] El seguimiento funcional del AV mediante determinaciones de Q_A ha permitido demostrar una prevalencia de patología de la arteria nutricia superior a la reportada en series históricas y cifrada actualmente en alrededor del 30 % del total de casos de AV disfuncionante.[34,41,42] En un estudio prospectivo efectuado en Mollet del Vallès mediante la monitorización del Q_A del AV utilizando el método Delta-H se ha podido tipificar la patología de la arteria radial de FAVI radiocefálica en tres grupos diferenciados.[34]

El seguimiento del Q_A del AV permite, además de efectuar el diagnóstico de la estenosis subclínica del AV, identificar a los AV hiperdinámicos con un Q_A excesivo capaces de provocar insuficiencia cardíaca.[43,44] Parece demostrado que existe un riesgo elevado de insuficiencia cardíaca secundaria al AV cuando el Q_A del mismo es igual o superior a 2.000 ml/min. o al 20 % del gasto cardíaco.[45] En estos casos parece prudente efectuar un seguimiento cardiológico estricto mediante ecocardiogramas periódicos. Por otra parte, no hay que olvidar que cifras menores de Q_A del AV ya pueden ocasionar descompensación cardíaca en pacientes con reserva miocárdica reducida.[43]

En algunos casos, la estimación del Q_A del AV y de la presión arterial pulmonar sistólica de forma conjunta por métodos no invasivos (método Delta-H y ecocardiograma Doppler, respectivamente) ha permitido efectuar el diagnóstico, sentar la indicación quirúrgica *(banding)* y efectuar el seguimiento postoperatorio del AV con repercusión hemodinámica.[44]

BIBLIOGRAFÍA

1. National Kidney Foundation. KDOQI Clinical Practice Guidelines and Clinical Practice Recommendations for 2006 Updates: Hemodialysis Adequacy, Peritoneal Dialysis Adequacy and Vascular Access. Am J Kidney Dis 48: S1-S322, 2006 (Suppl 1).

2. Rodríguez JA, González E, Gutiérrez JM y col. Guías de acceso vascular en hemodiálisis (Guías SEN). Capítulo 4: vigilancia y seguimiento del acceso vascular. *Nefrología* 2005; 25 (Suple 1): 34-47.

3. Martínez Cercós R, Cebolleda J. Accesos vasculares para hemodiálisis. Consensos de la SEDYT. www.sedyt.org

4. Roca Tey R, Samon R, Ibrik O, Martínez Cercós R, Viladoms J. Functional vascular access evaluation after elective intervention for stenosis. *The Journal of Vascular Access* 2006; 7: 29-34.

5. Besarab A. Access Monitoring is Worthwhile and Valuable. *Blood Purif* 2006; 24: 77-89.

6. McCarley P, Wingard RL, Shyr Y, Pettus W, Hakim RM, Ikizler TA. Vascular access blood flow monitoring reduces morbidity and costs. *Kidney Int* 2001; 60: 1164-172.

7. Tessitore N, Mansueto G, Bedogna V y cols. A prospective controlled trial on effect of percutaneous transluminal angioplasty on functioning arteriovenous fistulae survival. *J Am Soc Nephrol* 2003; 14: 1623-627.

8. Wijnen E, Planken N, Keuter X y cols. Impact of a quality improvement programme based on vascular access flow monitoring on costs, access occlusion and access failure. *Nephrol Dial Transplant* 2006; 21: 3514-519.

9. García Medina J, Lacasa Pérez N, Muray Cases S, Pérez Garrido I, García Medina V. Accesos vasculares para hemodiálisis trombosados: rescate mediante técnicas de radiología vascular intervencionista. *Nefrología* 2009; 29: 249-55.

10. Gruss E, Portolés J, Jiménez P y cols. Seguimiento prospectivo del acceso vascular en hemodiálisis mediante un equipo multidisciplinario. *Nefrología* 2006; 26: 703-10.

11. Hakim R y Himmelfarb J. Hemodialysis access failure: a call to action. *Kidney Int* 1998; 54: 1029-040.

12. Tessitore N, Bedogna V, Poli A y cols. Adding access blood flow sureveillance to clinical monitoring reduces thrombosis rates and costs, and provides fistula patency in the short term: a controlled cohort study. *Nephrol Dial Transplant* 2008; 23: 3578-584.

13. Caro P, Delgado R, Dapena F y Aguilera A. La utilidad de la presión intraacceso. *Nefrología* 2004; 24: 357-63.

14. Beathard GA. Physical Examination of the dialysis vascular access. *Seminars in Dialysis* 1998; 11: 231-36.

15. Roca Tey R, Ramírez de Arellano M, Codina S, Olmos A, Piera L, González U. Trastornos tróficos cutáneos secundarios a fístula arteriovenosa para hemodiálisis. *Med Clin (Barc)* 1992; 98: 58-60.

16. Debus ES, Sailer M, Voit R, Franke S. «Hot ulcer» on the hand caused by retrograde flow of arterialized blood from an arteriovenous fistula. *Vascular Surgery* 1998; 32: 507-09.

17. Lee S, Kim W, Kang KP y cols. Stasis dermatitis associated with arteriovenous fistula. *Kidney Int* 2007; 72: 1171-172

18. Roca Tey R, Samon R, Ibrik O, Viladoms J. Aneurisma perianastomótico de fístula arteriovenosa radiocefálica para hemodiálisis. *Med Clin (Barc)* 2005; 124: 440.

19. Lafrance JP, Rahme E, Lelorier J y Iqbal S. Vascular-access related infections: definitions, incidence rates, and risk factors. *Am J Kidney Dis* 2008; 52: 982-93.

20. Peixoto Campos R, Candiota Chula D, Perreto S, Riella MC y Mazza do Nascimento. Accuracy of physical examination and intra-access pressure in the detection of stenosis in hemodialysis arteriovenous fistula. *Seminars in Dialysis* 2008; 21: 269-73.

21. Maya ID, Oser R, Saddekni S, Barker J y Allon M. Vascular access stenosis: comparison of arteriovenous grafts and fistulas. *Am J Kidney Dis* 2004; 44: 859-65.

22. Asif A, Leon C, Orozco-Vargas LC y cols. Accuracy of physical examination in the detection of arteriovenous fistula stenosis. *Clin J Am Soc Nephrol* 2007; 2: 1191-194.

23. Besarab A, Sullivan KL, Ross RP, Moritz MJ. Utility of intra-access pressure monitoring in detecting and correcting venous outlet stenoses prior to thrombosis. *Kidney Int* 1995; 47: 1364-373.

24. Roca Tey R, Samon R, Ibrik O y cols. Monitorización del acceso vascular mediante la determinación del flujo sanguíneo durante la hemodiálisis por el método de ultrafiltración. Estudio prospectivo de 65 pacientes. *Nefrología* 2004; 24: 246-52.

25. Besarab A, Lubkowski T, Frinak S, Ramanathan S y Escobar F. Detecting vascular access dysfunction. *ASAIO Journal* 1997; 43: M539-M543.

26. White JJ, Jones SA, Ram SJ, Schwab SJ y Paulson WD. Mathematical model demostrates influence of luminal diameters on venous pressure surveillance. *Clin J Am Soc Nephrol* 2007; 2: 681-87.

27. Tonelli M, Jindal K, Hirsch D, Taylor S, Kane C, Henbrey S. Screening for subclinical stenosis in native vessel arteriovenous fistulae. *J Am Soc Nephrol* 2001; 12: 1729-733.

28. Tessitore N, Bedogna V, Gammaro L y cols. Diagnostic accuracy of ultrasound dilution access blood flow measurement in detecting stenosis and predicting thrombosis in native forearm arteriovenous fistulae for hemodialysis. *Am J Kidney Dis* 2003; 42; 331-41.

29. Wang E, Schneditz D, Ronco C y Levin NW. Surveillance of fistula function by frequent recirculation measurements during high efficiency dialysis. *ASAIO Journal* 2002; 48: 394-97.

30. Coyne DW, Delmez J, Spence G y Windus D. Impaired delivery of hemodialysis prescription:

an analysis of causes and an approach to evaluation. *J Am Soc Nephrol* 1997; 8: 1315-318.

31. Ibeas J, Vallespín J, Rodríguez-Jornet A y cols. Portable Doppler-ultrasound used by the nephrologist in the hemodialysis. Unit for the immediate detection of fistula pathology and ultrasound guided cannulation: consolidation of a technique incide a protocolized interdisciplinary team with vascular surgeons, interventional radiologists and infirmary. A 4 years experience. *J Am Soc Nephrol* 2008; 19: 254A.

32. Roca Tey R, Rivas A, Samon R, Ibrik O, Viladoms J. Estudio del acceso vascular (AV) mediante ecografía Doppler color (EDC). Comparación entre los métodos EDC y Delta-H aplicados para la determinación del flujo sanguíneo del AV. *Nefrología* 2005; 25: 678-83.

33. Gadallah MF, Paulson WD, Vickers B y Work J. Accuracy of Doppler ultrasound in diagnosing anatomic stenosis of hemodialysis arteriovenous access as compared with fistulography. *Am J Kidney Dis* 1998; 32; 273-77.

34. Roca Tey R, Ibrik O, Samon R, Martínez Cercós R, Viladoms J. Prevalencia y perfil funcional de la estenosis de la arteria radial. Diagnóstico mediante la monitorización del flujo sanguíneo de la fístula arteriovenosa radiocefálica para hemodiálisis utilizando el método Delta-H. *Nefrología* 2006; 26: 581-86.

35. Roca Tey R, Samon R, Ibrik O, Giménez I, Viladoms J. Perfil funcional de la estenosis del arco de la vena cefálica. *Nefrología* 2009; 29: 350-53.

36. Tordoir J, Canaud B, Haage P y cols. European best practice guidelines (EBPG) on Vascular Access. *Nephrol Dial Transplant* 2007; 22 (Suppl 2): ii88-ii117.

37. Roca Tey R, Samon R, Ibrik O, Giménez I, Viladoms J. Exploración funcional del acceso vascular durante la hemodiálisis en 38 pacientes mediante la técnica de Termodilución. Estudio comparativo con el método Delta-H. *Nefrología* 2008; 28: 447-52.

38. Neyra NR, Ikizler TA, May RA y cols. Change in access blood flow over time predicts vascular access thrombosis. *Kidney Int* 1998; 54: 1714.

39. Tonelli M, Hirsch DJ, Chan CT y cols. Factors associated with access blood flow in native vessel arteriovenous fistulae. *Nephrol Dial Transplant* 2004; 19: 2559-256.

40. Roca Tey R, Samon R, Ibrik O, Giménez I, Martínez Cercós R, Viladoms J. Functional profile of vascular access (VA) in patients with diabetic nephropathy. *J Am Soc Nephrol* 2008; 19: 471A.

41. Khan FA y Vesely TM. Arterial problems associated with dysfunctional hemodialysis grafts: evaluation of patients at high risk for arterial disease. *J Vasc Inter Radiol* 2002; 13: 1109-114.

42. Asif A, Gadalean FN, Merrill D y cols. Inflow stenosis in arteriovenous fistulas and grafts: a multicenter, prospective study. *Kidney Int* 2005; 67: 1986-992.

43. Engelberts I, Tordoir JHM, Boon ES, Schreij G. High-output cardiac failure due to excessive shunting in a hemodialysis access fistula: an easily overlooked diagnosis. *Am J Nephrol* 1995; 15: 323-26.

44. Roca Tey R, Olivé S, Samon R, Ibrik O, García-Madrid C, Viladoms J. Monitorización no invasiva de fístula arteriovenosa (FAVI) humeral con repercusión hemodinámica. *Nefrología* 2003; 23: 169-71.

45. Basile C, Lomonte C, Vernaglione L, Casucci F, Antonelli M y Losurdo N. The relationship between the flow of arteriovenous fistula and cardiac output in hemodialysis patients. *Nephrol Dial Transplant* 2008; 23: 282-87.

Capítulo 2

Radiología intervencionista
de los accesos arteriovenosos para diálisis

E. ESCALANTE

Introducción

Un acceso vascular (AV) para diálisis funcionante es un elemento vital para la evolución clínica y la calidad de vida del paciente en hemodiálisis.

Un AV se considera adecuado cuando proporciona un flujo de al menos 250 ml/min, pero es mejor si alcanza los 350-400 ml/min. Para ello, es necesario que el AV tenga un flujo mínimo de 400-500 ml/min.

Las complicaciones relacionadas son una de las principales causas de morbi-mortalidad de la población en diálisis.[1] Los tres tipos de AV usados por la mayoría de los pacientes en diálisis son: la fístula arteriovenosa nativa o autóloga; la fístula arteriovenosa sintética (injerto arteriovenoso), y el catéter venoso central tunelizado. Las fístulas nativas son las que han demostrado mayor duración con menor tasa de complicaciones y mortalidad,[2] y se consideran el *gold-standard,* especialmente la distal (radiocefálica o Brescia-Cimino). Por varias causas, como el aumento de la edad media de los pacientes que requieren diálisis, el envío tardío de estos pacientes a nefrología, la aparición aguda de la enfermedad renal y la pobreza o mal cuidado de la vascularización venosa periférica, es frecuente que deba recurrirse a los AV sintéticos o a catéteres venosos centrales.

Así, por lo limitado del capital venoso del paciente, no es vano cualquier esfuerzo para mejorar la duración y el funcionamiento del AV. Esta intención explica el creciente número de intervenciones sobre AV llevadas a cabo en los últimos años.

1   Preparación para la creación de un acceso vascular para diálisis

El 31,3 % de los AV nativos nunca llega a madurar o a ser canulable. De hecho, algunos pacientes no tienen la vasculatura suficiente para crear un AV nativo con éxito. Estos pacientes a menudo pueden ser identificados antes de la cirugía por medio de un examen físico y de estudios radiológicos.

Los estudios vasculares preoperatorios aumentan la tasa de éxito en la creación de AV. En el caso del examen con ecografía *Doppler* se ha demostrado su influencia en la selección del lugar del AV y disminución de la tasa de fallos de la cirugía.[3-5]

Uno de los principales factores que hay que valorar es el diámetro de los vasos que se verán implicados en el AV. No hay un acuerdo claro en cuanto a los diámetros mínimos

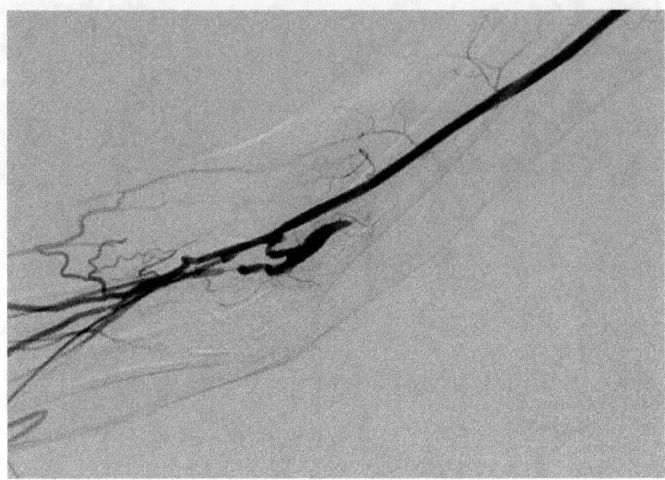

Figura 1. Angiografía del AV húmero-basílico, desde un acceso arterial humeral. Se realiza por fallo de maduración y muestra la oclusión completa de la vena basílica a pocos centímetros de la anastomosis arteriovenosa.

que precisan tener arterias y venas para considerarlas adecuadas para la realización del AV, pero en general, se consideran suficientes > = 2 mm para arteria y vena en fístulas radiocefálicas, y > = 3 - 4 mm para fístulas braquiocefálicas o braquiobasílicas.

2   Vigilancia del acceso vascular de diálisis

La monitorización del AV de diálisis es importante para alargar la vida útil del mismo. Un acceso que comienza a fallar debe identificarse cuanto antes para permitir realizar una intervención preventiva. Está ampliamente demostrada la utilidad de un sistema de vigilancia y monitorización de los AV para reducir la tasa de trombosis.[6-7]

Hay una asociación clara entre el bajo flujo en un AV, disminución de la eficiencia de la diálisis y, en último término, trombosis del AV. La historia natural de la mayoría de los AV es hacia el desarrollo progresivo de estenosis a lo largo de todo su recorrido, pero los AV nativos y sintéticos se comportan de forma diferente. Los primeros toleran mejor el bajo flujo sin trombosarse.

La disminución del flujo es progresiva y está casi siempre causada por el desarrollo progresivo de estenosis arteriales o venosas. Una medida aislada de flujo bajo no debe ponernos en alerta, sino una tendencia hacia la disminución del flujo.

Para valorar esta tendencia se utilizan los siguientes elementos:[3]

— *Examen físico* mediante palpación y auscultación, para detectar signos físicos que sugieran la presencia de disfunción.
— *Pruebas que se realizan en el centro de diálisis* que pueden requerir una instrumentación especial. Se basan en la medición de la adecuación de la diálisis, presiones

estáticas y dinámicas, flujos o recirculación. Estas pruebas deben realizarse de forma rutinaria y seriada, porque en todos los casos es más fiable una tendencia hacia el empeoramiento de estos parámetros que una medida única. No hay un método mejor que otro, por lo que suelen solaparse.
- *Técnicas de imagen,* como el eco-Doppler, que se ha convertido en una herramienta habitual para la valoración del acceso. Éste requiere de un operador experimentado para conseguir su máximo rendimiento y, aunque no puede explorar directamente los territorios venosos centrales, ha demostrado ampliamente su utilidad.[4, 8]

La valoración de un AV por angiografía también es un examen que requiere de una preparación técnica aún mayor, por lo que habitualmente se reserva a los casos que veremos más adelante.

3   Evaluación angiográfica del acceso de diálisis

El radiólogo intervencionista suele ser consultado para la valoración de AV que muestra los siguientes síntomas:

- Aumento de la pulsatilidad de la vena de salida.
- Disminución del *thrill.*
- Desarrollo de venas colaterales.
- Dificultades de punción y canulación.
- Disminución del flujo.
- Aumento de la presión venosa durante la diálisis.
- Prolongación de los tiempos de hemostasia.
- Edema de la extremidad.
- Disminución de la eficacia de la diálisis (kt/v).
- Aumento de la recirculación.

Para llevar a cabo la angiografía, puede realizarse un acceso arterial a la arteria preanastomosis, o un acceso venoso a la vena del AV en sí. En ambos casos se emplean agujas teflonadas de pequeño calibre (20-22G) o *sets* de micropunción. A menudo, es útil utilizar guía ecográfica para dirigir la punción o incluso de un torniquete en la extremidad para aumentar el diámetro de la vena que hay que puncionar, que puede estar colapsada.

El acceso arterial humeral (véase la figura 1) permite una evaluación diagnóstica completa de la extremidad superior, y es muy útil para resolver problemas diagnósticos como lesiones en la arteria aferente, flujo bidireccional a través de la anastomosis arteriovenosa, presencia de múltiples venas de salida que compiten, síndromes de robo arterial u oclusión de la vena de salida. Además, permite la valoración de los tres componentes del AV: arteria aferente, vena/s eferente/s y sistema venoso central, junto con la anastomosis arteriovenosa en sí misma. Para valorar, adecuadamente, la anastomosis, a menudo es necesario realizar varias proyecciones en diferentes oblicuidades.

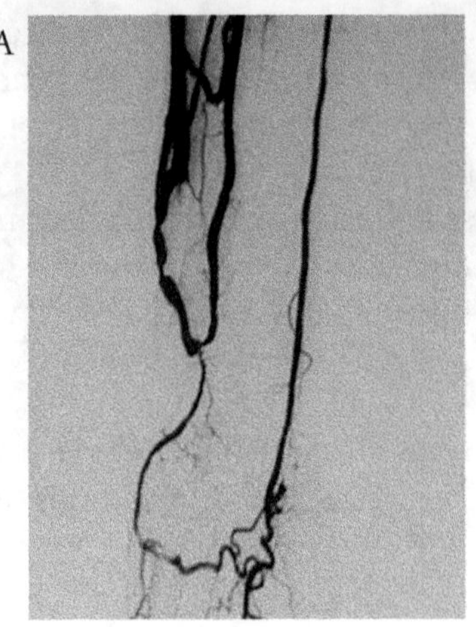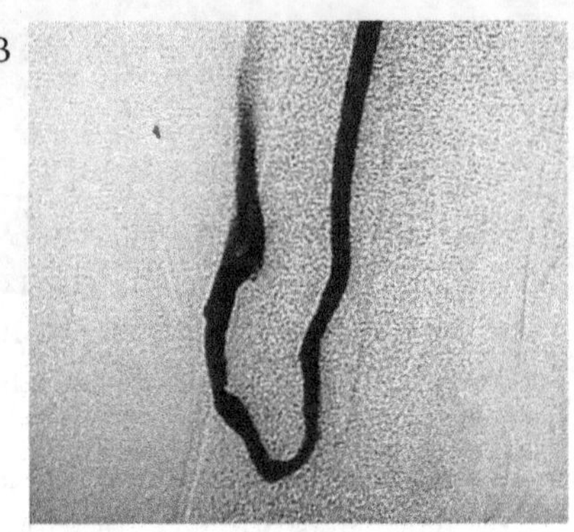

Figura 2. A. Angiografía de AV radiocefálico con fallo de maduración. Se observa estenosis múltiples de la anastomosis arteriovenosa y de la vena cefálica postanastomótica; B. Angiografía control postangioplastia. Permeabilidad del acceso con resolución de las estenosis.

El acceso venoso está sujeto a menor posibilidad de complicaciones, pero también ofrece menor rendimiento diagnóstico ya que, por ejemplo para valorar la anastomosis arteriovenosa y la arteria aferente, es necesario realizar inyecciones con compresión de la salida venosa (manual, torniquete o manguito de presión) para producir la opacificación retrógrada. Además, la información hemodinámica no es fiable.

4   Intervenciones percutáneas en los accesos vasculares

4.1   Falta de maduración

La maduración de un AV es un proceso complejo que necesita un aumento en el flujo sanguíneo, dilatación vascular y remodelación de la pared vascular.[9] La trombosis temprana o la falta de maduración puede ocurrir en el 20-50 % de los AV autólogos.[10] Definimos, pues, fallo de maduración cuando un AV no es utilizable para la diálisis en un período entre ocho y doce semanas tras su creación. Puede ser por flujo inadecuado, por dificultades de canulación o por ambos.

El fallo de maduración puede tener causas múltiples, pero la mayoría de los fallos se deben a la pobre vasculatura del paciente (arterias < 1,5-2 mm y venas < 2-2,5 mm),[11] extensa arteriosclerosis previa, estenosis venosas preexistentes, presencia de múltiples venas accesorias o problemas en la técnica quirúrgica, como anastomosis, AV pequeños o torsión de la vena postanastomosis.[12-13] Otros factores colaboradores pueden ser los trastornos de coagulación y las caídas de la presión arterial o de la función cardíaca.

La tasa de maduración de las fístulas puede aumentar con una intervención quirúrgica[14] o endovascular temprana,[15-17] consiguiendo éxitos clínicos iniciales del 88 % y tasas de permeabilidad secundaria de hasta el 82 %.

Para la intervención endovascular es necesario un estudio previo completo de todos los componentes del acceso. Generalmente, se realizará angioplastia sobre todos los segmentos con estenosis significativas (> 50 %) y obliteración de las venas accesorias con espirales metálicas si se considera necesario.

La intervención sobre este tipo de AV es difícil por la inmadurez de los vasos sobre los que se interviene. Existe un mayor riesgo de lesión inadvertida de la pared vascular y, por tanto, de pérdida del acceso,[16,18] pero los resultados reportados en la literatura son esperanzadores ya que, en conjunto, presentan una tasa de éxito y de permeabilidad 2.ª alta y, en cualquier caso, no peor a la de cohortes de AV «normales» que maduraron adecuadamente. Además, la tasa de complicaciones no es excesivamente alta, sino que acostumbra a ser, aproximadamente, del 9 %, siendo en la mayoría de los casos complicaciones menores[19] (véase la figura 2).

4.2 Estenosis

La estenosis venosa es debida al desarrollo de hiperplasia neointimal y ésta se caracteriza por la migración y proliferación de células musculares lisas y miofibroblastos de la capa media a la íntima, la formación de microvasos y la deposición de matriz extracelular.[20-21]

En los AV nativos, las estenosis significativas, con frecuencia, se localizan en los siguientes puntos:

- Justo después de la anastomosis arteriovenosa (yuxtaanastomóticas). Suponen del 50 al 75 % de las estenosis en los AV distales. Se desarrollan en relación con la cirugía o con la turbulencia del flujo al cambio de dirección que produce la anastomosis. Suele ser causa de disfunción precoz del AV.
- En la vena principal, y coincidiendo con los lugares de punción (20 % de todas las estenosis), por la presencia de válvulas venosas o de traumas previos (lugares de lesión intimal).
- En el cayado de la vena cefálica, antes de su desembocadura en la vena subclavia al paso de la vena a través de la fascia delto-pectoral que produce un trauma repetido.
- En los troncos venosos centrales, por la colocación de catéteres venosos centrales anteriores. A menudo (hasta el 50 %) pasan desapercibidas hasta que se realiza el AV en esa extremidad, lo que desencadena la clínica.

Son indicación de tratamiento las lesiones estenosantes > 50 % asociadas a un indicador clínico como:

- Disminución del flujo del AV.
- Disminución de la dosis de diálisis.
- Algún episodio de trombosis previa.

Para su tratamiento, se realizan dilataciones con catéteres-balón no compliantes (que no se sobredistienden al aumentar la presión) de alta y ultra-alta presión. También pueden emplearse balones cortantes y, en algunos casos, está indicada la colocación de *stents* metálicos.

El catéter-balón se escoge en función del diámetro original de la vena que hay que tratar, medido en un segmento sin dilatación postestenótica. El diámetro del balón puede sobreestimarse hasta un 20 %. En general, para venas periféricas se utilizan balones de unos 6-7 mm, y por encima del codo de hasta 9-10 mm (véase la figura 3). Para estenosis recurrentes o muy resistentes pueden utilizarse balones de ultra-alta presión[22] o balones cortantes. Los balones cortantes (Boston Scientific, Natick, MA) cuentan con unas microcuchillas que, durante el inflado del balón, producen unas incisiones controladas en la íntima de la pared venosa. Este tipo de balón se ha mostrado más eficaz en el tratamiento de estenosis muy resistentes.[23] No se emplean como primera opción porque sus resultados de permeabilidad son similares a los balones convencionales, pero en cambio son mucho más caros.

Cuando se tienen dudas sobre la significación hemodinámica de una estenosis es útil la toma de presiones invasivas transestenóticas. Se consideran patológicos gradientes de 5-10 mmHg en el sistema venoso central y de 20 mmHg en venas periféricas. El desarrollo de venas colaterales también es un buen indicador de la significación hemodinámica de una estenosis.

Las complicaciones de la angioplastia venosa son escasas y, generalmente, menores, siendo excepcional que ocasionen la pérdida del acceso. Las más importantes son:

- *Rotura venosa.* La rotura de la vena en relación con el inflado del balón sucede raramente. Existe mayor riesgo cuando la muesca en el balón persiste a pesar del uso de balones de ultra-alta presión. En general, el inflado de un balón a baja presión durante unos diez minutos, a lo largo del segmento lesionado, basta para hacer cesar la extravasación, pero también pueden emplearse *stents* descubiertos o cubiertos.
- *Desarrollo de síndromes de robo e isquemia distal.* También es una complicación rara. Se produce, generalmente, tras dilatar las anastomosis arteriovenosas en pacientes con vasculopatía previa (por ejemplo, diabéticos). El aumento de flujo a través del acceso roba flujo arterial hacia la extremidad distal.

En la mayoría de la series, los resultados, en cuanto a permeabilidad primaria y secundaria a los doce meses, son de entre el 50 y el 80 %, respectivamente.[22-24]

4.2.1   *Colocación de* stents

Los *stents* implantados en los AV de diálisis no ofrecen mayor permeabilidad primaria que la angioplastia aislada, con permeabilidades del 20 % para AV nativos y del 0-23 % para los sintéticos. Sólo deben utilizarse *stents* autoexpandibles, y su uso se reserva para estenosis elásticas (vuelven a colapsarse, inmediatamente, tras la dilatación) que no responden a la angioplastia, o estenosis que recurren precozmente (en un período inferior a tres meses). Otra indicación es el control de la rotura venosa durante la angioplastia, si el inflado prolongado del catéter-balón falla.

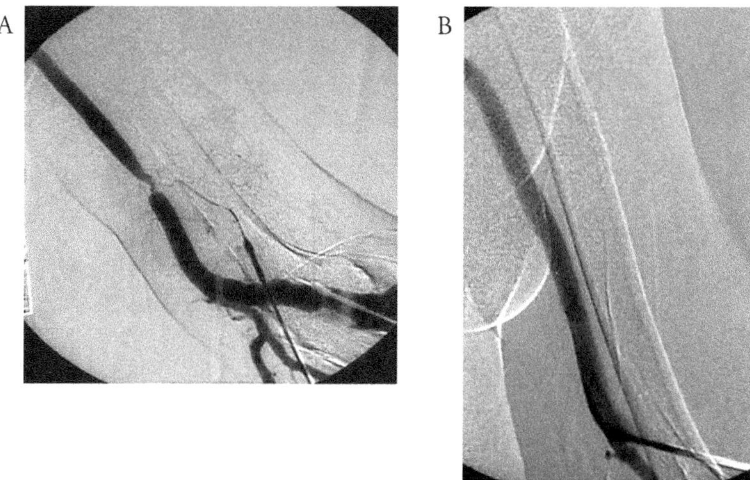

Figura 3. A. Angiografía de AV húmero-basílico. Estenosis focal en el tercio medio de la vena basílica;
B. Angiografía control postangioplastia con catéter-balón de 10 mm de diámetro. Resolución de las estenosis.

Deben emplearse *stents* de diámetros 1-2 mm, superiores al del mayor balón utilizado y tan cortos como sea posible, para cubrir únicamente la lesión.

Es importante evitar la superposición del *stent* sobre venas de gran calibre (por ejemplo en el cayado de la vena cefálica entrando en la vena subclavia), en zonas que puedan ser utilizadas para nuevos accesos, así como a través de la articulación del codo,[25] ya que el *stent* podría ser dañado por el movimiento de flexión. Últimamente se han reportado experiencias aisladas con el uso de *stents* recubiertos en AV nativos y sintéticos, que al parecer permiten su punción repetida para la diálisis.[25-27]

4.2.2　Estenosis arteriales

También pueden desarrollarse estenosis en el lado arterial del AV. Éstas suelen ser de naturaleza arteriosclerosa y pueden localizarse en cualquier punto del recorrido arterial. En pacientes diabéticos, la vasculopatía distal, generalmente presente, suele dar lugar a lesiones difusas de las arterias del antebrazo que aparecen calcificadas de forma generalizada. Además, pueden desarrollarse estenosis hiperplásicas en la anastomosis AV.

La mayoría de estas lesiones, especialmente si son focales, también suelen responder bien a la angioplastia con catéteres-balón, que puede realizarse por vía arterial anterógrada o venosa retrógrada desde las venas del propio acceso.

4.3　Trombosis

Es la complicación más común de los AV y constituye una importante causa de morbilidad, hospitalización y, por tanto, representa un elevado coste.

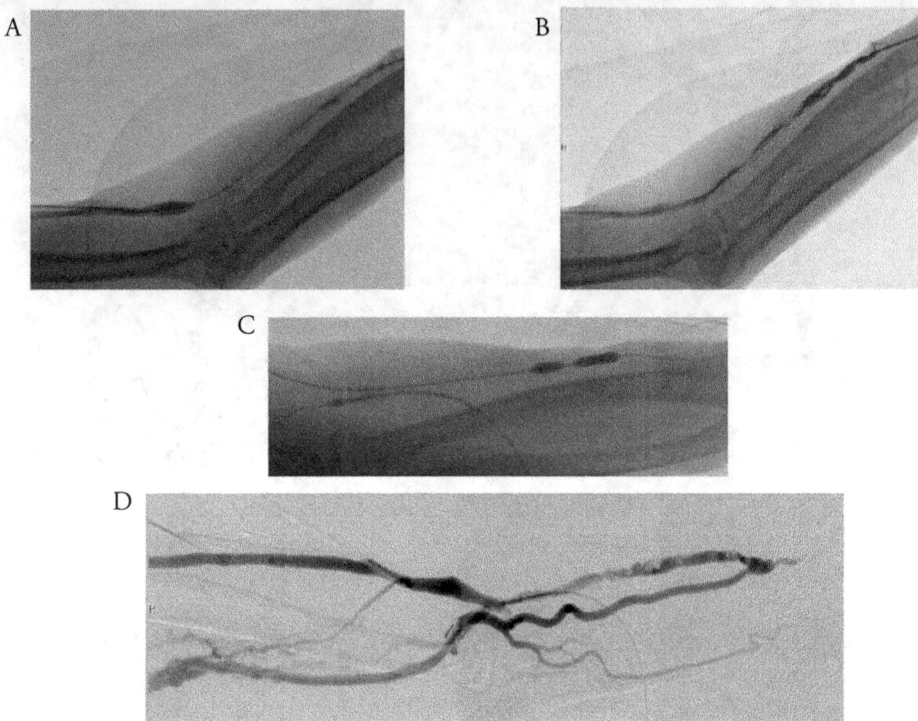

Figura 4. A. AV radiocefálico trombosado. Imagen obtenida tras el paso de la guía a través de un segmento trombosado; B. Extracción parcial del trombo a lo largo de toda la vena cefálica del antebrazo. Se ha empleado la tromboaspiración con catéter de luz amplia 7 Fr; C. Dilatación con catéter-balón de una estenosis subyacente (nótese la muesca en el balón); D. Angiografía de control final desde el acceso arterial humeral. Muestra permeabilidad del acceso, aunque persisten restos trombóticos en la vena cefálica.

Las trombosis pueden clasificarse como tempranas (perioperatorio entre cero y treinta días) y tardías (superior a treinta días). Los AV sintéticos se trombosan con más frecuencia que los nativos y ésta es su primera causa de fallo (80 % de los casos).[28]

Los AV se trombosan por múltiples causas. La trombosis suele ser consecuencia del desarrollo progresivo de una estenosis yuxtaanastomótica (véase la figura 4) en los AV autólogos.[29] En los sintéticos, generalmente, se produce en la anastomosis venosa, pero también puede aparecer en otras localizaciones[30] (véase la figura 5).

Cuando esto sucede, es importante intentar cuanto antes la reapertura del AV con técnicas percutáneas, para continuar la diálisis y evitar la colocación de catéteres venosos centrales. Solamente en los casos de trombosis de AV distales (R-C) en relación con estenosis perianastomóticas, la creación quirúrgica de una nueva anastomosis más proximal puede ser la primera elección.

En general, la única contraindicación para el tratamiento percutáneo es la infección del acceso que puede sospecharse en el examen clínico previo.

Se han descrito múltiples técnicas para el desalojo del trombo de la vena del AV (trombectomía) que, básicamente, pueden agruparse en dos tipos:

- *Farmacológicas,* que emplean la infusión de fármacos fibrinolíticos.
- *Mecánicas,* con la utilización de varios dispositivos que extraen el trombo.

También puede utilizarse una combinación de ambas, como la inyección de 2 mg de rt-PA a través de cada uno de los accesos para, pasados unos minutos, realizar una técnica mecánica que, de este modo, se ve facilitada.

Las más utilizadas son las técnicas mecánicas. Se han desarrollado varios dispositivos que ayudan a las maniobras de trombectomía como *AngioJet* (Possi, Minnespolis, MN), *Arrow-Trerotola percutaneous thrombolytic device* (Arrow, Reading, PA), *Hydrolyser* (Cordis, Warren NJ), etc. Ningún sistema ha demostrado superioridad de resultados sobre los otros, por lo que la elección se basa en las preferencias o familiaridad del operador.

Una de las técnicas más utilizadas y seguras es la tromboaspiración.[31] Para tratar todo el recorrido venoso, dos introductores vasculares se colocan en una configuración cruzada, uno hacia la anastomosis arteriovenosa y otro hacia la salida venosa. La tromboaspiración se realiza a través de un catéter-guía de 7-9 Fr que se desplaza por todo el recorrido vascular, aspirando con una jeringa de gran tamaño, para extraer el material trombótico. Es necesario anticoagular al paciente con heparina sódica. Inicialmente, se trata el lado venoso para abrir la salida del AV y, después, el lado arterial. Sólo entonces se dilatan las posibles estenosis subyacentes porque, de hacerlo antes, ante material trombótico intraacceso, podría producirse una embolia sistémica.

En todos los casos, debe asociarse el tratamiento de la causa de la trombosis (generalmente estenosis subyacentes) al de la propia trombosis.

Un caso especial es el tapón arterial *(arterial plug)* que desarrollan los AV sintéticos en la anastomosis arterial. Es un trombo plaquetario, maduro, que se adhiere a las paredes del injerto debido a la turbulencia del flujo a la entrada arterial del injerto. Para conseguir la repermeabilización del acceso es imprescindible desalojarlo.

4.3.1   Complicaciones

- *Embolia arterial.* Sea cual sea la técnica que se utiliza, debe tenerse especial cuidado con la posibilidad de producir una embolia arterial retrógrada. Si esto ocurriera, debe reconocerse de inmediato y ser tratada mediante trombólisis, tromboaspiración o la técnica del *backbleeding.*[32]
- *Embolia venosa.* Se puede producir cuando se realiza la angioplastia venosa, antes de tener el acceso limpio de trombo residual.
- *Complicaciones derivadas del tratamiento* de la causa subyacente de la trombosis (ver arriba).

4.3.2   Resultados

- En los AV sintéticos, se consiguen permeabilidades primarias del 33-63 % a los tres meses, y del 11-39 % a los seis.

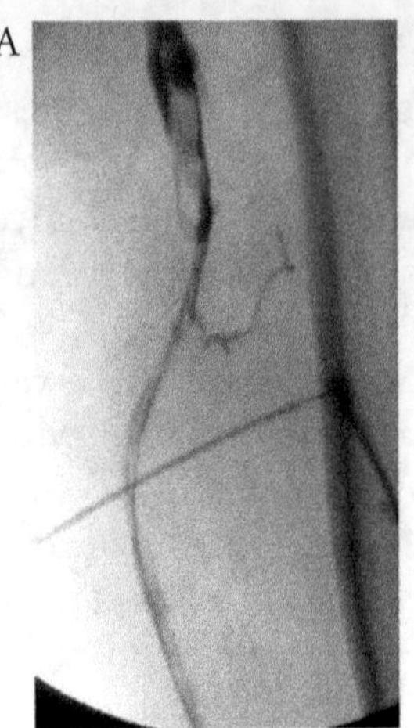 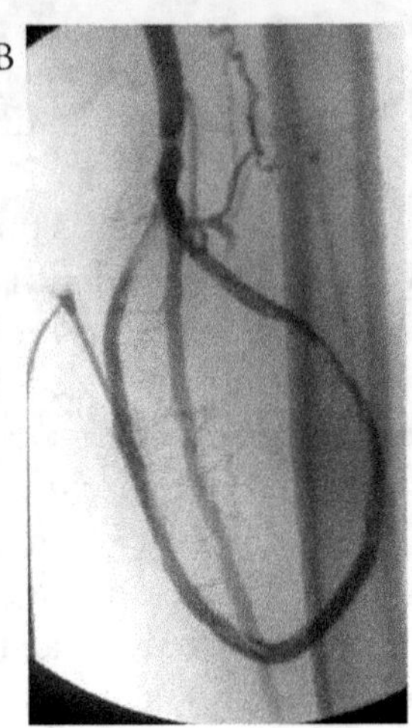

Figura 5. A. Trombosis de AV sintético en forma de loop *femoral. Además, trombosis focal de la vena femoral común de salida; B. Control angiográfico postrombectomía. Desaparición del trombo venoso femoral, aunque persisten restos trombóticos en el lado arterial del* loop.

– En los AV autólogos, Turmel Rodrigues ha reportado éxitos iniciales del 81 %, usando la tromboaspiración más angioplastia, con permeabilidades secundarias a un año también del 81 %.[31,33]

Conclusión

Los tratamientos percutáneos son una alternativa importante en la preservación del AV funcionante. Sus principales ventajas son su mínima invasividad, la mejor valoración del acceso por imagen y la mayor preservación venosa.

En lesiones estenosantes, la angioplastia transluminal percutánea es el tratamiento de primera elección.

En la trombosis del AV no hay ninguna técnica de trombectomía que supere en eficacia y permeabilidad, a corto o largo plazo, a las otras, por lo que su elección dependerá en la familiaridad de cada equipo por una u otra.

Desde el punto de vista del radiólogo intervencionista, el manejo clínico ideal del paciente en hemodiálisis comprende desde el examen físico y el seguimiento continuado del AV del paciente, con métodos de imagen, hasta la intervención a tiempo sobre el AV con problemas, siempre en colaboración interdisciplinar con los especialistas de nefrología y cirugía vascular.

BIBLIOGRAFÍA

1. Port FK, Pisoni RL, Bommer J *et al.* Improving outcomes in dialysis patients in The international dialysis outcomes and practice patterns study. Clin J Am Soc Nephrol 2006; 1: 246-55.

2. Allon M. Current management of vascular access. Clin J Am Soc Nephrol 2007; 2: 786-800.
3. Sidawy AN, Spergel LM, Besarab A *et al.* The society for vascular surgery: clinical practice guidelines for the surgical placement and maintenance of arteriovenous hemodialysis access. J Vasc Surg 2008; 48: 2S-25S.
4. Davidson I, Chan D, Dolmatch B *et al.* Duplex ultrasound evaluation for dialysis access selection and maintenance: a practical guide. J Vasc Access 2008; 9: 1-9.
5. Robin ML, Gallichio MH, Deierhoi MH *et al.* US vascular mapping before hemodialysis access placement. Radiology 2000; 217: 83-88.
6. Safa AA, Valji K, Roberts AC *et al.* Detection and treatment of dysfunctional hemodialysis access grafts: effect of a surveillance program on graft patency. Radiology 1996; 199: 653-57.
7. Henry ML. Routine surveillance in vascular access for hemodialysis. Eur J Vasc Endovasc Surg 2006; 32: 454-58.
8. Wiese P, Nonnast-Daniel B. Colour doppler ultrasound in dialysis access. Nephrol Dial Transplant 2004; 19: 1956-963.
9. Dixon BS. Why fistulas don't mature? Kidney Int 2006; 70: 1413-422.
10. Allon M, Robbin ML. Increasing arteriovenous fistulas in hemodialysis patients: problems and solutions. Kidney Int 2002; 62 (4): 1109-124.
11. Palmar J, Aslaam M, Standfield N. Pre-operative radial diameter predicts early failure of arteriovenopus fistula (AVF) by hemodialysis. Eur J Vasc Endovasc Surg 2007; 33: 113-15.
12. Nassar GM, Nguyen B, Rhee E *et al.* Endovascular treatment of the "failing to mature" arteriovenous fistula. Clin J Am Soc Nephrol 2006; 1: 275-80.
13. Singh P, Robbin ML, Lockhart ME, Allon M. Clinically immature arteriovenous hemodialysis fistulas: effect of US on salvage. Radiology 2008; 246: 299-305.
14. Huibregts HJ, Bots ML, Wittens CH, *et al.* Hemodialysis arteriovenous fistula patency revisited: results of a prospective multicenter iniciative. Clin J Am Soc Nephrol 2008; 3: 714-19.
15. Clark TW, Cohen RA, Kwak A, *et al.* Salvage of non maturing native fistulas by using angioplasty. Radiology 2007; 242: 286-92.
16. Turmel-Rodrigues LA, Mouton A, Birmele B *et al.* Salvage of innmature forearm fistulas for hemodialysis by interventional radiology. Nephrol Dial Transplant 2001; 16: 2365-371.
17. Beathard Arnold P, Jackson J *et al.* Aggressive treatment of early fistula failure. Kidney Int 2003; 64 (4): 1487-494.
18. Nassar GM, Nguyen B, Rhee E *et al.* Endovascular treatment of the "failing to mature" arteriovenous fistula. Clin J Am Soc Nephrol 2006; 1: 275-80.
19. Voormolen EHJ, Jahrome AK, Bartels LW *et al.* Non maturation of arm arteriovenous fistulas for hemodialysis access: a systematic review of risk factors and results of early treatment. J Vasc Surg 2009; 49: 1325-336.
20. Roy-Chaudhury P, Sukhatme VP, Cheung AK. Hemodialysis vascular access dysfunction: a cellular and molecular viewpoint. Am J Soc Nephrol 2008; 17: 1112-127.
21. Roy-Chaudhury P, Lee TC. Vascular stenosis: biology and interventions. Curr Opin Nephrol Hypertens 2007; 16: 516-22.
22. Trerotola SO, Stavropoulos SW, Shlansky-Goldber R *et al.* Hemodialysis-related venous stenosis: treatment with ultrahigh-pressure angioplasty balloons. Radiology 2004; 231: 259-62.
23. Song HH, Kim KT, Cheng SK *et al.* Cutting balloon angioplasty for resistant venous stenosis of Brescia-Cimino fistulas. J Vasc Intervent Radiol 2005; 16: 25-29.
24. Greenber JI, Suliman A, Angle N. Indicaciones para la reparación endovascular de accesos para hemodiálisis a la luz de las guías DOQI. Ann Vasc Surg 2008; 22: 657-62.
25. Gupta M, Rajan DK, Kenneth W *et al.* Use of expanded polytetrafluoroethylene-covered nitinol stents for the salvage of dysfunctional autogenous hemodialysis fistulas. J Vasc Intervent Radiol 2008: 19: 950-54.
26. Yevzlin AS, Maya ID, Asif A. Endovascular stents for dialysis access: under what circumstances do the data support their use. Adv Chronic Kidney Dis 2009; 16: 352-59.
27. Bent CL, Rajan DK, Tan K *et al.* Effectiveness of stent-graft placement for salvage of dysfunctional arteriovenous hemodialysis fistulas. J Vasc Intervent Radiol 2010: 21: 496-502.
28. Clark TWI, Hirsch DA, Jindal KJ *et al.* Outcome and prognostic factors of restenosis after percutaneous treatment of native hemodialysis fistulas. J Vasc Intervent Radiol 2002; 13: 51-59.
29. Vorweck D, Günther RW, Mann H *et al.* Venous stenosis and occlusion in hemodialysis

shunts: follow-up results on stent placement in 65 patients. Radiology 1995; 195:140-46.

30. Miller PE, Carlton D, Deierhoi MH *et al.* Natural history of arteriovenous grafts in hemodialysis patients. Am J Kidney Dis 2000; 36: 68-74.

31. Turmel-Rodrigues LA. Declotting a thrombosed Brescia-Cimino fistula by manual catheter-directed aspiration of the thrombus. Cardiovasc Intervent Radiol 2005; 28: 10-16.

32. Trerotola SO, Johnson MS, Shah H *et al.* Back-bleeding technique for treatment of arterial emboli resulting from dialysis graft thrombolysis. J Vasc Intervent Radiol 1998; 9: 141-43.

33. Turmel Rodrigues L, Sapoval M, Pengloan J *et al.* Manual tromboaspiration and dilation of thrombosed dialysis access: midterm results of a simple concept. J Vasc Inter. Radiol 1997; 8: 813-24.

Capítulo 3

Exploraciones con radioisótopos

A. Rodríguez, J. Martín, Y. Ricart, J. Mora,
M. ª T. Bajén, A. Benítez, M. Roca, R. Puchal

Introducción

La medicina nuclear ha demostrado tener múltiples aplicaciones en el seguimiento del paciente en régimen de hemodiálisis. Su funcionamiento se basa en la obtención de estudios moleculares de procesos biológicos a nivel celular. Históricamente se han utilizado (y se siguen utilizando) exploraciones con radioisótopos para estudiar el aclaramiento renal, así como la perfusión y la función renal (renograma isotópico), entre otros.[1]

El paciente en hemodiálisis presenta como una de las causas más frecuentes de fiebre o bacteriemia la infección del acceso vascular.[2] Al tratarse de pacientes en situación de baja inmunidad, la detección precoz del foco de infección es determinante en su manejo terapéutico. Es, además, necesario determinar, con la máxima precisión, el lugar exacto de la infección, dado que la actitud terapéutica presenta diferencias importantes en función de si la infección se halla en el lugar de entrada, lo que conllevará un tratamiento más conservador, o bien en el interior del acceso, lo que condicionará un tratamiento más agresivo.[2] La evaluación clínica del acceso vascular resulta negativa hasta en un tercio de los casos en que posteriormente se objetiva un proceso infeccioso. A estos efectos, si bien no se trata de estudios de primera elección, existen múltiples exploraciones con radioisótopos que siguen teniendo un papel importante en la evaluación del estado del acceso vascular en dichos pacientes. Éste es el caso de la gammagrafía con leucocitos marcados, y con una relevancia menor, del estudio gammagráfico con citrato de 67-Ga.[3] Se reconoce su utilidad (fundamentalmente el de la gammagrafía con leucocitos marcados) en el diagnóstico de dichos procesos, en las revisiones realizadas acerca de este tema, desde sus inicios hasta la actualidad, pese a no estar contempladas en las guías para el manejo del paciente en hemodiálisis con sospecha de infección del acceso vascular. De hecho, la guía de la Sociedad Americana de Medicina Nuclear (SNM) refleja, como una de las primeras indicaciones de la gammagrafía con leucocitos marcados, la sospecha de foco infeccioso en pacientes con dolor abdominal, en la que se incluye como opción etiológica la infección del injerto vascular.[4] Así, es fácil extrapolar su utilidad diagnóstica en la sospecha de infección del acceso vascular.

Existen diversos estudios[5-19] que muestran excelentes resultados, en cuanto a sensibilidad y especificidad se refiere, en el diagnóstico de infecciones de prótesis vasculares

	Muestra (n)	Sensibilidad (%)	Especificidad (%)
Prats *et al.*, 1994	61	100	100
Liberatore *et al.*, 1998	129	100	94
Vorne *et al.*, 1989	27	100	96
Fiorani *et al.*, 1993	37	100	94
Krznaric *et al.*, 1994	21	53	100

Tabla 1. Parámetros de sensibilidad y especificidad en la gammagrafía con leucocitos marcados con 99mTc-HMPAO en el diagnóstico de infección de prótesis vasculares.[20]

mediante técnicas radioisotópicas, y en concreto con gammagrafía con leucocitos marcados con 99mTc-HMPAO. Los resultados obtenidos en algunos de ellos se resumen en la tabla 1. La literatura específica sobre exploraciones con radioisótopos, en relación con la detección de infección en el acceso vascular para hemodiálisis, es más reducida, y dado que no se trata de una técnica diagnóstica de primera elección, la casuística es escasa; así, los trabajos publicados son pocos y con muestras de pequeño tamaño. No obstante, los resultados obtenidos en estas series muestran elevadas tasas de detección.[8,16,21] De entre ellas cabe destacar el estudio realizado por Palestro *et al.*,[8] en que en una serie de 26 pacientes en hemodiálisis con acceso vascular sintético y sospecha de infección del mismo, refiere una sensibilidad del 100 % y una especificidad del 93 %; estos resultados son especialmente significativos, dado que hasta en un 60 % de los pacientes, el examen clínico del acceso vascular no revelaba signos de infección local. También Ayus *et al.*,[21] en un trabajo publicado en 1998 en el que observaba accesos vasculares trombosados, obtiene unos resultados óptimos; en 41 pacientes, 20 de ellos con clínica de fiebre (y 5 de ellos con signos de sepsis) y 20 asintomáticos, se realizó una gammagrafía con leucocitos marcados con 111 In-oxina antes de la retirada del acceso vascular y posteriormente un cultivo bacteriano de todas las prótesis retiradas. La gammagrafía con leucocitos mostró una sensibilidad del 100 % en pacientes sintomáticos y además detectó infección en el 62 % de pacientes asintomáticos, con una sensibilidad del 100 % y una especificidad del 80 %.

1 Evolución de los estudios radioisotópicos en la sospecha de infección vascular

Pese a que la cirugía vascular tiene una historia relativamente corta, los estudios con radioisótopos se han utilizado ya desde sus inicios.

Inicialmente se realizaban estudios gammagráficos con citrato de 67-Ga, entonces más específicos que la tomografía computerizada (TC) sobre todo en injertos vasculares a nivel peritoneal.[4] Posteriormente, en la década de los ochenta, empezaron a aparecer los primeros estudios con leucocitos marcados con 111 In-oxina. Por motivos de practicidad y protección radiológica, después se realizaron los primeros estudios con leucocitos marcados con 99mTc-HMPAO,[17] que acabaron imponiendo su uso.

Se han publicado también series que muestran resultados alentadores con otros radiofármacos, como los anticuerpos antigranulocitos o la tomografía por emisión de positrones (PET). Así, los estudios publicados con 18F-FDG-PET o con leucocitos marcados con FDG, pese a su escasa casuística, han demostrado también unos excelentes resultados en cuanto a sensibilidad (91-100 %) y especificidad (88-95 %),[13-15] si bien su disponibilidad en el momento actual es menor y su coste más elevado. Pese a ello, la evolución de la medicina nuclear y la creciente implementación de cámaras híbridas PET-TC pueden llevar a convertir, en los años venideros, el estudio PET-TC con 18F-FDG en una herramienta disponible y más precisa para el diagnóstico del foco infeccioso en accesos vasculares.[16]

2 Radiofármacos idóneos para el estudio del foco infeccioso en el acceso vascular

A diferencia de los estudios radiológicos, que aportan información sobre cambios morfológicos en la región estudiada, y que además suelen examinar la zona con sospecha de infección de manera aislada, los estudios radioisotópicos ofrecen información morfofuncional (que precede en tiempo a los cambios anatómico-morfológicos), lo que permite un diagnóstico precoz del foco infeccioso, y, además, estudios de cuerpo entero con la misma dosimetría.

La elección del radiofármaco idóneo en caso de sospecha de infección viene determinada por múltiples factores. El radiofármaco ideal debe acumularse de forma específica en el foco infeccioso, presentar un aclaramiento sanguíneo lo más rápido posible, poseer características físicas óptimas para su detección en gammacámara (emisión gamma adecuada) y no irradiar excesivamente al paciente. Se debe elegir el agente idóneo teniendo en cuenta la presencia o no de síntomas o datos de localización, la naturaleza del proceso (agudo o crónico), la localización anatómica del foco infeccioso (biodistribución apropiada), y la disponibilidad, el coste y la complejidad técnica de la preparación de cada radiofármaco. A continuación, se describen las técnicas que se utilizaban con los radiofármacos más significativos:

2.1 *Gammagrafía con leucocitos marcados*

El estudio gammagráfico con leucocitos autólogos marcados es el que posee de más relevancia en la evaluación del foco infeccioso en accesos vasculares.

Pese a que los estudios iniciales fueron realizados con marcaje con 111 In-oxina, el radiofármaco que ha demostrado mayores tasas de sensibilidad y especificidad en dicha aplicación, así como el que ha sido objeto del mayor número de publicaciones científicas, es el 99mTc-HMPAO. En la actualidad, este último se ha impuesto al realizado con 111 In-oxina, ya que aporta una imagen de mayor calidad (por las características de su emisión gamma), obtiene una información diagnóstica en un menor período de tiempo (la lectura tardía se realiza 2-3 horas tras la administración del radiofármaco), supone una menor irradiación para el paciente, atribuible a su menor período de semidesintegración,

	99mTc-HMPAO	**111 In-oxina**
Emisión gamma principal	140 kEv	247 kEv 150 kEv
Período semidesintegración	6 h.	2,83 días
Dosis requerida	15 MBq	200 MBq
Registro precoz	3-4 h.	30 min.
Registro tardío	18-24 h.	2-3 h.

*Tabla 2. Diferencias entre 99mTc-HMPAO y 111 In-oxina en la gammagrafía
con leucocitos marcados.*

y representa un menor coste. Las diferencias, basadas en sus propiedades radiofísicas y farmacocinéticas, se resumen en la tabla 2.

Existen pocos estudios que comparen los resultados entre gammagrafía con leucocitos marcados y TC en el diagnóstico de infección de las prótesis vasculares.[22,23] Éstos muestran la superioridad de la gammagrafía con leucocitos, sobre todo en situaciones especiales como las infecciones de bajo grado y cirugía reciente. Algunos autores recomiendan su análisis conjunto con el estudio TC en la evaluación de la infección de la prótesis vascular.[7,20] Aunque no existen series específicas para infección de acceso vascular, la exploración tomogammagráfica fusionada con estudio TC (en adquisición híbrida SPECT-TC) es la que aporta mayores parámetros de fiabilidad en estudios con leucocitos marcados en otras localizaciones. A la información funcional que aporta la gammagrafía con leucocitos marcados, y al incremento en cuanto a sensibilidad que supone el estudio tridimensional, se le añade la óptima localización anatómica que supone la fusión de la imagen isotópica con la imagen TC.[11,12] El estudio fusionado nos puede ayudar a discriminar entre una afectación infecciosa del propio acceso vascular o bien del tejido blando circundante, lo que influirá en la actitud terapéutica.

2.1.1   Procedimiento de la exploración

Para el marcaje de los leucocitos es necesaria la extracción de un volumen adecuado de sangre del paciente, la separación ex vivo de los leucocitos, y posteriormente su marcaje con el radioisótopo seleccionado. El proceso de marcaje con 99mTc-HMPAO y con 111 In-oxina está recogido en las guías de marcaje publicadas en la *Revista Europea de Medicina Nuclear.*[24,25] Una vez se ha realizado el marcaje, se reinyectan los leucocitos de nuevo al paciente. El lapso de tiempo entre la extracción sanguínea y la reinyección es determinante en la viabilidad de los leucocitos marcados, no debiendo superar las 4 horas.[17] Cuanto mayor es el tiempo de marcaje (y, por tanto, mayor lapso entre extracción y reinyección), mayor es el riesgo de afectación del leucocito, pudiendo disminuir sus propiedades migratorias (ralentización).

La adquisición de imágenes consta mínimamente de dos partes: una precoz, que en caso de utilizar 99mTc-HMPAO se realizará a los 30 minutos, y en caso del 111 In-oxina a las 3-4 horas; y una adquisición tardía, que se obtendrá a las 2-3 horas con el 99mTc-HMPAO y a las 18-24 horas, en caso de utilizar 111 In-oxina. La adquisición se realiza en una gammacámara, utilizando un colimador de usos generales o de alta resolución, y para la obtención de una imagen de calidad suficiente es necesario registrar un mínimo de 500 kilocuentas (kcts) por imagen.[26] En casos específicos, como la existencia de pseudoaneurismas,[20,27] puede ser de utilidad una adquisición dinámica, inmediata a la reinyección de los leucocitos, para evaluar el estado del flujo sanguíneo en la región del acceso vascular.

La actividad administrada también varía en función del marcaje escogido. Así, para el 99mTc-HMPAO es necesaria la administración de 370-555 MBq, mientras que con 111 In-oxina se requieren 10-18,5 MBq. En la tabla 3 (adaptada de Signore *et al.)*[4] se describen los parámetros de adquisición para una evaluación óptima de la prótesis vascular.

2.2 Interpretación de las imágenes

La biodistribución de los leucocitos marcados varía discretamente según el radioisótopo utilizado. En el caso del 99mTc-HMPAO, se observa presencia fisiológica de radiofármaco en hígado, bazo y médula ósea. Se aprecia además actividad en tracto intestinal a partir de las 3,5-4 horas, así como actividad en riñones y vejiga urinaria procedente de su eliminación. Si se usa 111 In-oxina, la captación es máxima en bazo e hígado, menor en médula ósea y no se aprecia actividad en trayecto intestinal ni en vías urinarias. En todo caso, cualquier captación de leucocitos marcados que no se halle en estas localizaciones y que no se justifique por un proceso inflamatorio agudo o bien un marcaje ineficiente, traduce la existencia de un foco infeccioso. En el caso de existir un proceso infeccioso en el acceso vascular, los leucocitos se acumulan de modo precoz en el foco de infección, que debe persistir e incrementar su actividad con respecto a la de fondo en el registro tardío (véanse las figuras 1 y 2). La gammagrafía con leucocitos permite, además, estudiar focos anómalos en otras localizaciones, ayudando así al despistaje de otros focos infecciosos en las cercanías o bien a distancia del acceso vascular (ocasionados, por ejemplo, por émbolos sépticos).

2.3 Limitaciones de la gammagrafía con leucocitos marcados

La gammagrafía con leucocitos marcados, pese a sus elevadas sensibilidad y especificidad en el diagnóstico, no está exenta de falsos positivos y de falsos negativos. Existen algunos factores que pueden condicionar una acumulación anómala de los mismos, así como una escasa (y en ocasiones nula) captación en un foco infeccioso. En la tabla 4 se resumen las principales causas que pueden influir en la captación leucocitaria. Entre ellas, cabe destacar las siguientes:

Protocolos gammagráficos	Gammagrafía de tres fases: – Flujo sanguíneo: adquisición dinámica, en el área de la prótesis vascular, 30-90 imágenes, intervalos de 1-5 seg. – G. precoz: imagen estática a los 30-45 min., adquisición de 300 seg. o 500 kcts, proyección anterior – G. tardía: imagen estática a las 2-3 h., mismas proyecciones que estudio precoz, adquisición de 400 seg. o 500 kcts, SPECT si procede. Imagen tardía (24 h.) para mejorar gradiente lesión-fondo; 500 kcts. Imagen de cuerpo entero si hay sospecha de otros focos infecciosos
Procesado	– Dinámico: obtención de áreas de interés (ROI) en árbol vascular y reposicionamiento en imágenes tardías – Casos dudosos: calcular relación lesión/fondo en imágenes precoces y tardías y confirmar su incremento con el tiempo
Análisis	– Visual (cualitativo): diferencias de intensidad y extensión en áreas sospechosas – Semicuantitativo: valoración del incremento de la relación lesión/fondo entre imágenes precoces y tardías
Interpretación	Parámetros que hay que tener en cuenta: – Petición e historia clínica. Correlación con datos clínicos – Localización anatómica – Distribución fisiológica del radiofármaco utilizado y protocolo de adquisición – Causas de falsos positivos y falsos negativos
Fuentes de error	– Extravasación del radiofármaco en la reinyección – Movimientos del paciente durante la adquisición – Lesiones por debajo de la resolución de la gammacámara – Captación patológica en una zona conocida como fisiológica – Interferencia farmacológica – Pobre marcaje celular, células dañadas (captación intensa y persistente en hígado y pulmones)

Tabla 3. Parámetros que hay que considerar en la gammagrafía con leucocitos marcados para la detección de infecciones en prótesis vasculares. Adaptada de Signore et al.[4]

– *Manipulación quirúrgica reciente:* en los accesos de reciente implantación, existe una hiperhemia asociada a fenónemos remodelativos de características fisiológicas que puede ocasionar una acumulación no patológica de leucocitos en dicha localización; es importante conocer el momento de implantación del acceso para una correcta evaluación del mismo, siendo la gammagrafía de menor utilidad durante las primeras semanas.
– *Infección crónica de bajo grado:* es una causa frecuente de falsos negativos en la gammagrafia con leucocitos. Las infecciones cronificadas cursan con una menor

migración de leucocitos al foco de infección. Así, en ocasiones, la actividad existente en el foco es tan escasa que no es posible discriminarla de la actividad fisiológica de fondo. En este caso puede resultar de mayor utilidad el marcaje con 111 In-oxina, ya que, debido a su mayor período de semidesintegración, permite la obtención de imágenes más tardías, incrementando el tiempo para la acumulación de los leucocitos hasta niveles detectables. También es posible obtener las imágenes tardías con 99mTc-HMPAO, aunque se requiere mayor tiempo de adquisición.

— *Antibioterapia previa:* el tratamiento antibiótico previo a la realización de la gammagrafía puede también ser una posible causa de falsos negativos, por similares motivos a los expuestos en el punto anterior. La cobertura antibiótica previa ocasiona una menor respuesta leucocitaria, de manera que una menor acumulación de actividad en el foco puede de nuevo dificultar la detección de depósitos patológicos de escasa intensidad. Puede ser de utilidad en estos casos el marcaje con 111 In-oxina, dado que presenta una menor selectividad granulocítica de marcaje.[28] Sin embargo, no existen estudios randomizados que demuestren la influencia del tratamiento antibiótico en la captación de leucocitos marcados.

— *Leucopenia:* la más evidente de las causas de falsos negativos. Un escaso número de leucocitos ocasiona problemas en el marcaje de los mismos, además de una menor actividad en el foco infeccioso como consecuencia de un menor número de leucocitos con actividad registrable. Una alternativa en estos casos es utilizar sangre de donante o bien extraer un mayor volumen de sangre.

No existen estudios específicos que evalúen la utilidad de la gammagrafía con leucocitos marcados en función del tipo de prótesis vascular implantada. No obstante, no parece existir razón para que los distintos tipos de accesos utilizados deban condicionar las características de captación de leucocitos.

3 Estudios con otros radiofármacos

3.1 *Gammagrafía con 67-Galio*

El uso del citrato de 67-Ga en la detección de infección data de finales de la década de los sesenta, pese a que sus inicios en la medicina nuclear se basaron en su capacidad para la detección de infección en el hueso.[29] Se trata de un radiofármaco que no discrimina entre infección e inflamación, debido a sus características de unión a proteínas plasmáticas.

Los mecanismos de acumulación de 67-Ga en el foco inflamatorio son:

— Unión a la transferrina circulante y depósito local por aumento de flujo y de permeabilidad.
— Unión a la lactoferrina y a los sideróforos ubicados en el foco inflamatorio.

El citrato de 67-Ga presenta además una lenta eliminación sanguínea, así como un período de semidesintegración de 78 horas y una acumulación lenta en el foco infla-

Leucocitos marcados con 99 mTc-HMPAO

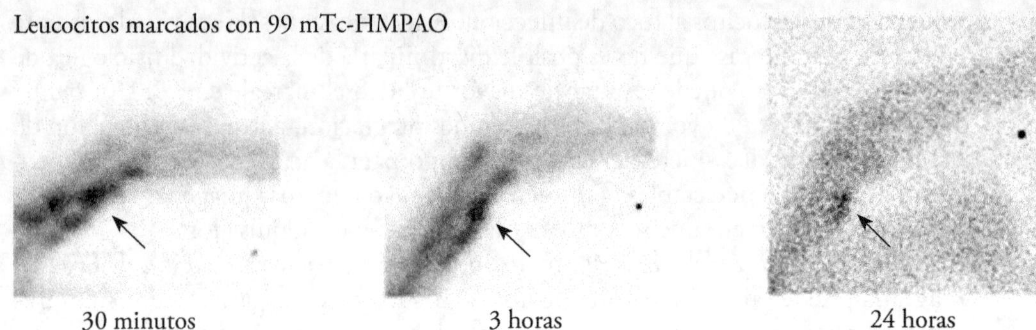

Figura 1. Gammagrafía con leucocitos marcados con 99 mTc-HMPAO. Se aprecia una captación precoz (30 min.) de leucocitos en la región del acceso vascular en antebrazo, que persiste y aumenta de intensidad con respecto al fondo en la imagen tardía (3 h.). La imagen obtenida a las 24 h. revela la persistencia de la actividad, confirmando la existencia de un foco infeccioso.

matorio, lo que obliga a lecturas tardías para la optimización de la imagen (es necesaria la disminución de la actividad de fondo ocasionada por la captación fisiológica del radiofármaco para obtener una correcta visualización de un posible foco inflamatorio-infeccioso). Su captación en partes blandas es superior a la de los leucocitos marcados. Su distribución corporal puede verse afectada por múltiples factores, como el exceso de ión férrico ocasionado por múltiples transfusiones sanguíneas, o la exposición a gadolinio en casos de resonancia magnética reciente. Todo ello convierte al 67-Ga en un agente de escasa utilidad en el despistaje de infección en el acceso vascular.

3.2 Gammagrafía con anticuerpos monoclonales antigranulocitos

El estudio gammagráfico con marcaje de anticuerpos antigranulocitos se puede realizar con anticuerpos enteros o bien con fracciones del mismo. Permiten un marcaje *in vivo* de los leucocitos, evitando las complicaciones derivadas de la manipulación sanguínea, como son la introducción de nuevos patógenos o la afectación de la viabilidad leucocitaria como consecuencia de su manipulación. El más conocido en esta aplicación es el anticuerpo murino BW250/183, dirigido contra el NCA95. Una vez administrado se une a los leucocitos circulantes y también a los ubicados en la médula ósea. Posteriormente, estos leucocitos marcados migran hacia el foco inflamatorio. También pueden unirse a los leucocitos ya localizados en el foco. Uno de sus principales inconvenientes es la aparición de anticuerpos antimurino (HAMA), capaces de provocar reacciones de hipersensibilidad en caso de realizar estudios en lapsos de tiempo inferiores a seis meses, así como de alterar la biodistribución del radiofármaco.[30] Al parecer, estas complicaciones no surgen con otros anticuerpos, como el K-47.[18,30]

La exactitud diagnóstica de las exploraciones con anticuerpos monoclonales es elevada, con una especificidad de hasta el 95 %. Su disponibilidad es reducida, ya que sólo están registrados en algunos países, por lo que su utilización clínica resulta limitada.

3.3   PET y PET-TC con 18 Flúor- FDG

Su captación se basa en el incremento de consumo de glucosa que se origina en el foco inflamatorio/infeccioso.

Fukuchi *et al.*, en una serie de 33 pacientes, obtuvieron valores de sensibilidad y especificidad mayores con PET (91 y 95 %, respectivamente) que con TC (64 y 86 %, respectivamente).[13]

Este estudio presenta elevados índices de sensibilidad en todas las series publicadas, pero también una importante dificultad en la localización anatómica precisa del foco infeccioso. Con la aparición de las nuevas cámaras híbridas PET-TC, los resultados obtenidos en cuanto a localización mejoran notablemente, como ya señalaron Stadler *et al.* en 2004.[14] Ello se debe a que a la información metabólica y funcional que aporta el estudio PET, se le añade la información anatómica que aporta la TC, convirtiéndola en una herramienta más potente y precisa. A este respecto son de especial interés los datos obtenidos por Keidar *et al.*, en que la PET-TC además de presentar una sensibilidad del 100 % y una especificidad del 88 % en una serie de 27 pacientes, fue capaz de excluir implicación de la prótesis vascular en el proceso infeccioso en un 91 % de los casos (demostrando su localización en el tejido blando adyacente), evitando así una extracción innecesaria de la prótesis.[15]

La indicación de la PET con 18F-FDG ha sido recientemente aceptada por la EMA, por lo que posiblemente se incremente su aplicación clínica en el futuro.

3.4   Gammagrafía con otros radiofármacos

Existen otros radiofármacos para el diagnóstico de infección-inflamación, como son las inmunoglobulinas policlonales marcadas con 99mTc o 111In, que presentan también una escasa discriminación entre foco inflamatorio e infeccioso.[30]

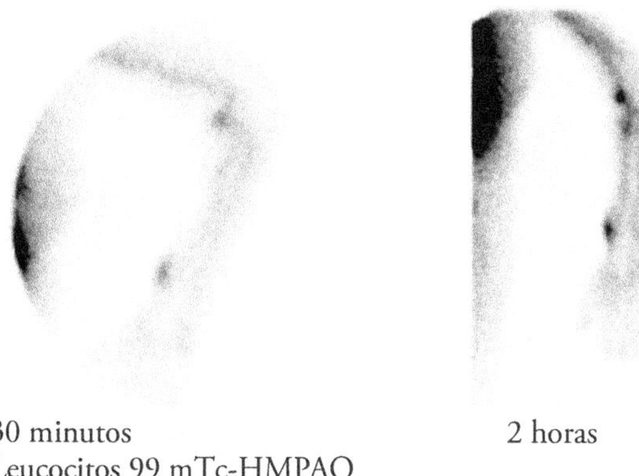

Figura 2. Gammagrafía con leucocitos marcados con 99mTc-HMPAO a los 30 min. y a las 2 h. post-reinyección. Se observa una captación en la región del acceso vascular, que incrementa la intensidad en la imagen tardía, y que confirma la presencia de una infección del acceso.

Falsos positivos	Falsos negativos
– Pseudoaneurismas – Trombos intraprotésicos – Actividad vascular persistente en acceso – Tumores de tejidos blandos – Focos quirúrgicos – Catéteres	– Infección crónica de bajo grado – Infección tuberculosa – Tratamiento antibiótico – Tratamiento con corticoides – Quimioterapia – Leucopenia – Pobre rendimiento de marcaje

Tabla 4. Causas de falsos positivos y negativos en la gammagrafía con leucocitos marcados para el estudio de prótesis y accesos vasculares.

El marcaje de antibióticos ha demostrado tener resultados alentadores. Se han realizado marcajes de ciprofloxacina con 99mTc, con buenos resultados en el estudio de patología infecciosa en hueso.[19,31,32] No existen en la actualidad estudios para la detección de infección en el acceso vascular con este tipo de radiofármacos.

BIBLIOGRAFÍA

1. Meller J, Sahlmann CO, Becker W. Nuclear medicine studies in the dialysis patient. Semin Dial 2002; 15: 269-76.

2. Aparicio Martínez C, González-García A, Del Río-Prego A. Accesos vasculares para hemodiálisis. Complicaciones: infecciones del acceso vascular (autólogo o protésico). Angiología 2005; 57: S29-35.

3. Ryan SV, Calligaro KD, Dougherty MJ: Management of hemodialysis access infections. Sem Vasc Surg 2004; 17: 40-4.

4. Signore A, Chianelli M. Cap 36. Medicina nuclear en el diagnóstico de infecciones del tejido blando. En: Soriano Castrejón A, Martín Comín J, García Vicente AM. Medicina nuclear en la práctica clínica. Libros Princeps. Biblioteca Aula Médica; 2009; 475-99.

5. Lawrence PF, Dries DJ, Alzraki N, Albo D Jr. Indium 111-labeled leukocyte scanning for detection of prosthetic vascular graft infection. J Vasc Surg 1985; 2: 165-73.

6. Prats S, Banzo J, Abós MD *et al*. Diagnosis of prosthetic vascular graft infection by technetium-99m-HMPAO labelled leukocytes. J Nucl Med 1995; 35: 1303-307.

7. Krznaric E, Nevelsten A, Van Hoe L, De Roo M, Schiepers C, Verbruggen A *et al*. Diagnostic value of 99Tcm-d,l-HMPAO-labelled leukocyte scintigraphy in the detection of vascular graft infections. Nucl Med Comm 1994; 15: 953-60.

8. Palestro JC, Vega A, Kim CK, Vallabhajosula S, Goldsmith SJ. Indium-111-labeled leukocyte scintigraphy in hemodialysis access-site injection. J Nucl Med 1990; 31: 319-24.

9. Vorne M, Laitinen J, Lehtonen J, Soini I, Toivo I, Mokka R. 99mTc leukocyte scintigraphy in the prosthetic vascular graft infection. Nucl Med 1989; 95-99.

10. Fiorani P, Speziale F, Rizzo L *et al*. Detection of aortic graft infection with leukocytes labelled with technetium 99m-hexametazine. J Vasc Surg 1993; 17: 87-96.

11. Krupnick AS, Lombarda JV, Engels FH, Kreisel D, Zhuang H, Alavi A, Carpenter JP. 18 Fluorodeoxyglucose positron emission tomography as a novel imaging tool for the diagnosis of aortoenteric fistula and aortic graft infection: a case report. Vasc Endovascular Surg 2003; 37: 363-66.

12. Keidar Z, Engel A, Nitecki S, Bar Shalom R, Hoffman A, Israel O. PET/TC using 2-deoxy-2-[18F]fluoro-D-glucose for the evalution of suspected infected graft. Mol Imaging Biol 2003; 5: 23-25.

13. Fukuchi K, Ishida Y, Higashi M, Tsunekawa T, Ogino H, Minatoya K, Kiso K, Naito H. Detection of aortic graft infection by fluorodeoxyglucose positron emission tomography: comparison with computed tomographic findings. J Vasc Surg 2005; 42: 919-25.

14. Stadler P, Bìlohlávek O, Spacek M, Michálek P. Diagnosis of vascular prosthestic infection with FDG-PET/CT. J Vasc Surg 2004; 40: 1246-247.

15. Keidar Z, Engel A, Hoffman A, Israel O, Nitecki S. Prosthetic vascular graft infection: the role of 18F-FDG PET/CT. J Nucl Med 2007; 48: 1230-236.

16. Kipper SL, Steiner RW, Witztum KF, Basarab RM, Kipper MS, Halpern SE, Ashburn WL. In-111-leukocyte scintigraphy for detection of infection associated with peritoneal dyalisis catheters. Radiology 1984; 151: 491-94.

17. Liberatore M, Iurilli AP, Pozo F, Prosperi D, Santini C, Baiocchi P *et al*. Clinical usefulness of 99mTechnetium-HMPAO-labeled leucocyte scan in prosthetic vascular graft infection. J Nucl Med 1998; 39: 875-79.

18. Soroa VE, Cabrejas R, Melero M *et al*. Inflamación/Infección: Experiencia clínica con un anticuerpo antigranulocítico-99Tc. Symposium on nuclear & related techniques in agricultura, Industry & health environtment. Libro de Abstracts. Salud 4, 1997.

19. Amaral H, Morales B, Pruzzo R *et al*. Comparison between Tc99m-HMPAO-labeled leukocytes and 99mTc-ciprofloxacin (Infecton) in skeleton and soft tissue infections. Nuclear Medicine Imaging for Infection & Inflammation. Final report. Vienna: IAEA, 2000; 52-60.

20. Prats Rivera E, Abós Olivares MD *et al*. La medicina nuclear en el diagnóstico de la infección de prótesis vascular. En: Martín Comín J. Diagnóstico de la inflamación y de la infección en medicina nuclear 2005.

21. Ayus JC, Sheikh-Hamad D. Silent infection in clotted hemodialysis acces grafts. J Am Soc Nephrol 1998; 9: 1314-317.

22. Ramo OJ, Vorne M, Lantto E *et al*. Postoperative graft incorporation after aortic reconstruction. Comparison between computerised tomography and Tc-99m-HMPAO labelled leukocyte imaging. Eur J Vasc Surg 1993; 7: 122-28.

23. Delgado M, Prats E, Benito JL *et al*. Gammagrafía con leucocitos marcados con HMPAO-99mTc y tomografía computadorizada en el diagnóstico de infección de prótesis vascular. Estudio comparativo. Rev Esp Med Nucl 1999; 18: 77-83.

24. De Vries EFJ, Roca M, Jamar F, Israel O, Signore A. Guidelines for the labelling of leucocytes with 99mTc-HMPAO. Eur J Nucl Med Mol Imaging, 2010 (published online).

25. Roca M, De Vries EFJ, Jamar F, Israel O, Signore A. Guidelines for the labelling of leucocytes with 111In-oxine. Eur J Nucl Med Mol Imaging, 2010 (published online).

26. Martín Comín J, Benítez Segura A, Roca Engronyat M, Bajén Lázaro MT, Mora Salvadó J, Puchal Añé R, Ricart Brulles Y. Enfermedad inflamatoria intestinal. En: Soriano Castrejón A, Martín Comín J, García Vicente AM. Medicina nuclear en la práctica clínica. Libros Princeps. Biblioteca Aula Médica; 2009; 465-73.

27. Fuster D, Lomeña F, Laterza C, Mateos JJ, Martin F, Pons F *et al*. Captación intensa de 99mTc-HMPAO-leucocitos en un paciente con un seudoaneurisma no infectado de la arteria femoral izquierda. Rev Esp Med Nucl 1999; 18: 371-72.

28. Ziessman HA, O'Malley JP, Thrall JM. The requisites. Nuclear Medicine. Ed. Elsevier Mosby, 2007 (3rd ed).

29. Lavender JP, Lowe J, Barker JR, Burn JI, Chaudhri MA. Gallium 67 citrat scanning in neoplastic and inflammatory lesions. Br J Radiol. 1971;44(521): 361-66.

30. Carrió I, González P, Estorch M, Canessa J, Mitjavila M, Massardo T. Medicina Nuclear. Aplicaciones clínicas. Ed. Masson SA, 2003.

31. Briton KE, Soroa V, Amaral H, Malamitsi J *et al*. Tc99m Infecton, preliminary evaluation in over 500 patients through an IAEA co-ordinate research programme. Eur J Nucl Med 1998; 25: 874.

32. Signore A, Liberatore M, Scopinaro F. Nuclear Medicine in the management of inflammatory and infectious diseases. Springer, 2003.

Parte IV. Complicaciones del acceso vascular

y su tratamiento

Capítulo 1

Estenosis y trombosis de los accesos vasculares para diálisis. Tratamiento

R. Martínez

Introducción

La pérdida de funcionalidad de un acceso vascular es una grave complicación para el paciente en diálisis, ya que implica la colocación de un catéter venoso central para poder continuar el tratamiento renal sustitutivo y la construcción de un nuevo acceso vascular en otra localización. Los catéteres venosos para diálisis no están exentos de complicaciones[1] y, en algunos pacientes, es difícil la realización de nuevos accesos, tras la pérdida del utilizado hasta el momento, por agotamiento de las zonas de implantación. Por ello, es básico detectar las disfunciones de los accesos vasculares, autólogos o protésicos, y corregirlas antes de que provoquen su trombosis. En caso de que ésta se produzca, se debe intentar rescatar el acceso y mantener, así, su funcionalidad. En este capítulo se describe cómo tratar las estenosis de los accesos vasculares, causa más frecuente de su disfunción, y cómo reparar las trombosis de los mismos, si se presentaran. En primer lugar, se analiza el tratamiento de la estenosis y de la trombosis de las fístulas arteriove-

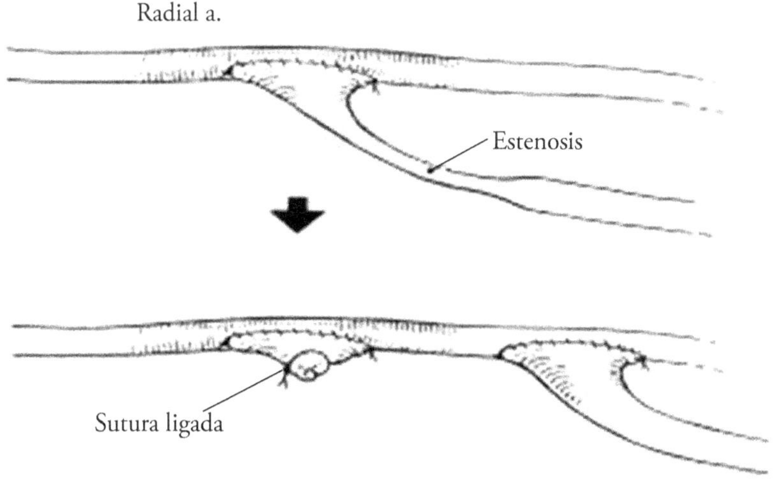

Figura 1. Técnica de reanastomosis para reparación de estenosis en fístulas arteriovenosas.

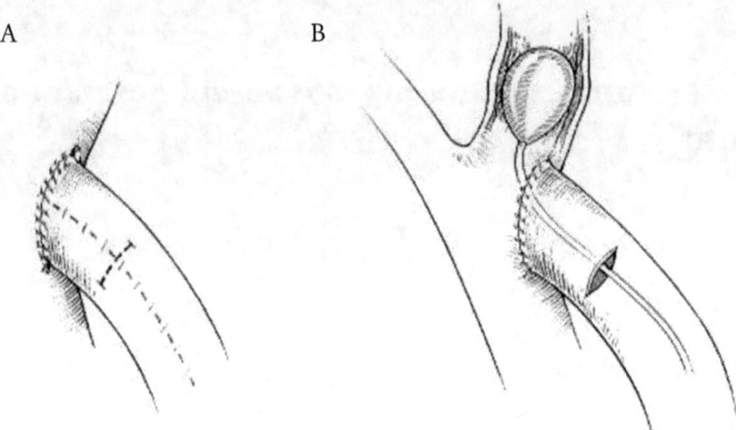

Figura 2. Trombectomía mediante catéter de Fogarty de prótesis arteriovenosa mediante abordaje de la anastomosis venosa.

nosas autólogas y, posteriormente, se muestra cómo se corrigen estas complicaciones en los accesos vasculares protésicos.

1   Estenosis y trombosis de las fístulas arteriovenosas autólogas

La causa más frecuente de una disminución del flujo en una fístula arteriovenosa suele ser una estenosis en el trayecto venoso de la misma, localizada habitualmente en los primeros centímetros de la vena eferente tras la anastomosis arteriovenosa,[2] y suele producirse por una hiperplasia de la capa íntima de la vena, que se engrosa y dificulta el paso de flujo sanguíneo. Tan sólo en un 3 % de casos, el déficit de flujo del acceso es ocasionado por una estenosis de la arteria previa a la anastomosis,[3] por lo que el estudio se centra en el tratamiento de las estenosis a nivel venoso.

La detección de esta lesión del acceso vascular viene determinada por una disfunción del mismo, que produce un descenso del flujo arterial de la fístula.[4] Esta anomalía es apreciada por el personal de enfermería de la sala de hemodiálisis y confirmada mediante controles estrictos efectuados durante la diálisis. En este punto, el paciente debe ser valorado por el cirujano vascular, que dispone de dos alternativas para confirmar el diagnóstico de estenosis del acceso vascular: la exploración física del acceso y las pruebas complementarias. Con la exploración física de la fístula, realizada mediante la compresión proximal de la vena de drenaje de la misma, se pone de manifiesto la mayor parte de las estenosis situadas a nivel yuxtaanastomótico, ya que se aprecia una depresión o una disminución puntual y segmentaria del calibre de la vena, que suele estar muy dilatada en su trayecto en antebrazo o en brazo. Tan sólo en los casos en que esta maniobra no objetive la lesión sospechada, será necesario recurrir a las exploraciones complementarias, consistentes en la realización de un eco-Doppler, o bien en el examen angiográfico del acceso o fistulografía.

Confirmada la estenosis, y siempre que ésta ocasione una disminución de la luz del vaso igual o superior al 50 %, deberá ser corregida. Disponemos de dos opciones para su tratamiento: la angioplastia transluminal percutánea y la cirugía convencional. La alternativa endovascular tiene la ventaja de preservar el árbol vascular para nuevas necesidades de accesos y ofrece la posibilidad de ser realizada en el mismo momento de la fistulografía, motivo por el que es considerada, por algunos especialistas, la primera opción de tratamiento de las estenosis del acceso vascular,[5] aunque tiene una mayor tasa de recidivas si la comparamos con la cirugía. Se considera éxito anatómico una estenosis residual inferior al 30 % y una mejoría de los parámetros hemodinámicos del acceso durante la diálisis, y debe mantener una permeabilidad primaria igual o superior al 50 % a los seis meses. La revisión quirúrgica, aunque ofrece mejores resultados a largo plazo, consume parte del árbol vascular, por lo que algunos grupos aconsejan reservarla para aquellos casos de fallo o recidiva precoz tras el tratamiento endovascular.[6] Como indicador de esta técnica, se considera adecuada una permeabilidad del 50 % a los doce meses.[4]

En función de la localización del acceso vascular, y del tipo de estenosis, podemos elegir una u otra modalidad de tratamiento. En fistulas radiocefálicas distales, con estenosis

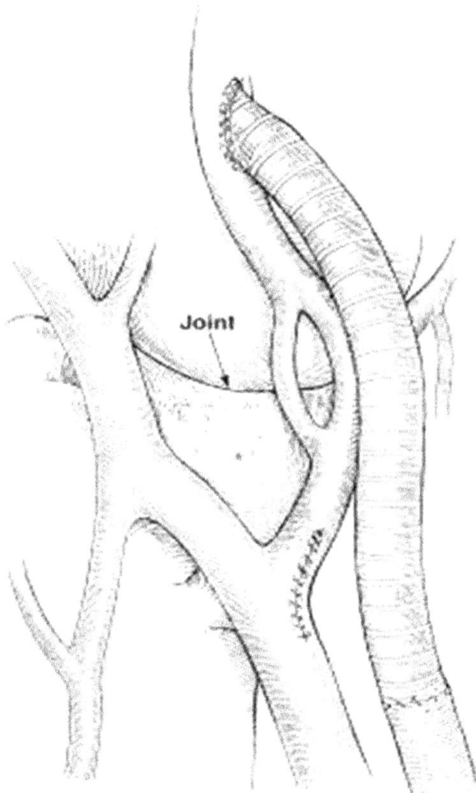

Figura 3. Prolongación proximal de prótesis arteriovenosa tras la trombectomía.

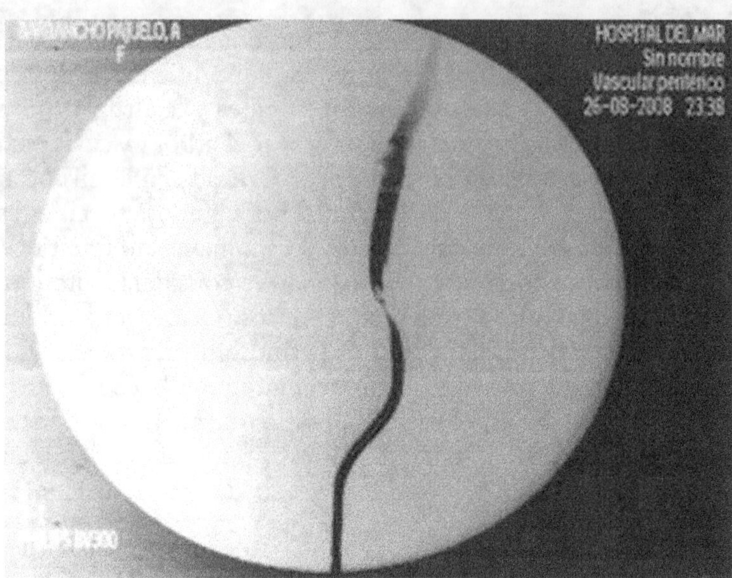

Figura 4. Estenosis de anastomosis venosa de prótesis arteriovenosa implantada en muslo derecho.

focales en la zona yuxtaanastomótica, los resultados de la revisión quirúrgica, efectuando una nueva anastómosis proximal a la zona estenosada (véase la figura 1), son superiores al tratamiento endoluminal, que tiene en este nivel una gran tendencia a la recidiva.[7,8] En zonas anastomóticas de fístulas braquiocefálicas, la técnica de reanastomosis puede ser difícil, siendo preferible, en ocasiones, interponer un fragmento protésico entre la arteria y la rama venosa de la fístula.[9] En las estenosis de longitud igual o superior a 2 cm, los resultados de la angioplastia son pobres; en un estudio prospectivo realizado sobre 65 pacientes, las fístulas con estenosis de 2 cm o más, tratadas endovascularmente, tenían una permeabilidad cinco veces inferior a aquéllas con estenosis más cortas.[6] En estos casos, el tratamiento quirúrgico dispone de dos alternativas: realizar una nueva anastomosis venosa más proximal, o bien interponer un fragmento protésico, en función de la localización de la estenosis.[10]

La trombosis de las fístulas arteriovenosas es la principal complicación del acceso vascular y su etiología más frecuente es la estenosis venosa, generalmente yuxtaanastomótica, responsable del 80-90 % de las trombosis.[11] Debe considerarse una urgencia terapéutica, dada la transcendencia del acceso vascular en la evolución clínica del paciente, la morbilidad de los catéteres venosos centrales y la limitación anatómica para la realización de múltiples accesos vasculares, siendo la infección la única contraindicación para intentar recuperar una fístula arteriovenosa trombosada. Cuando ocurra una trombosis de una fístula, el acceso debe ser valorado de forma urgente por el cirujano vascular o el radiólogo intervencionista, con el fin de decidir si es recuperable y podrá ser utilizado inmediatamente. Por lo general, si la trombosis se limita a los primeros centímetros de la vena eferente de la fístula y se mantiene permeable el resto de trayecto venoso, el acceso se podrá recuperar, bien sea quirúrgicamente mediante una nueva anastomosis arterioveno-

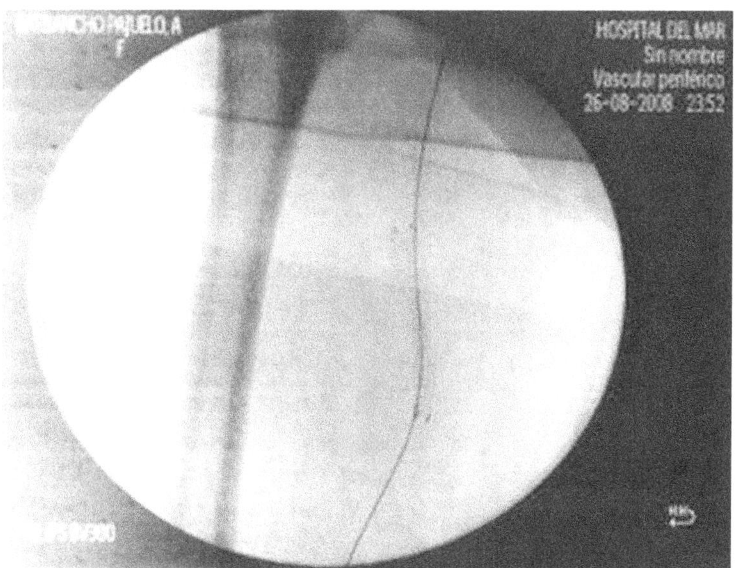

Figura 5. Tratamiento endovascular. Paso de guía y colocación de stent, *tras trombectomía mecánica.*

sa más proximal, o bien mediante tratamiento endoluminal. Dada la escasa experiencia publicada con los tratamientos percutáneos en las trombosis de fístulas arteriovenosas autólogas[12] y los buenos resultados que se obtienen con el tratamiento quirúrgico, que consiste en la reanastomosis proximal, se puede plantear esta posibilidad como primera opción.[10] En casos de trombosis muy extensas, sin apreciarse venas permeables en zonas más proximales de la extremidad, el tratamiento quirúrgico no suele ser efectivo, y puede intentarse el tratamiento percutáneo, aunque teniendo en cuenta la poca experiencia de esta terapéutica a dicho nivel, debe esperarse una tasa de retrombosis muy alta.[12,13]

2　Estenosis y trombosis de las prótesis arteriovenosas

A diferencia de las fístulas arteriovenosas, la detección de una estenosis en una prótesis arteriovenosa para diálisis suele ser rara, ya que la complicación más habitual de estos accesos es la trombosis. En caso de presentarse, se localiza en su anastomosis venosa, es debida a una hiperplasia intimal, produce un aumento de presiones venosas y no modifica el flujo arterial del acceso. Cuando en un paciente se observa esta alteración en sus parámetros de diálisis, debe practicarse una exploración instrumental, pues la exploración física, a diferencia de las fístulas arteriovenosas, no es aplicable en este caso. Se pueden utilizar el eco-Doppler o la fistulografía del acceso, ambos con buen resultado. Confirmada la estenosis, se puede corregir mediante técnica endovascular al realizar una angioplastia de la hiperplasia intimal que provoca la estenosis, colocando, a continuación, un *stent* para impedir o retrasar su recidiva. Hoy en día, se acepta que ésta es la primera opción terapéutica.[12] El tratamiento quirúrgico consiste en la interposición de

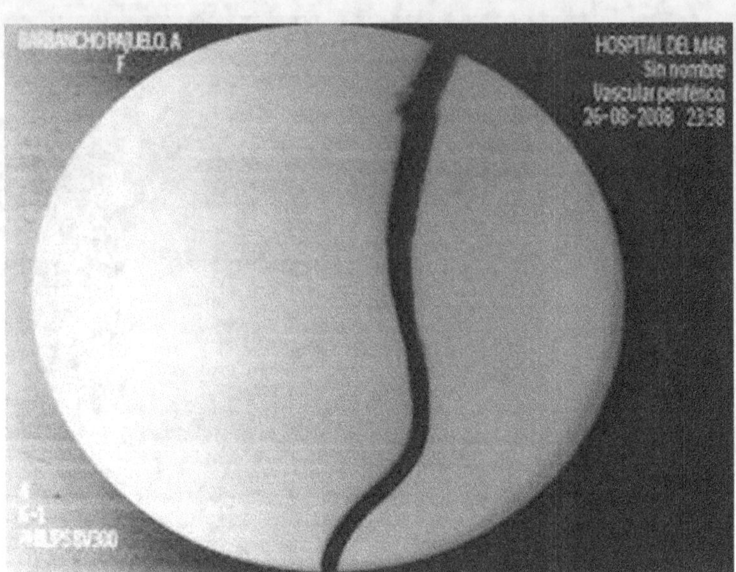

Figura 6. Resultado final, tras modelado del stent *con balón de angioplastia.*

un fragmento de prótesis desde la zona protésica previa a la estenosis hasta una zona de vena sana distal a la misma, y se reserva para casos de recurrencia de la estenosis.[14]

La trombosis de una prótesis arteriovenosa para diálisis se debe, habitualmente, a una estenosis existente en la anastomosis venosa que pasa desapercibida hasta que provoca el fracaso del acceso. Al igual que en la trombosis de una fístula, debe considerarse una urgencia terapéutica, ya que el rescate urgente del acceso permite su utilización inmediata y evita la colocación de un catéter temporal, con la morbilidad que ello implica. Clásicamente, se ha utilizado la trombectomía quirúrgica para reparar las trombosis de las prótesis, seguida de la interposición de un nuevo fragmento protésico salvando la zona de estenosis venosa (véanse las figuras 2 y 3).

Recientemente, el tratamiento percutáneo ha permitido una nueva alternativa terapéutica, cuyos resultados han mejorado conforme aumentaba la experiencia en su manejo (véanse las figuras 4, 5 y 6). Los estudios prospectivos que comparan la trombectomía quirúrgica con los tratamientos percutáneos no muestran datos concluyentes, y en los únicos estudios aleatorizados publicados en la literatura,[15,16] las tasas de permeabilidad del acceso vascular han sido similares en ambas técnicas. Sin embargo, en un metaanálisis que incluye la mayoría de estudios realizados hasta el año 2000, se observó una ligera superioridad de la trombectomía quirúrgica,[17] quizá debida a que los tratamientos endoluminales suponían una novedad y existía una cierta falta de experiencia en algunas técnicas.

La elección de la modalidad de tratamiento deberá basarse en la experiencia de cada centro y, fundamentalmente, en la disponibilidad del Servicio de Radiología Intervencionista y del Servicio de Cirugía Vascular, y se debe intentar que sea realizado de forma urgente para evitar la inserción de un catéter venoso central.

BIBLIOGRAFÍA

1. Bozzetti F, Scarpa D, Termo G: Subclavian venous thrombosis due to indwelling catheters: a prospective study of 52 patients. JPEN 1983; 7: 560.
2. Burger H, Kluchert BA, Koostra G *et al:* Survival of arteriovenous fistulas and shunts for hemodialysis. Eur J Surg 1995; 161: 327-34.
3. Lumsden AB, Mac Donald MJ, Kikeri D, Cotsonis GA, Harker LA, Martin LG. Prophylactic ballon angioplasty fails to prolong the patency of expanded polytetrafluorethylene arteriovenous grafts: results of a prospective randomized study. J Vasc Surg 1997; 26: 382-92.
4. NKF-K/DOQI Clinical Practice Guidelines for Vascular Access: update 2000. Am J Kidney Dis 2001; 37 (Suppl. 1): S 137-S181.
5. Clinical practice guidelines of the Canadian Society of Neprhology for treatment of patients with chronic renal failure: Clinical practice guidelines for vascular access. J Am Nephrol 1999; 10: S287-21.
6. Clark TW, Hirsch DA, Jindal KKJ, Veugelers PJ, LeBlanc J. Outcome and prognostic factors of reestenosis after percutaneous treatment of native hemodialysis fistulas. J Vasc Interv Radiol 2002; 13: 51-59.
7. Oakes DD, Sherck JP, Cobb LF. Surgical salvage of failed radiocephalic arteriovenous fistula: Techniques and results in 29 patients. Kidney Int 1998; 53: 480-87.
8. Manninen HI, Kaukanen ET, Ikaheimo R, Karhapaa P, Lathinen T, Matsi P, Lampainen E. Brachial arterial access: endovascular treatment of failed Brescia-Cimino hemodialysis fistulas. Initial success and long term results. Radiology 2001; 218: 711-18.
9. Polo JR, Vázquez R, Polo J, Sanabria J, Rueda JA, López Baena JA. Brachicephalic jump graft fistula: an alternative for dialysis use of elbow crease veins. Am J Kidney Dis 1999; 33: 904-09.
10. Romero A, Polo JR, García Morato E, García Sabrido JL, Quintans A, Ferreiroa JP. Salvage of angioaccess after late thrombosis of radiocephalic fistulas by hemodialysis. Int Surg 1986; 71: 122-24.
11. Green LD, Lee DS, Kucey DS. A metaanalysis comparing surgical thrombectomy, mechanical thrombectomy, and pharmacomechanical thrombolysis for thrombosed dialysis grafts. J Vasc Surg 2002; 36: 939-45.
12. Turmel-Rodrigues L, Pengloan J, Rodrigues H *et al.* Treatment of failed native arteriovenous fistulas for hemodialysis by interventional radiology. Kidney Int 2000; 57: 1124-140.
13. Vorwerk D, Schurmann K, Muller-Leisse C, Adam G, Bucker A, Sohn M, Kierdorf H, Gunther RW. Hydrodynamic thrombectomy of hemodialysis grafts and fistulas: results of 51 procedures. Nephrol Dial Transplant 1996; 11: 1058-064.
14. Vega Menéndez D, Polo Melero JL, Flores A, López Baena JA, García Pajares R, González Tabares E. *Bypass* a vena proximal para el tratamiento de estenosis venosas en prótesis de politetrafluoroetileno expandido para hemodiálisis. Rev Clin Esp 2000; 200: 64-68.
15. Schuman R, Rajagopalan PR, Vujic I, Stutley JE. Treatment of thrombosed dialysis access grafts: randomised trial of surgical thrombectomy *versus* mechanical thrombectomy with the Amplazt device. J Vasc Interv Radiol 1996; 7: 185-92.
16. Martson WA, Criado E, Jacques PF, Mauro MA, Burnham SJ, Keagy BA. Prospective randomized comparison of surgical *versus* endovascular management of thrombosed dialysis access grafts. J Vasc Surg 1997; 26: 373-81.
17. Green LD, Lee DS, Kucey DS. A metaanalysis comparing surgical thrombectomy, mechanical thrombectomy, and pharmacomechanical thrombolysis for thrombosed dialysis grafts. J Vasc Surg 2002; 36: 939-45.

Capítulo 2

Fenómeno de robo en FAVI

J. M. Simeón, A. Romera, C. Martínez, E. Barjau

Introducción

El síndrome de robo en los accesos vasculares para hemodiálisis, descrito por primera vez en 1969 por Busell *et al.*,[1] es una situación clínica derivada de una insuficiencia arterial distal a una fístula arteriovenosa (FAV) causado por el redireccionamiento del flujo sanguíneo hacia la red venosa y que, habitualmente, está asociado a un flujo retrógrado o fenómeno de robo en la arteria distal y a una inadecuada red colateral. Es decir, la isquemia aparece cuando los mecanismos compensatorios locales de los cambios del flujo son insuficientes.

Este síndrome es una complicación infrecuente, pero potencialmente grave. Menos del 10 % de los pacientes con una FAV presenta manifestaciones de isquemia y, en la mayoría de casos, ésta es leve y los síntomas desaparecen a las pocas semanas. Sin embargo, entre el 4 y el 28 % de los pacientes portadores de una FAV con anastomosis en la humeral pueden presentar un cuadro isquémico que requiere una intervención quirúrgica.[2,3] El retraso en el tratamiento en estos casos puede causar un daño isquémico irreversible, por lo que el diagnóstico y tratamiento precoz son esenciales.

1 Fisiopatología

La FAV conecta el sistema arterial, de alta presión, al venoso, de baja resistencia, y soslaya el lecho capilar, lo que va a condicionar una serie de cambios en la intensidad y la dirección del flujo sanguíneo que se han establecido entre la red de los vasos interconectados. Estas modificaciones se deducen de la ley de la física de fluidos de Hagen-Poiseuille que se expresa en la siguiente ecuación [1]:

$$Q = (p_1 - p_2) \cdot \pi \cdot r^4 \, / \, 8 \cdot \mu \cdot l \ [1]$$

Donde Q es el flujo que depende de $p_1 - p_2$ (diferencia de presión), r (el radio), μ (la viscosidad) y l (la longitud). En nuestro caso concreto, destacaremos el gradiente de presión y el radio. En el primer caso, el gradiente se establece entre el sistema arterial de alta presión y el venoso de baja resistencia, y también entre la arteria proximal y el lecho distal. Con referencia al radio, vemos que la relación del flujo es con la cuarta potencia del mismo, por tanto, éste es de gran importancia. Así, si el resto de factores permanecen constantes, el resultado es un incremento de dieciséis veces el flujo al doblar el radio.

Estos cambios de redireccionamiento del flujo explican el fenómeno de robo que podría conllevar una hipoperfusión del lecho distal a la anastomosis arteriovenosa (AAV).

La dirección y la presión del flujo en los distintos vasos del circuito fistuloso son los factores clave para entender las repercusiones hemodinámicas de la FAV. Al constituir estos cortocircuitos, aumenta el flujo en la arteria aferente, que seguirá siempre en dirección hacia la anastomosis, y el de la vena eferente, que lo hará hacia el corazón. El desequilibrio entre la baja resistencia al flujo del territorio venoso y la alta resistencia de las arterias musculares del antebrazo y de la mano, da como resultado un flujo preferencial a través de la AAV, en parte a expensas del antebrazo.

En este sentido, es ampliamente aceptado que, después de la realización de una FAV, la respuesta hemodinámica es un incremento significativo del flujo arterial, que pasa de un promedio de 73 ml/min. fisiológico, en la arteria humeral, a más de 600 ml/min., para mantener un flujo adecuado en el acceso, y que suele acompañarse de una dilatación compensatoria, mediada por la liberación de óxido nítrico por las células endoteliales en respuesta al aumento de la velocidad sanguínea a que se ve sometida la arteria al crearse una comunicación con el sistema venoso de baja resistencia.[4]

El diámetro de la arteria donadora, como ya se ha explicado, es un factor determinante en el hiperaflujo en la AAV, así en la FAV radial, en la muñeca, éste se halla comprendido entre 500 y 800 ml/min., aumentando progresivamente en las arterias de calibres superiores. En accesos con anastomosis en las arterias axilar o humeral, el flujo puede incrementarse con el tiempo hasta superar los 2 l/min.

El flujo remanente de la FAV se dirigirá distalmente, en sístole, desde la AAV hacia la periferia. Sin embargo, el flujo en la arteria y en la vena distal se efectuará en dirección distal o proximal, y dependerá de los gradientes de presión y de la circulación colateral entre ambos territorios, siendo en la arteria eferente retrógrado en diástole. En todas estas circunstancias, si la circulación colateral es adecuada, se mantendrá una presión digital suficiente (> 50 mmHg) para evitar la isquemia de la mano.

Resumiendo, cuando se establece una FAV en un territorio vascular sano, la dilatación de la arteria proximal y distal, así como el de las colaterales alrededor de la anastomosis, compensa el aumento del flujo sistólico en la AAV y también el reflujo diastólico de la arteria distal. Cualquier patología que afecte a alguno de los mecanismos adaptativos mencionados puede causar isquemia distal asociada al fenómeno de robo. Básicamente, el hiperaflujo, la hipertensión venosa y el robo dependerán del tamaño de la AAV y la integridad del resto del árbol vascular de la extremidad.

La presencia de flujo retrógrado se observa en más del 90 % de las FAV,[5] sobre todo en la muñeca, tipo Cimino-Brescia y, normalmente, no causa isquemia. Por lo tanto, la demostración de un flujo retrógrado aislado no es predictivo ni demostrativo de un síndrome de isquemia distal. Actualmente, sabemos que el flujo retrógrado es una observación fisiológica y que, por lo tanto, no es el factor principal en la patogenia de la isquemia, apareciendo ésta sólo en un pequeño porcentaje de enfermos portadores de una FAV con, o incluso sin, flujo retrógrado.

La isquemia depende de la intensidad del flujo en la AAV, en el que las lesiones asociadas que puedan coexistir en el eje arterial y el diámetro de la anastomosis desempeñan un papel determinante. Así, la probabilidad de desarrollar un síndrome isquémico se ha relacionado más con la gravedad de la patología arterial concomitante que con el flujo intraacceso, mostrando la literatura que entre el 62 y el 100 % de los pacientes que padecen un síndrome isquémico presentan oclusiones, estenosis proximales o una arteriopatía distal asociada a la FAV.[6]

Los enfermos con insuficiencia renal crónica terminal presentan un mayor riesgo de progresión de la enfermedad aterosclerótica porque, aparte de los factores de riesgo habituales, como la diabetes *mellitus* (DM) y la hipertensión arterial (HTA), padecen un trastorno del metabolismo mineral secundario a la uremia, un aumento de concentración plasmática de homocisteína y de lipoproteína A (todos ellos favorecedores de enfermedad y calcificación arterial). En este mismo sentido, Yeager y cols.[7] analizaron la relación entre la FAV y la gangrena digital, concluyendo que en un 52 % de los casos ésta no tiene relación con el acceso y se asocia más con un proceso de arteriosclerosis generalizada.

Por lo expuesto, y por el amplio espectro de patologías que pueden asociarse en la etiología isquémica, proponemos, de acuerdo con algunas definiciones de la literatura, el término de síndrome de isquemia relacionada a un acceso vascular (IRA)[8] para precisar mejor esta situación clínica y hemodinámica.

2 Clínica y factores de riesgo

El origen de la FAV en la arteria humeral, el diámetro arterial y de la boca anastomótica excesivamente grande, el acceso protésico, la DM y el sexo femenino son los factores de riesgo hallados con más frecuencia. También la enfermedad arterial obliterante, ya sea distal o proximal a la anastomosis, y la existencia de una fístula previa ocluida pueden incrementar el fenómeno de robo durante las sesiones de hemodiálisis.

Aunque de forma infrecuente, el fenómeno de robo sintomático puede ocurrir después de la realización de una FAV en la muñeca, con una incidencia de alrededor del 1 %. Su frecuencia aumenta a medida que nos alejamos de ella, siendo mayor la afectación en las FAV en la arteria humeral, con una incidencia que va del 4 al 28 %,[9,3] en función de las series. Por este motivo se recomienda, en caso de precisar la realización de la FAV en el codo, hacer la anastomosis en la arteria radial mejor que en la humeral.

Los enfermos que padecen gangrena en los dedos después de una FAV presentan una tasa de prevalencia, significativamente, más alta de DM y coronariopatía en comparación con los demás pacientes en programa de hemodiálisis periódica.[10] El mecanismo específico por el cual la DM predispone al IRA es desconocido, aunque parece razonable la hipótesis de una adaptación vascular inadecuada, como resultado de una enfermedad arterial difusa y lesión endotelial, tanto en la arteria aferente, la red colateral, como en el lecho distal, donde estos pacientes presentan, con elevada frecuencia, calcificación de la pared y escasa respuesta endotelial compensatoria del fenómeno isquémico.

Quienes padecen una enfermedad arterial pueden presentar lesiones en las arterias proximales y distales. Así, la obliteración de la arteria subclavia, axilar o humeral predis-

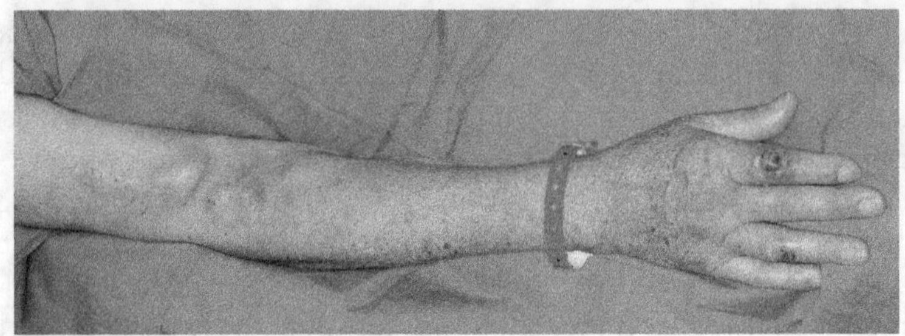

Figura 1. Acceso en el codo y lesiones tróficas en los dedos índice y medio de la mano.

pone al síndrome por falta de un adecuado aporte de flujo hacia el acceso y, secundariamente, hacia la extremidad.

Podemos clasificar la isquemia según el momento de su aparición y también en relación con su intensidad. En el primer caso, se ha definido como precoz cuando la clínica se manifiesta antes de los treinta días tras realizar el acceso, y tardía cuando lo hace posteriormente.

En cuanto a la intensidad, el espectro clínico del robo arterial es amplio y abarca desde el paciente asintomático hasta casos graves de gangrena digital. En los pacientes asintomáticos, únicamente, se encuentra una alteración del flujo en el estudio ecográfico, con atenuación de la señal Doppler o flujo distal invertido, y una pérdida de pulsos distales en la exploración física.[5] Entre estos pacientes, la clínica varía de la frialdad y entumecimiento de la mano durante las sesiones de diálisis hasta situaciones más graves de dolor en reposo, gangrena e isquemia crítica de la extremidad.

En la primera circunstancia suele ser de aparición precoz y autolimitada, y acostumbra a resolverse por mecanismos compensatorios a través de flujo colateral y vasodilatación de los vasos distales que raramente precisará un tratamiento quirúrgico.

En el caso de una afectación más importante, con dolor constante, cianosis digital, lesiones tróficas que abarquen dedos, mano e, incluso, antebrazo, será preciso plantearse una intervención quirúrgica para corregir la etiología y mejorar la perfusión de la extremidad.

A similitud de la gradación de Fontaine en la isquemia crónica de las extremidades y para una mejor concreción de la IRA, Tordoir *et al.*[10] diferencian cuatro estadios clínicos dependiendo de la gravedad de los síntomas: *grado I,* con signos como palidez, cianosis o frialdad, pero sin dolor; *grado II,* que cursa con dolor durante el ejercicio o la diálisis; *grado III,* con dolor en reposo; y, finalmente, *grado IV,* cuando existen lesiones tróficas como úlceras, necrosis o gangrenas localizadas, generalmente, en los dedos de la mano (véase la figura 1).

3   Diagnóstico

La presencia de signos y síntomas clínicos de isquemia tras la realización de una FAV suele ser suficiente para establecer el diagnóstico de IRA. En cuanto al robo se puede evidenciar con una maniobra sencilla de compresión de la FAV, con lo que el paciente recuperará el pulso distal y cesará la sintomatología isquémica.

La historia clínica, la exploración física y el análisis del diagnóstico diferencial serán de gran ayuda para establecer el diagnóstico de IRA en la mayoría de los enfermos.

Las patologías que hay que incluir en el diagnóstico diferencial son: la neuropatía isquémica monomiélica (NIM), el síndrome del túnel carpiano y, más raramente, las artropatías del carpo y de la mano.

La NIM puede desarrollarse en pacientes diabéticos, que suelen ser añosos y que, frecuentemente, padecen una neuropatía previa que empeora tras la realización de la FAV y en los que a menudo la sintomatología mejora poco tras la corrección del robo. Esta patología se caracteriza por dolor, debilidad y parálisis de la musculatura del antebrazo y de la mano, con o sin pérdida de sensibilidad y que aparece, precozmente, a las pocas horas de realizar el acceso. Síntomas como parestesias y entumecimiento son referidos a los territorios de distribución de los nervios radial, cubital y mediano, con escasos signos de isquemia. Los pulsos distales suelen estar presentes y con una perfusión de la mano aceptable, siendo la presión digital superior a 50 mmHg. Los estudios de conducción nerviosa serán de gran ayuda diagnóstica. La confirmación de esta neuropatía es indicación del cierre inmediato de la FAV con o sin el redireccionamiento del flujo de entrada a través de una nueva anastomosis, aunque, en ocasiones, la actuación quirúrgica no solucionará el cuadro clínico.

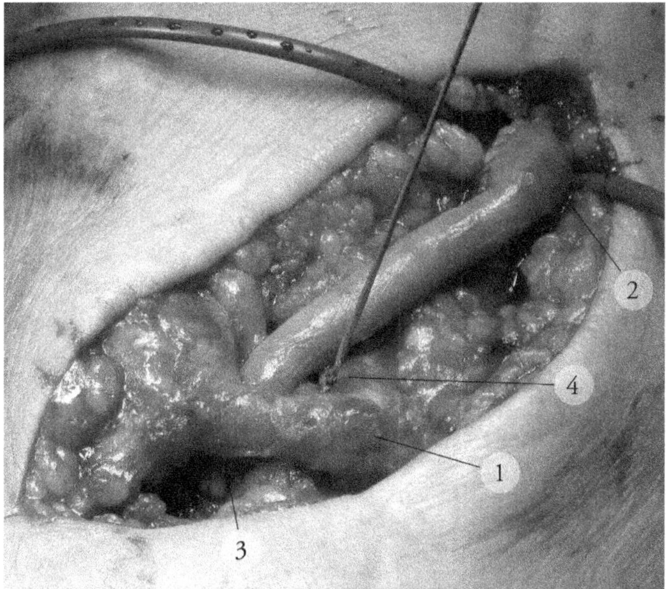

Figura 2. Imagen quirúrgica donde se observan los detalles principales de la técnica del DRIL:
1 = anastomosis arteriovenosa; 2 = anastomosis proximal del bypass en la arteria humeral;
3 = anastomosis distal del bypass en la arteria humeral; 4 = ligadura de la arteria humeral
inmediatamente distal a la anastomosis arteriovenosa.

El síndrome del túnel carpiano puede deberse al incremento de la presión venosa en la mano, con edema que provoque una compresión del nervio mediano, o bien ser secundario a la isquemia del mismo. Sin embargo, lo más plausible es que se trate de una etiología multifactorial que incluya la isquemia, la hipertensión venosa y la compresión local.

Finalmente, debemos diferenciar el cuadro de hipertensión venosa asociado a un acceso con obliteración de las venas centrales y que cursa con ulceración y edema de la extremidad. En este caso, el tratamiento se dirigirá a corregir las estenosis u obstrucciones de las venas de drenaje, aunque en ocasiones también nos obligará al cierre del acceso.

Las exploraciones hemodinámicas no invasivas deberían ser las primeras pruebas que se realicen cuando se sospecha un IRA. A pesar de que el diagnóstico sea clínico, estos estudios no invasivos son de gran ayuda para valorar el flujo en la FAV, el lecho vascular, tanto arterial como venoso y en los territorios proximal y distal. Esta información nos permite, en la mayoría de las ocasiones, confirmar el diagnóstico, establecer un pronóstico y planificar las posibles soluciones quirúrgicas. Estas pruebas deberían realizarse en condiciones basales, es decir, con la FAV funcionando, y después convendría repetirlas con el cierre de la misma mediante compresión. La normalización o mejoría de los parámetros basales con la compresión es indicativo del fenómeno de robo.

Como sistemática exploratoria proponemos, en primer lugar, el índice muñeca/brazo (IMB), que sólo es útil para el estudio de las FAV con anastomosis en el codo o en el brazo. Para ello, se coloca el manguito de presión en el antebrazo y con el Doppler continuo se identifica la presión a la cual aparece la señal en la arteria radial o cubital. Estas presiones se dividen por la obtenida en la arteria humeral del brazo contralateral, calculando, así, el índice, que nos da un valor cuantitativo y nos orienta sobre la perfusión de la mano. Un IMB inferior a 0,6 es indicativo de isquemia arterial distal.

En segundo lugar, el eco-Doppler color nos permite realizar una valoración anatómica y hemodinámica de la vena y la arteria, sobre todo de los segmentos proximal y distal a la AAV. De esta manera, podemos obtener información sobre el grado de permeabilidad y, también, de forma sencilla, conocer el sentido del flujo sanguíneo en los distintos tramos conectados por la FAV y, finalmente, podemos calcular el flujo que pasa por ellos. Es decir, primero diagnosticaremos las lesiones que puedan existir, tanto proximales como distales a la AAV; segundo, el fenómeno de robo, mediante la detección del flujo retrógrado; finalmente, calcularemos el flujo en los distintos tramos de la FAV, sin y con compresión de la misma. El rendimiento de estos estudios lo será tanto en el diagnóstico como en el pronóstico o en la planificación terapéutica.

Por último, el cálculo del flujo diferenciará las FAV con hiperaflujo de las que presentan un flujo normal e hipoaflujo, situaciones completamente distintas al planificar una estrategia terapéutica. Por un lado, el hipoaflujo se relaciona con una mala función y un fracaso precoz del acceso y, en estos casos de flujo reducido en el acceso, no tiene sentido reducir el diámetro anastomótico, cosa que suele provocar la trombosis del mismo. Por otro lado, el exceso de flujo, igual o superior a 2 l/min o al 30 % del gasto cardíaco, es pronóstico de posibles complicaciones por hiperdinamia con sobrecarga cardíaca.

Otras pruebas no invasivas, que también se han utilizado en el diagnóstico de la IRA, son las presiones digitales y la tensión transcutánea de oxígeno. Una presión digital < 50 mmHg y una $TCPO_2$ < 20-30 mmHg son indicativas de isquemia.

En caso de dudas, con las exploraciones no invasivas, la angiografía digital arterial, con y sin compresión de la FAV, sigue siendo un excelente método diagnóstico que nos dará información sobre el número y localización de las posibles lesiones y, en caso de IRA, suele mostrar una lenta opacificación de los vasos distales que mejora con la compresión del acceso. También nos permite una estrategia terapéutica endovascular durante el mismo procedimiento.

El estudio se puede realizar a través de una fistulografía, pero el cateterismo transfemoral, según técnica de Seldinger, aporta mayor información y capacidad de maniobra. La visualización desde el arco aórtico hasta la arcada palmar nos permitirá tener una visión completa y definir mejor el problema, sin omitir posibles lesiones asociadas o en tándem en todos los territorios involucrados.

Otra técnica con la misma finalidad que la angiografía, pero sin la posibilidad de tratamiento, es el angioTAC. La resonancia nuclear magnética (RNM) con gadolinio está contraindicada por el riesgo de fibrosis sistémica descrita en los enfermos con insuficiencia renal.

4 Tratamiento

La prevención es el mejor tratamiento para evitar la IRA. Por ello es necesario: llevar a cabo una adecuada evaluación preoperatoria; descartar lesiones en el árbol vascular; realizar, preferentemente, accesos autólogos frente a protésicos, y efectuar una meticulosa técnica quirúrgica, de la que destacamos, por un lado, la elección de la arteria donadora, que en el caso del codo debería ser la radial y, por otro lado, el diámetro anastomótico, que no debe superar los 7mm.

Los enfermos que presentan síntomas leves, grados I y II, constituyen aproximadamente el 10 % del total y suelen mejorar con el tiempo al establecerse una circulación colateral más eficaz. Ésta puede favorecerse con un programa de ejercicios de la mano y del antebrazo, mediante flexiones de los dedos contra una resistencia moderada, como una pelota de goma-espuma. No obstante, la evolución clínica de estos enfermos tiene que controlarse estrechamente.

Los grados isquémicos III y IV deben estudiarse con carácter preferente, para evaluar la posibilidad de un tratamiento quirúrgico, ya sea endovascular o a cielo abierto, con el objetivo ideal de corregir la isquemia y mantener el acceso funcional.

El sacrificio de la FAV, con su desconexión, sólo estará indicado en casos de isquemia grave que amenace la extremidad y sin que existan posibilidades de revascularización. Un caso especial es la NIM que requiere una revisión quirúrgica urgente y que, con frecuencia, comporta la pérdida del acceso.

La estrategia quirúrgica deberá individualizarse en cada paciente a partir de los estudios realizados, los cuales permitirán valorar la existencia de lesiones en el árbol arterial, el flujo en la FAV (considerando un flujo normal entre 500-800 ml/min, hipoaflujo por debajo de estas cifras e hiperaflujo cuando sea superior a 1.500 ml/min) y, finalmente, la presencia del fenómeno de robo. Aunque en la mayoría de los síndromes isquémicos, la causa será la combinación de todos estos factores, deberemos discriminar cuál de ellos es el más relevante en cada caso.

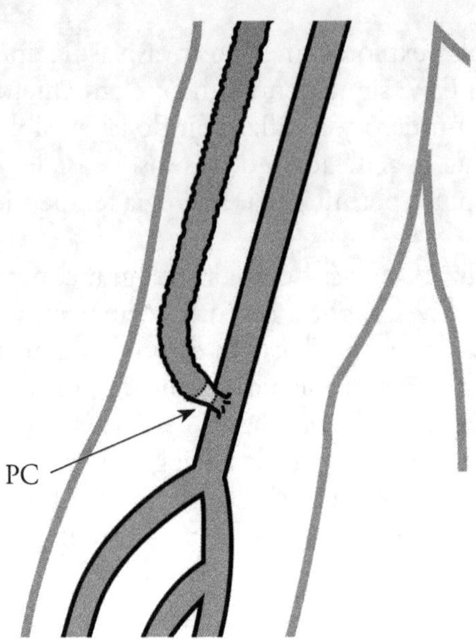

Figura 3. Reducción del flujo mediante la interposición de una prótesis cónica (PC).

Las lesiones obliterantes arteriales, confirmadas angiográficamente, se pueden tratar de forma eficaz, por lo general, mediante endocirugía, ya sea con una angioplastia simple o con *stenting*, mejorando tanto la perfusión de la extremidad como el flujo en la FAV. En la literatura se ha reportado la resolución de los síntomas en el 80 % de los casos con la preservación del acceso, cuando se tratan lesiones obliterantes segmentarias en las arterias subclavia, axilar y humeral.[11] Cuando éstas no son candidatas a endocirugía, por su extensión o complejidad, puede valorarse la revascularización quirúrgica clásica mediante la técnica de *bypass*.

La supresión del fenómeno de robo puede conseguirse de una manera sencilla con la ligadura de la arteria inmediatamente distal a la anastomosis y, también, mediante su embolización con *coils*.[12] No obstante, la prudencia aconseja realizar estas técnicas en las FAV sólo en la muñeca, tras asegurar la buena permeabilidad de la arcada palmar.

El *banding* fue la primera intervención quirúrgica descrita para reducir el flujo en el acceso vascular. El procedimiento consiste en reducir el área de la anastomosis mediante distintas técnicas, como la plicatura y la rafia u otras más recientes, como la sutura circunferencial de un pequeño segmento protésico, de *dacron* o PTFE, rodeando la vena de salida a unos 2 cm de la anastomosis. La mayor dificultad de estos procedimientos estriba en determinar el grado eficaz de reducción del área que debemos aplicar. Así, en algunos casos ha resultado excesiva; y en otros, inadecuada, lo que conlleva trombosis o inoperancia del procedimiento. Las tasas de permeabilidad, reportadas en la literatura, reflejan una permeabilidad secundaria entre el 38 y el 9 % al año.[13,14] En series más recientes, con la introducción de la monitorización intraoperatoria, de la reducción anastomótica mediante el eco-Doppler o la pletismografía, los resultados han mejorado.[15]

Otra opción es la interposición de una prótesis cónica en la vena de salida (véase la figura 3) que consiste en la sección transversal de la vena a unos 2 cm de la anastomosis y la interposición de la prótesis, que pasa de 4 cm de diámetro a nivel proximal a 7 cm a nivel distal, con sutura termino-terminal de ambas anastomosis.

Henriksson y Bergqvist[16] han propuesto la interposición de un segmento protésico, de 30 a 40 cm de longitud y 6 mm de diámetro, con la finalidad de incrementar la resistencia, tanto por la reducción del diámetro como por el aumento la longitud, basándose en la relación establecida por la ley de Poiseuille, que se esquematiza en la figura 4. Esta técnica preserva el acceso, es de fácil ejecución, ya que evita la zona intervenida, y presenta menor riesgo de estenosis que las plicaturas y el *banding*.

La técnica de Miller[17] es un procedimiento mínimamente invasivo, que también tiene como objetivo reducir el diámetro anastomótico. Consiste en la realización de una ligadura estenosante alrededor del acceso, usando un balón de angioplastia endoluminal como tutor. El cuerpo de la FAV se punciona y cateteriza retrógradamente, posicionando el balón a nivel yuxtaanastomótico. Seguidamente, con anestesia local, se practica una incisión de pequeño tamaño, a unos dos o tres centímetros de la anastomosis, para disecar y pasar una ligadura de nailon alrededor de la vena sobre el globo inflado, cuyo diámetro determinaremos a partir del de la arteria inmediatamente distal a la AAV (de 4 a 5 mm en el codo). Si la estenosis creada no es suficiente para mejorar la perfusión de la mano, se puede realizar una segunda ligadura más distal, con lo que aumentaríamos la longitud de la estenosis y, por tanto, la resistencia. Los autores reportan una serie de 16 pacientes tratados, con la resolución de los síntomas en todos ellos.

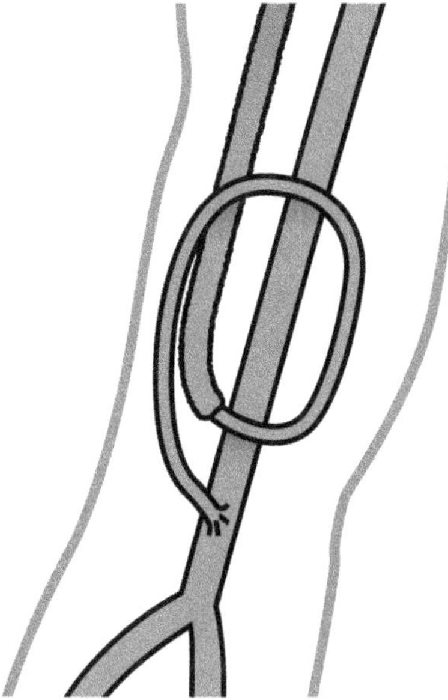

Figura 4. Interposición de segmento protésico, entre arteria y vena, con longitud significativa para aumentar la resistencia al flujo en el acceso.

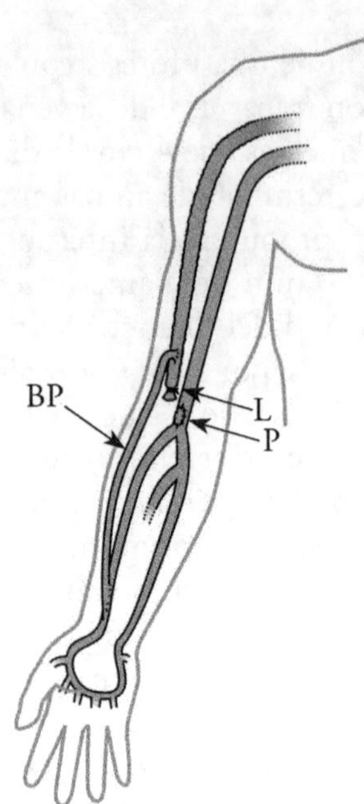

Figura 5. RUDI: desconexión de la FAV previa mediante plastia en la arteria humeral (P) y ligadura de la vena (L), y bypass desde la arteria radial distal hasta la vena previamente arterializada (BP).

El redireccionamiento del flujo de entrada a la FAV cuenta con diversas técnicas que tienen en común el cambio del segmento arterial que la alimenta.

La distalización de la anastomosis (RUDI) fue descrita en 1989 por Bourquelot[18] y revisada, en 2005, por Minion.[19] La finalidad es disminuir el hiperaflujo a través de una arteria de entrada a la FAV de menor calibre y un injerto de longitud significativa para mejorar la perfusión distal y mantener la vena arterializada de salida. Esquemáticamente, la técnica consiste en substituir la arteria aferente, realizando en primer lugar la ligadura de la anastomosis original, para después interponer un injerto, venoso o protésico, entre el tracto de salida venoso y el nuevo nivel arterial que escogeremos lo más distal posible, mostrado en la figura 5. La reducción del hiperaflujo reportada es del 60 ± 18 %.[20] Sin embargo, la aparición de estenosis precoces entre el injerto y la vena, sobre todo en niños, ha limitado su uso.

Una alternativa al RUDI es la transposición de la arteria radial desde el antebrazo al codo para remplazar a la arteria humeral como dadora del flujo. La técnica fue descrita por Bourquelot *et al.,*[20] defendiendo su sencillez y seguridad al precisar de una sola anastomosis y consiguiendo, también, una reducción significativa del flujo, al mismo tiempo que se preserva la vena arterializada. Sin embargo, es necesario asegurarse de que no existen lesiones significativas en las arterias del antebrazo ni en el arco palmar que puedan condicionar una isquemia de la mano tras la desconexión de la arteria radial.

La técnica consiste en la desconexión de la anastomosis previa en el codo, suturando la vena a ras de la arteria humeral en lugar de ligarla, para evitar la formación de aneurismas. La arteria radial se libera del antebrazo y, posteriormente, se secciona en la muñeca, tras lo cual se gira y se lleva hasta alcanzar la vena arterializada con la que se realiza la anastomosis (véanse estos pasos esquematizados en la figura 6).

Las dificultades técnicas principales con las que nos encontramos son el espasmo arterial y la realización de la nueva anastomosis. Para evitar el primero se recomienda realizar la intervención con anestesia locorregional y liberar la arteria radial en bloque incluyendo las venas satélites. Con referencia a la anastomosis, debido a la incongruencia de diámetros y al espesor de la pared de la vena arterializada, el autor recomienda realizarla en posición término-lateral, a puntos sueltos y con microscopio, usando un torniquete inflable para hacer la hemostasia preventiva y sin anticoagulación peroperatoria.[20] Los resultados, en un grupo de 47 pacientes, son del 91 % de permeabilidad inmediata con una reducción del flujo eficaz y resolución de la isquemia, en todos los casos, en el plazo de un mes. En cuanto a la permeabilidad secundaria a uno, dos y tres años es del 89 ± 5 %, 82 ± 6 % y 70 ± 8 %, respectivamente.

Finalmente, revisaremos las técnicas de la derivación distal con ligadura intermedia (DRIL) y la de la proximalización del flujo de entrada arterial (PAI). Esta última también podría incluirse en el grupo de las de redireccionamiento del flujo proximal, pero ambas comparten la característica de mejorar el flujo distal de una forma directa, mejorando la isquemia a través de un aumento de la presión en las arterias distales y no como reductoras del flujo en el acceso.

El DRIL[21] fue descrito por Schanzer en 1988 y consiste, por un lado, en ligar la arteria distal a la anastomosis, con lo que evitaremos el flujo retrógrado y, por otro, en realizar un *bypass* desde la arteria proximal hasta un segmento de la arterial distal a la ligadura.

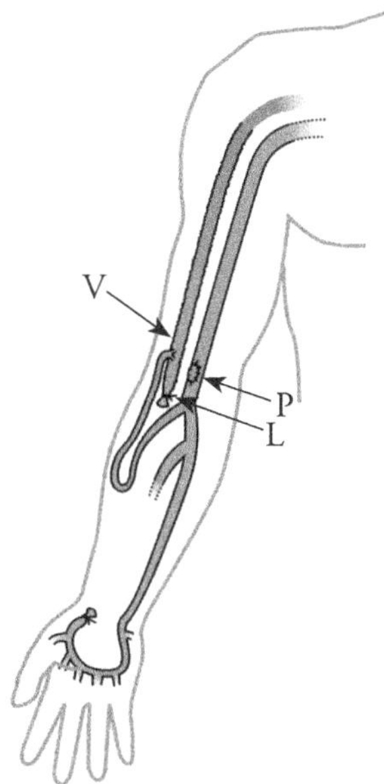

Figura 6. Transposición de la arteria radial: desconexión de la FAV previa mediante plastia en la arteria humeral (P) y ligadura de la vena (L). Ligadura de la arteria radial distal (L) y anastomosis de la arteria radial en la vena arterializada (A).

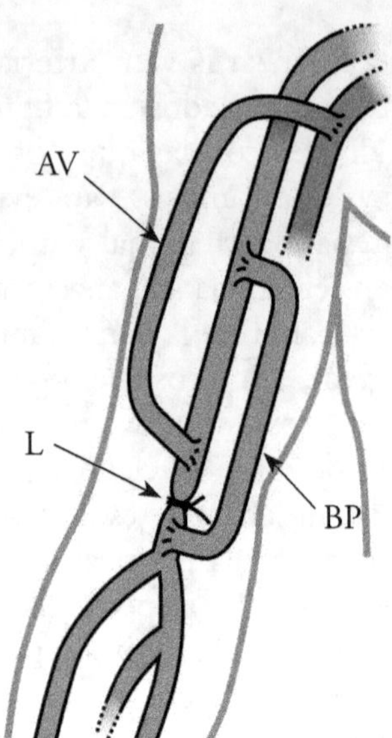

*Figura 7. DRIL: acceso vascular (AV); ligadura intermedia (L);
revascularización distal mediante* bypass *(BP).*

Técnica que hemos esquematizado en la figura 7 y también podemos observar en la figura 2. Aunque la ligadura por sí sola, al desconectar la arteria eferente y suprimir el fenómeno de robo, debería mejorar la perfusión de la mano, es más seguro asociar un *bypass* para no depender, exclusivamente, de la circulación colateral.

Algunos detalles quirúrgicos deben tenerse presentes, como realizar la anastomosis proximal del *bypass* como mínimo a 7 cm de la FAV para evitar la fibrosis quirúrgica previa, y también para que no ocurra un nuevo flujo retrógrado en el mismo por la proximidad de la zona de baja resistencia de la FAV. Según el autor, la tasa de permeabilidad es superior al 90 %, con una resolución de los síntomas isquémicos próxima al 95 % de los casos.[22] En un estudio reciente, se muestra una permeabilidad primaria y secundaria a cinco años del 71 ± 9 % y 76 ± 9 %, respectivamente, con mejoría clínica en el 78 % de los pacientes y una funcionalidad del 100 % de los accesos.[23] Consideramos esta técnica de elección, cuando existe un lecho distal adecuado para la revascularización, porque permite mantener el acceso funcional, mejorar la perfusión distal y presentar buenos resultados clínicos a largo plazo. El punto más controvertido del procedimiento es la ligadura de la arteria nativa, lo que ha motivado varias críticas y algunas contrapropuestas como el PAI.

La técnica del PAI, que mostramos en el esquema de la figura 8, se inicia disecando la vena de salida de la FAV cerca de la anastomosis. Seguidamente, se procede al control de un segmento arterial proximal, ya sea humeral, axilar o subclavio. La anastomosis primaria se desconecta a ras de la arteria y el segmento venoso eferente se hepariniza para evitar la trombosis. A continuación, se interpone un segmento de prótesis de PTFE, de 4 o 5 mm, entre la arteria proximal (anastomosis L-T) y la vena arterializada (anastomosis T-T), realizando la tunelización subcutáneamente. Todo el procedimiento puede realizarse, habitualmente, con anestesia locorregional.

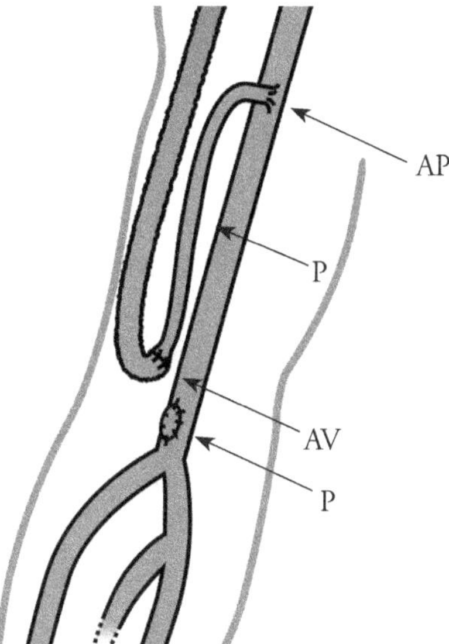

Figura 8. PAI: desconexión de la FAV previa mediante plastia en la arteria humeral (P), interposición de una prótesis (P) anastomosada en la arteria humeral proximal (AP) y en la vena arterializada (AV).

La vena arterializada puede canularse precozmente, pero evitando puncionar la prótesis. Las decisiones de utilizar un injerto de 4 o 5 mm y a qué nivel realizar la anastomosis arterial dependerán de los hallazgos del estudio preoperatorio, del diámetro arterial y del grado de isquemia. Se ha de considerar que el diámetro de la prótesis no debe exceder significativamente el diámetro arterial de la anastomosis y que el flujo que queremos obtener en la FAV debe ser superior a 600 ml/min.

Aunque podría parecer una contradicción con lo dicho en otros apartados del capítulo y sobre todo con la recomendación de utilizar las arterias lo más distales posibles para confeccionar los accesos, en el PAI, al realizar una anastomosis arterial proximal con una prótesis de 4 o 5 mm de diámetro, aseguramos que el flujo hacia la FAV no provocará una caída de presión significativa en la arteria de salida, de modo que cuanto más pequeño sea el diámetro protésico, mejor prefundirá la arteria distal. Además, de esta manera, la arteria por debajo de la anastomosis presentará mayor número de colaterales de reentrada que las que presentaba cuando la anastomosis se situaba más distal, compensando, así, la derivación del flujo hacia el acceso.

Los resultados, según los autores, son comparables a los del DRIL: mejoría de la sintomatología en alrededor del 90 % y una permeabilidad primaria y secundaria a los doce meses del 87 y del 90 %, respectivamente.[24]

Agradecimiento

Queremos manifestar nuestro agradecimiento a la Unitat d'Audiovisuals del Hospital Universitari de Bellvitge, por su colaboración en la elaboración de las figuras que ilustran este capítulo.

BIBLIOGRAFÍA

1. Busell JA, Jim RC. A radial steal syndrome with arteriovenous fistula for hemodialysis. Studies in seven patients. Ann Intern Med 1971; 75: 387-94.
2. Winsett OE, Wolma FJ. Complications of vascular access for haemodialysis. South Med J 1985; 78: 513-17.
3. Keuter XHA, Kessels AGH, de Haan MH, van der Sande FM, Tordoir JHM. Prospective evaluation of ischemia in brachial-basilic and forearm prosthetic arteriovenous fistulas for hemodialysis. Eur J Vasc Eurovasc Surg 2008; 35: 619-24.
4. Furchgott RF, Zawadzki JV. The obligatory role of endothelial cells in relaxation of arterial smotth muscle by acetylcholine. Nature 1980; 288: 367-73.
5. Padberg FT Jr, Calligaro KD, Sidawy AN. Complications of arteriovenous hemodyalisis access: recognition and management. J Vasc Surg. 2008; 48 (5 Suppl): 55S-80S.
6. Leon C, Asif A. Arteriovenous access and hand pain: the distal hypoperfusion ischemic syndrome. Clin J Am Soc Nephrol 2007; 2: 175-83.
7. Yeager R, Moneta G, Edwards J, Landry G, Taylor Jr L, Mc Conell D, Porter. Relationship of hemodialysis access to finger gangrene in patients with end-stage renal disease. J Vasc Surg 2002; 36: 245-49.
8. Zanow J, Kruger U, Reddemann P, Scholz H. Experimental study of hemodynamics in procedures to treat access-related ischemia. J Vasc Surg 2008; 48: 1559-565.
9. Morsy AH, Kulbaski M, Chen C, Isiklar H, Lumsden AB. Incidence and characteristics of patients with hand ischemia after a hemodyalisis access procedure. J Surg Res 1998; 74: 8-10.
10. Tordoir JHM, Dammers R, van der Sande. Upper extremity ischemia and hemodialysis vascular access. Eur J Vasc Endovasc Surg 2004; 27:1-5.
11. Guerra A, Raynaud A, Beyssen B, Pagny JY, Sapoval M, Ángel C. Arterial percutaneous angioplasty in upper limbs with vascular access devices for haemodialysis. Nephrol Dial Transplant 2002; 17: 843-51.
12. Plumb TJ, Lynch TG, Adelson AB. Treatment of steal syndrome in a distal radicephalic arteriovenous fistula using intravascular coil embolization. J Vasc Surg 2008; 47: 457-59.
13. De Carpio JD, Valentine RJ, Kakish HB. Steal syndrome complicating hemodyalisis access. Cardiovasc Surg 1977; 5: 648-53.
14. MacRae JM, Pandeya S, Humen DP, Krivitski N, Lindsay RM. Arteriovenous fistula-associated high-outpout cardiac failure: a review of mechanisms. Am J Kidney Dis 2004; 43: 17-22.
15. Zanow J, Petzold K, Petzold M, Krueger U, Scholz H. Flow reduction in high-flow arteriovenous access using intraoperative flow monitoring. J Vasc Surg 2006; 44: 1273-278.
16. Henriksson AE, Bergqvist D. Steal syndrome after brachiocephalic fistula for vascular access: correction with a new simple surgical technique. The journal of vascular access 2004; 5: 13-15.
17. Goel N, Miller GA, Jotwani MC, Licht J, Schur I, Arnold WP. Minimally invasive limited ligation endoluminal assisted revision (MILLER) for treatment of dialysis access-associated steal syndrome. Kidney Int 2006; 70: 765-70.
18. Bourquelot P, Corbi P, Cussenot O. Surgical improvement of high-flow arteriovenous fistulas. In: Sommer BG, Henry ML, editors. Vascular access for hemodialysis. New York: Pluribus Press 1989; 124-30.
19. Minion DJ, Moore E, Endean E. Revision using distal inflow: a novel approach to dialysis associated seal syndrome: Ann Vasc Surg 2005; 19: 625-28.
20. Bourquelot P, Gaudric J, Turmel-Rodrigues L, Franco G, Van Laere O, Raynaud A. Transposition of radial artery for reduction of excessive high-flow in autogenous arm accesses for hemodialysis. J Vasc Surg 2009; 49: 424-28.
21. Schanzer H, Schwartz M, Harrington E, Haimov M. Treatment of ischemia due to "steal" by arteriovenous fistula with distal artery ligation and revascularization. J Vasc Surg 1988; 7:770-73.
22. Schanzer H, Eisenberg D. Management of steal syndrome resulting from dialysis access. Semin Vasc Surg 2004; 17: 45-49.
23. Huber T, Brown M, Seeger J, Lee W. Midterm outcome after the distal revascularization and interval ligation (DRIL) procedure. J Vasc Surg 2008; 48: 926-33.
24. Zanow J, Kruger U, Scholz H. Proximalization of the arterial inflow: a new technique to treat access-related ischemia. J Vasc Surg 2006; 43: 1216-221.

Capítulo 3

Infección del acceso vascular nativo. Diagnóstico, prevención y tratamiento

F. J. Moreso, R. Martínez

Introducción

Las fístulas arteriovenosas (FAV) nativas en la muñeca o el codo son el acceso vascular de primera elección para el paciente en programa de hemodiálisis crónica. Esto se debe a que ofrecen una mejor supervivencia del acceso vascular y una menor tasa de complicaciones en comparación con las prótesis y los catéteres.[1,2] Las complicaciones más importantes se derivan de la estenosis-trombosis y del robo, como hemos visto anteriormente. En este capítulo revisaremos otra complicación importante: la infección del acceso nativo, que puede conducir, si no se diagnostica y trata de forma adecuada, a la pérdida del acceso o, incluso, a poner en riesgo la vida del paciente.

1 Diagnóstico

La infección de la FAV nativa puede producirse en el postoperatorio inmediato o a medio-largo plazo. En el primer caso, los signos clínicos característicos de cualquier infección quirúrgica (dolor, tumefacción, enrojecimiento, edema, drenaje seroso o purulento) están presentes y una revisión cuidadosa de dicho acceso debe conducir al diagnóstico.[3]

En los accesos que llevan un período de tiempo utilizándose, el diagnóstico tampoco debería diferirse, ya que los mismos síntomas clínicos estarán presentes. En ocasiones, una de las manifestaciones iniciales de la infección puede ser una prolongación del tiempo de hemostasia al retirar las agujas tras la sesión de hemodiálisis. En la figura 1, se muestran ejemplos de infección del acceso vascular.

Aunque sea poco frecuente, puede haber infecciones silentes sin que aparezcan los signos característicos y cursar con leucocitosis, fiebre de origen desconocido o sepsis inexplicable. Por lo tanto, ante todo paciente en programa de hemodiálisis que ingrese por un cuadro séptico es obligatorio revisar el estado de su acceso vascular.

En los casos de sepsis inexplicada se puede realizar una gammagrafía con leucocitos marcados con indio[11] para valorar si existe hipercaptación en el acceso vascular tal como se ha descrito en el capítulo correspondiente.

Conexión de la FAV	Desconexión de la FAV
Valoración del estado de la fístula	Lavado de retorno de la línea arterial del dializador por presión manual sobre la bolsa de suero
Comprobación del soplo y latido de la misma	Pinzar línea arterial y rama arterial
Desinfección de la zona de punción con clorhexidina	Lavado de retorno de la línea venosa a 150 ml/min.
Lavado de manos y antebrazos con solución antiséptica (clorhexidina, *sterilium)*	Pinzar línea venosa y rama venosa
Colocación de mascarilla por parte de la enfermera	Desconexión de ambas líneas (arterial y venosa) de sus respectivas ramas
Preparación del campo estéril	Retirada de la aguja venosa
Colocación de guantes	Colocación de gasa estéril en zona de punción
Ajustar compresor	Hemostasia venosa
Canalización venosa en sentido proximal (de elección)	Retirada de aguja arterial
Comprobación mediante lavado con suero salino y fijación	Colocación de gasa estéril en zona de punción
Canalización arterial en sentido distal (de elección) respetando zona de anastomosis	Hemostasia arterial
Comprobación mediante lavado con suero y fijación	Cura de ambas punciones con gasa y colocación de apósito

Tabla 1. Protocolo de conexión y desconexión de la FAV.

1.1 Incidencia

La infección del acceso vascular en el paciente en programa de hemodiálisis es la causa de hasta el 50-70 % de los episodios de bacteriemia en dichos pacientes.[4, 5] La infección del acceso vascular nativo es una complicación poco frecuente si la comparamos con las complicaciones más importantes de este tipo de acceso: la estenosis y la trombosis. Además, el catéter, tanto el tunelizado como el transitorio, así como las prótesis de PTFE presentan una tasa de infección muy superior a la de la FAV nativa.

En un estudio realizado en el Hospital de Alcorcón (Madrid), entre 2000 y 2004 se realizó seguimiento de 482 accesos realizados en 307 pacientes, de los cuales el 47,9 % eran FAV. Se recogieron, durante el seguimiento, todos los eventos acaecidos con dichos accesos, detectándose 0,5 eventos por acceso vascular y año de seguimiento.[6] En este estudio, se registraron 163 episodios de estenosis (54,8 %), 88 episodios de trombosis (27,6 %) y tan sólo nueve episodios de infección (3,7 %), demostrándose que dicha complicación es mucho menos frecuente. La menor importancia de esta complicación se confirma si revisamos los indicadores de calidad sobre el acceso vascular que la Sociedad Española de Nefrología recomienda seguir en una unidad de hemodiálisis. En esta guía se recogen los eventos trombóticos de la FAV nativa y los eventos infecciosos de los catéteres tunelizados, pero no los eventos infecciosos de la FAV nativa.[7]

Para poder comparar en un mismo centro la dimensión del problema, sirva como ejemplo un estudio reciente realizado en Escocia que ha mostrado que los pacientes que se dializan por FAV presentan una tasa de bacteriemia de origen en el acceso vascular de 0,31-0,44 episodios por 1.000 días/paciente; mientras que aquellas personas que se dializan a través de un catéter tunelizado, dicha tasa alcanza los 2,21-2,27 episodios por 1.000 días/paciente.[8]

Respecto a la tasa de infección de las prótesis de PTFE, la infección de la FAV nativa también es muy inferior. Así, en un estudio realizado en Canadá durante la década de los noventa se revisaron 183 FAV nativas y se compararon con 71 prótesis. Durante el seguimiento, la tasa de infección fue del 22 % para las prótesis y del 4,3 % para la FAV (p < 0,001). En el caso de la FAV, la infección del acceso se complicó con bacteriemia en el 50 % de los casos (cuatro de ocho) y en un caso requirió la ligadura del acceso.[9]

Una de las infecciones más graves es la causada por el *Staphilococcus aureus,* ya que presenta una tasa elevada de complicaciones sistémicas (endocarditis, osteomielitis, artritis, absceso epidural) y una mortalidad que puede alcanzar el 15 %. En un estudio prospectivo realizado en EEUU, durante 1994-1996, en un área con cerca de 500 pacientes en hemodiálisis, se diagnosticaron 1,2 episodios/mes de bacteriemia por este germen y en el 89 % de los casos el acceso vascular estuvo implicado en la infección. Como se ha descrito en otros estudios, la mayor parte de los pacientes se dializaban por catéter tunelizado (53 %), pero un 17 % de los casos tenía como acceso vascular una FAV nativa.[10] Posteriormente, el mismo grupo reportó una serie de 20 pacientes con endocarditis infecciosa y, aunque predominaba el catéter como acceso relacionado, en uno de los casos, el acceso era una FAV nativa.[11]

2 Prevención

La prevención de la infección del acceso vascular debe basarse en unos cuidados adecuados desde la creación del mismo y durante todas las manipulaciones que se realicen sobre él. En este apartado revisaremos de forma exhaustiva las recomendaciones realizadas por el grupo de trabajo del acceso vascular de la Sociedad Española de Nefrología.[12,13]

2.1 *Cuidados en el período postquirúrgico temprano*

A la llegada del paciente desde el quirófano el personal de enfermería deberá:

- Tomar las constantes vitales (presión arterial, frecuencia cardíaca) y evaluar el estado de hidratación del paciente, especialmente en enfermos añosos, arterioscleróticos, diabéticos o con tratamiento hipotensor, con el fin de evitar hipotensiones que puedan provocar la trombosis precoz de la FAV.

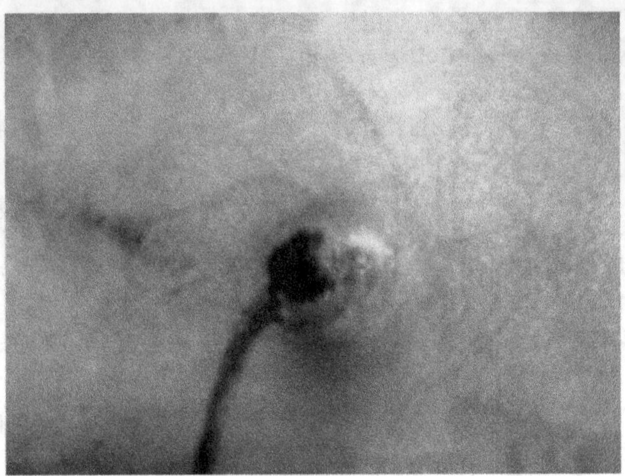

Figura 1. Infección en punto de punción de FAV.

– Observar el brazo para comprobar el *thrill* y soplo de la FAV, a fin de detectar fallos tempranos del mismo. También se ha de valorar el apósito y el pulso periférico para descartar hematoma o hemorragia, así como isquemia periférica.
– Mantener la extremidad elevada para favorecer la circulación de retorno y evitar los edemas.
– En el momento del alta se citará al paciente para la retirada de los puntos de sutura cutánea a partir del séptimo día. Según el estado de cicatrización de la herida, la sutura se puede sustituir por tiras *steri-strips* durante unos días más, o bien retirar la mitad de los puntos de forma alterna. En ese momento se valorará el desarrollo de la FAV para detectar posibles complicaciones.

El paciente debe ser informado sobre los cuidados que tiene que realizar. Éstos incluyen la vigilancia de la función de la FAV, detección de posibles complicaciones, cuidados locales y adquisición de determinados hábitos para preservar su función. Se le debe instruir en la vigilancia diaria de la función de su FAV, enseñándole el significado del *thrill* y del soplo y cómo valorarlos mediante la palpación y la auscultación. Desde el punto de vista práctico, la palpación del *thrill* es la herramienta más útil para el paciente, y se le informará que ha de comunicar a su consulta de referencia cualquier disminución o ausencia del mismo, así como la aparición de dolor o endurecimiento locales sugestivos de trombosis. El paciente también observará la FAV en orden a detectar datos de infección (como enrojecimiento, calor, dolor y supuración), así como signos y síntomas de isquemia en ese miembro, tales como frialdad, palidez y dolor, para en el supuesto de que aparezcan, pueda comunicarlo lo antes posible.

En cuanto a los cuidados se recomienda no levantar ni mojar el apósito durante las primeras 24-48 horas, cambiándolo en el caso de que estuviera sucio o humedecido. Después de este período ha de realizarse una higiene adecuada mediante el lavado diario con agua y jabón y la zona debe mantenerse seca. En estas primeras fases conviene evitar aquellas situaciones que puedan favorecer la contaminación de la herida o, de no ser posible, protegerla debidamente (por ejemplo: trabajo en el campo, con animales, etc.). El paciente debe movilizar la mano y el brazo suavemente durante las primeras 24-48 h. para favorecer la circulación sanguínea, y abstenerse de realizar ejercicios bruscos que puedan ocasionar sangrado o dificultar el retorno venoso.

Por último, el paciente debe evitar las venopunciones o tomas de presión arterial en el brazo portador de la FAV. También evitará cualquier compresión sobre la FAV, como la que pudiera ocasionar el vestir ropa apretada, llevar relojes, pulseras o vendajes oclusivos, dormir sobre el brazo de la FAV, así como experimentar cambios bruscos de temperatura, recibir golpes, levantar peso y realizar ejercicios rudos con este brazo.

2.2   Cuidados en el período de maduración

En una FAV inmadura la pared vascular es más frágil y el flujo insuficiente, lo que hace más difícil la punción y canalización del mismo, con el consiguiente riesgo de hematomas y trombosis. En las fístulas nativas se recomienda un tiempo de maduración mínimo de cuatro semanas, que podrá ser mayor dependiendo del estado de la red venosa, edad del paciente y patología concomitante.

A partir del tercer día de la realización de la FAV se comenzará, nuevamente, con los ejercicios para la dilatación de la red venosa. Durante el período de maduración hay que realizar un seguimiento de la FAV para detectar problemas en el mismo y poder tomar las medidas correctivas oportunas antes de comenzar tratamiento renal sustitutivo.

Mediante el examen físico, la observación directa del trayecto venoso nos va a indicar el proceso de maduración en el que se encuentra la FAV. El desarrollo de circulación colateral es indicativo de hipertensión venosa por dificultades en el flujo, por estenosis o trombosis no detectadas previamente a la realización de la FAV. El *thrill* y soplo de la FAV son métodos físicos útiles para valorar la evolución de ésta. La disminución del *thrill* y la presencia de un soplo piante son también indicativos de estenosis. Durante este período también valoraremos la aparición de signos y síntomas de isquemia tales como frialdad, palidez y dolor en ese miembro.

2.3   Utilización de la FAV

2.3.1   Cuidados previos a la punción

En cada sesión de hemodiálisis es necesario un examen exhaustivo de la FAV, mediante observación directa, palpación y auscultación. No ha de realizarse la punción sin comprobar antes el funcionamiento de la FAV. Previo a la punción de la FAV es preciso conocer el tipo, la anatomía del mismo y la dirección del flujo sanguíneo para programar las zonas de punción. Para ello es de gran utilidad la existencia de un mapa del acceso en la historia clínica del paciente. Todo el personal de enfermería que punciona por primera vez a un paciente estudiará el mapa de la FAV para realizar una punción adecuada. Se llevarán a

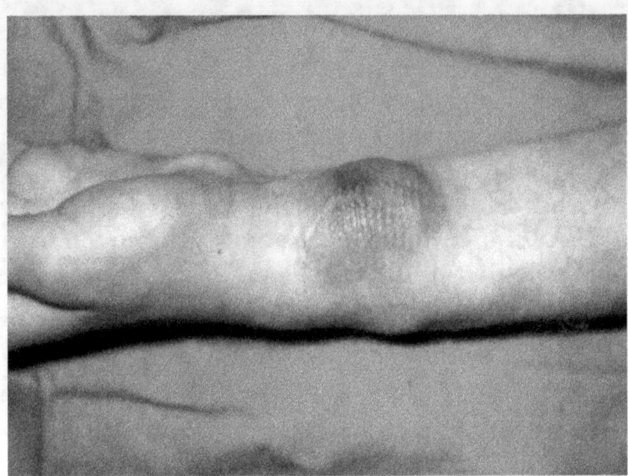

Figura 2. Infección en anastomosis de FAV.

cabo las medidas de precaución universal, a fin de evitar la transmisión de infecciones. Es necesario el lavado del brazo con agua y jabón, colocación de campo quirúrgico y desinfección de la zona de punción.

2.3.2   Técnicas de punción

Se evitará en todo momento punciones en zonas enrojecidas o con supuración, en zona de hematoma, costra o piel alterada y en zonas apicales de aneurismas o pseudoaneurismas. La punción del acceso se puede realizar siguiendo uno de estos métodos: zona específica de punción, punciones escalonadas y técnica del ojal.

Las distintas técnicas utilizadas son:

- *La técnica «zona específica de punción»,* que consiste en realizar las punciones en una pequeña área de la vena (2-3 cm). Aunque esta técnica facilita la punción por estar la zona más dilatada y dar suficiente flujo y, si bien, resulta menos dolorosa para el paciente, también nos encontramos que punciones repetidas destruyen las propiedades de elasticidad de la pared vascular y de la piel, favoreciendo la formación de aneurismas, la aparición de zonas estenóticas postaneurisma y un mayor tiempo de sangrado.
- *La técnica del ojal,* que consiste en efectuar las punciones siempre en el mismo punto y con igual inclinación, de forma que el coágulo formado la vez anterior se extraiga y la aguja se introduzca en el mismo túnel de canalización.
- *La técnica de punción escalonada,* que consiste en utilizar toda la zona disponible, mediante rotación de los puntos de punción. La aguja que se utilice ha de ser de acero, de pared ultrafina y tribiselada, con una longitud de 25-30 mm y un calibre que dependerá del tipo de FAV, el calibre de la vena y el flujo sanguíneo que se

desea obtener (16G, 15G o 14G). Las primeras punciones de la FAV han de ser realizadas por una enfermera experimentada de la unidad, aconsejándose que sea la misma persona, utilizando agujas de calibre pequeño (16G). La punción arterial se puede realizar en dirección distal o proximal, dependiendo del estado de la FAV y para favorecer la rotación de punciones, dejando una separación de, al menos, tres traveses de dedo entre el extremo de la aguja y la anastomosis vascular. La punción venosa siempre se hará en dirección proximal (en el sentido del flujo venoso). La distancia entre las dos agujas, arterial y venosa, ha de ser la suficiente para evitar la recirculación. Cuando se realice la técnica de unipunción, el sentido de la aguja siempre será proximal.

Una técnica correcta incluye otros aspectos que el personal de enfermería debe vigilar. Antes de la conexión al circuito ha de comprobarse mediante una jeringa con suero salino la correcta canalización de las agujas, principalmente, en las punciones dificultosas o primeras punciones, para evitar la extravasación sanguínea y el consiguiente hematoma. Con el fin de evitar salidas espontáneas o accidentales de las agujas, éstas deben estar fijadas correctamente a piel, a la vez que se debe comprobar que el extremo distal de la aguja no dañe la pared vascular. El brazo del AV se colocará de forma segura y confortable, manteniendo las punciones y las líneas del circuito sanguíneo a la vista del personal de enfermería.

2.3.3   Manejo durante la sesión de hemodiálisis

Durante la sesión de diálisis mantendremos unos flujos sanguíneos adecuados (300-500 ml/min.) para obtener una eficacia óptima. En las primeras punciones se recomienda utilizar flujos inferiores (en torno a 200 ml/min.) y elevarlos en las siguientes sesiones. Es muy aconsejable medir la presión en la línea arterial antes de la bomba (presión arterial), ya que puede advertir de flujos inadecuados. Se evitarán manipulaciones de la aguja durante la sesión de diálisis, principalmente, en las primeras punciones. Siempre que haya que manipular las agujas durante la sesión de diálisis, se hará con la bomba sanguínea parada para evitar cambios bruscos de presión dentro del acceso. En algunas ocasiones es preferible realizar una nueva punción antes que manipular la aguja repetidas veces. En caso de realizar una nueva punción, se aconseja dejar la aguja de la anterior hasta el final de la sesión (siempre que no empeore la situación), y realizar la hemostasia de todas las punciones al finalizar la hemodiálisis.

2.3.4   Retirada de las agujas

Esta operación ha de realizarse cuidadosamente a fin de evitar desgarros. La hemostasia de los puntos de punción se hará ejerciendo una ligera presión de forma suave, para evitar las pérdidas hemáticas sin llegar a ocluir el flujo sanguíneo. Teniendo en cuenta que existe un desfase entre el orificio de la piel y el del vaso (no suelen quedar completamente uno encima del otro), la presión durante la hemostasia se ejercerá sobre el orificio de la piel y en la dirección en que estaba colocada la aguja. Se recomienda un tiempo de hemostasia mínimo de 10-15 minutos o bien hasta que se haya formado un coágulo estable en el sitio de punción. Éste puede variar de un paciente a otro, dado que puede estar influenciado por el tipo de FAV, estado de la misma y factores propios del paciente. Para favorecer la formación del coágulo, la presión durante el tiempo de hemostasia ha de ser continua, sin interrupciones, hasta comprobar que es completa. Tiempos largos de sangrado (más de 20 minutos) de forma periódica en punciones no complicadas pueden indicar un aumento de la presión intraacceso. Cuando la hemostasia de los puntos de punción se realice por separado, uno a uno, se debe hacer primero la hemostasia del punto más proximal (retorno), ya que de no hacerse así, al comprimir el otro punto se aumentaría la presión dentro del acceso, lo que favorece el posible sangrado.

Los apósitos de colágeno acortan el tiempo de hemostasia y mejoran la cicatrización de los puntos de punción. No se recomienda el uso de pinzas o torniquetes especiales para realizar la hemostasia de las punciones. En las primeras punciones, la hemostasia ha de ser realizada por personal de enfermería experto, puesto que la pared vascular todavía es muy frágil y hay riesgo de formación de hematomas. Posteriormente, instruiremos al paciente para que realice su propia hemostasia.

En la tabla 1 se describen los pasos que deben seguirse para la conexión y desconexión del acceso.

2.4   Cuidados de la FAV por parte del paciente en el período de interdiálisis

Se instruirá al paciente para que retire el apósito al día siguiente de la sesión de diálisis, de manera cuidadosa. Si el apósito está pegado a la piel, éste se humedecerá para evitar tirones y sangrado. Nunca ha de levantarse la costra de la herida. En caso de sangrado, el paciente sabrá comprimir los puntos de punción y hacer la hemostasia de igual forma que cuando lo realiza al final de la sesión de hemodiálisis.

Asimismo, mantendrá una adecuada higiene del brazo de la FAV con lavado diario con agua y jabón, o con mayor frecuencia si las circunstancias lo aconsejan. En general, deberá seguir las recomendaciones señaladas en el período de maduración.

2.5   Portadores nasales de Staphilococcus aureus

Se ha demostrado una asociación entre ser portador nasal de *Staphilococcus aureus* y la bacteriemia por dicho germen en los pacientes en hemodiálisis y, sobre todo, en los pacientes con diabetes tipo 2.[14] Aunque esta asociación es más importante en los pacientes portadores de catéteres transitorios o tunelizados, también se produce en los pacientes portadores de una FAV nativa. Tanto la vacuna antiestafilocócica como la descontaminación de los pacientes colonizados con pomada de mupirocina disminuyen de forma drástica la tasa de portadores.[14, 15] Desafortunadamente, la vacuna sólo protege alrededor de unas 40 semanas y la tasa de recolonización en los pacientes portadores descontaminados es muy elevada.

2.6 *Profilaxis antibiótica*

Hasta la actualidad no se ha demostrado que la profilaxis antibiótica reduzca los episodios de infección del acceso vascular. Ni en el momento de la cirugía ni tras realizar procedimientos sobre el mismo (angioplastia) se ha demostrado que la cobertura antibiótica ofrezca ningún beneficio.[16]

2.7 *Tratamiento*

El tratamiento de la infección del acceso vascular nativo debe entenderse como una urgencia médico-quirúrgica, ya que puede ocasionar la rotura de la pared vascular y asociarse a sangrado masivo poniendo en riesgo la vida del paciente. Las recomendaciones que seguiremos son las que propone el grupo de trabajo de la Sociedad Española de Nefrología.[13]

La infección de la FAV nativa durante las primeras semanas de su realización es muy poco frecuente y suele hallarse en relación con un seguimiento inadecuado de las normas de higiene por parte del paciente. En caso de producirse supuración en la herida se recomienda obtención de cultivos, tratamiento antibiótico de amplio espectro para cubrir gérmenes grampositivos *(Staphilococcus aureus)* y gramnegativos, así como revisión por parte del cirujano vascular. En caso de acompañarse de fiebre se recomienda la obtención de hemocultivos y el ingreso hospitalario del paciente para iniciar tratamiento antibiótico endovenoso de amplio espectro, combinando un antibiótico dirigido a gérmenes grampositivos (cloxacilina, cefazolina, vancomicina, daptomicina, teicoplanina) y otro a gramnegativos (aminoglicósidos, quinolonas).

La infección de la FAV nativa tras el primer mes de su implantación es también poco frecuente y su tratamiento está en función de la extensión del proceso. En los pacientes con afectación localizada del punto de punción de la fístula, la administración durante dos semanas de un antibiótico adecuado puede controlar la infección. La presencia de síntomas sistémicos, en forma de fiebre con escalofríos o de bacteriemia acompañante, requiere prolongar el tratamiento hasta las cuatro semanas. La infección extensa de una FAV hace necesario administrar tratamiento antibiótico durante seis semanas. Muchas infecciones locales pueden tratarse sólo con terapia médica agresiva o con pequeños abordajes para drenar abscesos de la piel. En el caso de que se produzca una infección seria de la pared vascular puede cursar con degeneración aneurismática que obligaría a realizar una escisión del segmento dañado, cerrar la fístula o mantenerla (si es posible hacer una derivación alejada de la zona infectada) con el empleo, a ser posible, de material autólogo. Finalmente, la resección de la FAV es mandatoria en los pacientes que presenten embolizaciones sépticas.

La infección de una FAV es debida, normalmente, a una aplicación inadecuada de las técnicas asépticas con el acceso vascular. Por ello, es necesario reconsiderar todo el protocolo de actuación y realizar actividades de formación del personal sanitario en relación con las medidas higiénicas preventivas de la infección de los accesos vasculares.

Conclusiones

La infección de la FAV nativa es una complicación poco frecuente que puede poner en riesgo la vida del paciente, si no se diagnostica y trata a tiempo. Su manejo con antibióticos y la revisión quirúrgica pueden permitir la viabilidad de ese acceso vascular. Finalmente, los episodios de infección de la FAV deben obligar a la revisión de los protocolos de actuación seguidos por el paciente y por el personal que utiliza el acceso.

BIBLIOGRAFÍA

1. José R. Polo. Accesos vasculares para hemodiálisis. En: Insuficiencia renal crónica. Diálisis y trasplante renal. Eds.: F. Llach y F. Valderrábano. Ediciones Norma. Madrid, 1997; 942-43.

2. Rodríguez Hernández JA, López Pedret J, Piera L. El acceso vascular en España: análisis de su distribución, morbilidad y sistemas de monitorización.

3. Aparicio-Martínez C, González-García A, del Río-Prego A. Accesos vasculares para hemodiálisis. Complicaciones: infecciones del acceso vascular (autólogo o protésico). Angiología 2005; 57 (Supl 2): S129-S135.

4. Kessler M, Hoen B, Mayeux D, *et al.* Bacteremia in patients on chronic hemodialysis: A multicenter prospective survey. Nephrol 1998; 64: 95-100.

5. Hoen B, Paul-Dauphin A, Hestin D, Kessler M. EPIBACDIAL: A multicenter prospective study of risk factors for bacteremia in chronic hemodialysis patients. J Am Soc Nephrol 1998; 9: 869-76.

6. Gruss E, Pórtoles J, Jiménez P y cols. Seguimiento prospectivo del acceso vascular en hemodiálisis mediante un equipo multidisciplinar. Nefrología 2006; 26 (6): 703-10.

7. López-Revuelta K, Barril G, Caramelo C y cols. Desarrollo de un sistema de monitorización clínica para hemodiálisis: propuesta de indicadores del Grupo de Gestión de Calidad de la SEN. Nefrología 2007; 27 (5): 532-59.

8. Mazonakis E, Stirling C, Booth KL, McClenahan J, Heron N, Geddes CC. The influence of comorbidity on the risk of access-related bacteremia in chronic hemodialysis patients. Hemodial Int 13(1): 6-10, 2009.

9. Fong IW, Capellán JM, Simbul M, Ángel J. Infection of arteriovenous fistulas created for chronic hemodialysis. Scand J Infect Dis 1993; 25:215-225.

10. Marr KA, Kong LK, Fowler VG, Gopal A, Sexton DJ, Conlon PJ, Corey GR. Incidence and outcome of Staphylococcus aureus bacteremia in hemodialysis patients. Kidney Int 1998; 54: 1684-689.

11. Robinson DL, Fowler VG, Sexton DJ, Corey RG, Conlon PJ. Bacterial endocarditis in hemodialysis patients. Am J Kidney Dis 1997; 30: 521-24.

12. Rodríguez Hernández JA, González Parra E, González Julián JM y cols. Cuidados del acceso vascular. Nefrología 2005; 25 (Supl 1): 29-32.

13. Rodríguez Hernández JA, González Parra E, González Julián JM y cols. Tratamiento de las complicaciones del acceso vascular. Nefrología 2005; 25 (Supl 1): 48-63.

14. Saxena AK, Panhotra BR, Venkateshappa CK, Sundaram S, Naguib M, Uzzaman W, Al Muthim K. The impact of nasal carriage of methicillin-resistant and methicillin-susceptible Staphylococcus aureus (MRSA&MSSA) on vascular access-related septicemia among patients with type-II diabetes on dialysis. Ren Fail 2002; 24 (6): 763-77.

15. Shinefield H, Black S, Fattom A y cols. Use of a Staphylococcus aureus conjugate vaccine in patients receiving hemodialysis. N Engl J Med 2002; 346: 491-96.

16. Salman L, Asif A. Antibiotic prophylaxis: is it needed for dialysis access procedures? Semin Dial 2009; 22 (3): 297-99.

Capítulo 4

Infección del acceso vascular protésico

G. Urbino, F. Vidal-Barraquer

Introducción

La calidad de vida del paciente en hemodiálisis está directamente relacionada con la calidad de sus accesos vasculares e incluso su supervivencia depende de la de éstos. Aceptando que el acceso vascular ideal es la fístula arteriovenosa realizada con vasos nativos, por su mayor longevidad y escasas complicaciones, debemos admitir que la mayoría de pacientes que son portadores de materiales protésicos como acceso para hemodiálisis ya han agotado una parte importante de sus reservas en accesos. Éste es uno de los principales motivos para preservar los injertos protésicos de cualquier complicación, especialmente de aquella que provoque su pérdida.

Muchas son las complicaciones descritas en los accesos vasculares: isquemia distal, edema de la extremidad, aneurismas tanto del trayecto como de las anastomosis, sangrado por las punciones, etc. De todas ellas, la trombosis, con la consecuente pérdida de utilidad para la hemodiálisis, es la más frecuente pero no necesariamente la más grave, dadas las probabilidades de resolverla y, en último extremo, el poder realizar otro acceso sin mayores complicaciones. Por el contrario, la infección del material protésico puede provocar por sí sola la mayoría de las complicaciones descritas hasta este momento, añadiendo las derivadas de la cirugía, casi siempre imprescindible, para retirarlo, además de ser fuente de bacteriemias que contribuyen a la mortalidad de estos pacientes.[1,2]

Los gérmenes que se asocian con mayor frecuencia son los cocos Gram positivos, en especial *Staphilococcus aureus* y *Staphilococcus epidermidis;* por otro lado, los Gram negativos se implican entre un 25 y un 33 % y los *enterococos* en un 10 y un 20 % de las infecciones. Hay un pequeño porcentaje que se deben a infecciones polimicrobianas y se han reportado casos aislados con aislamiento de *Clostridium perfringens.* La infección por *Staphilococcus aureus,* además, se asocia a alto índice de complicaciones, hasta un 44 %, y dentro de éstas un 14 % de mortalidad. La artritis séptica, la osteomielitis y la endocarditis infecciosa son las complicaciones más frecuentes. Algunos autores señalan que la presencia de *biofilm* en la superficie de la prótesis puede desempeñar un papel importante en el fracaso de la erradicación de la infección.[3,4]

Para analizar las infecciones, las causas y su tratamiento, es útil dividir las infecciones protésicas en dos grupos: infecciones primarias, que serían las que se producirían por contaminación en el momento del implante quirúrgico, y las secundarias, relacionadas con el uso del injerto (básicamente, provocadas por las punciones). No podemos olvidar un tercer grupo de infecciones, ligadas a infecciones en otras zonas del organismo, capaces de causar una colonización bacteriana de la prótesis por vía hematógena. Cada una de ellas precisará de un tratamiento y de una profilaxis específica.

1   Infección primaria

La profilaxis de la infección primaria, ligada al acto quirúrgico, se inicia con la realización depurada de la técnica en el ambiente idóneo para ello. Aun siendo obvio, hay que incidir en el tema, dado que fácilmente puede considerarse que un quirófano con las condiciones de asepsia mínimamente válidas para realizar fístulas A-V con vasos nativos, puede ser empleado para el implante de prótesis. Nos referimos a quirófanos destinados a cirugía menor, situados fuera del área quirúrgica propiamente dicha y sin los circuitos apropiados de circulación del personal, material limpio/sucio, aire acondicionado, etc. Debe exigirse que los accesos protésicos sean realizados en quirófanos útiles para cirugía mayor protésica. En segundo lugar debe valorarse la profilaxis antibiótica sistemática, y seguir las recomendaciones del comité o de los expertos en infecciones del centro. Finalmente, los cuidados postquirúrgicos deben dedicar especial atención a evidenciar cualquier signo de infección en la zona intervenida que obligaría a iniciar un tratamiento antibiótico agresivo en caso de confirmarse la infección, o también incluso si se mantiene una duda razonable sobre su existencia.

Si a pesar de todo ello se presenta una infección, la probabilidad de vernos obligados a retirar toda la prótesis es muy alta. En estas circunstancias la reconstrucción de la anastomosis arterial puede ser causa de graves problemas, ya sea por isquemia, si debe ligarse la arteria, o por sangrado, si la infección provoca un fallo de dicha reconstrucción. El criterio y la experiencia del equipo quirúrgico son la clave para minimizar dichos riesgos.[5]

Afortunadamente, la infección primaria es excepcional y cuando se presenta el tratamiento antibiótico agresivo en fase precoz resuelve, de un modo eficaz, la mayoría de los casos. Este tratamiento antibiótico es, en primer término, empírico, cubriendo tanto gérmenes Gram positivos como negativos, por lo general vancomicina y gentamicina, y en los centros con tasas bajas de incidencia de infección por MARSA se puede sustituir la vancomicina por cefazolina, oxacilina o nafcicilina. Localmente se produce una reacción inflamatoria en la zona infectada, con edema, eritema, calor y dolor a la palpación. Es importante diferenciar estos signos clínicos de la flogosis y edema postimplantación, muy frecuentes y que no requieren tratamiento antibiótico.[6]

2   Infección secundaria

De los tres tipos de infección, la secundaria es la más frecuente. Afortunadamente, la aparición de complicaciones graves es excepcional, aunque casi siempre obliga a una reintervención. En cualquier caso, en estas circunstancias, la pérdida del acceso no es anecdótica.

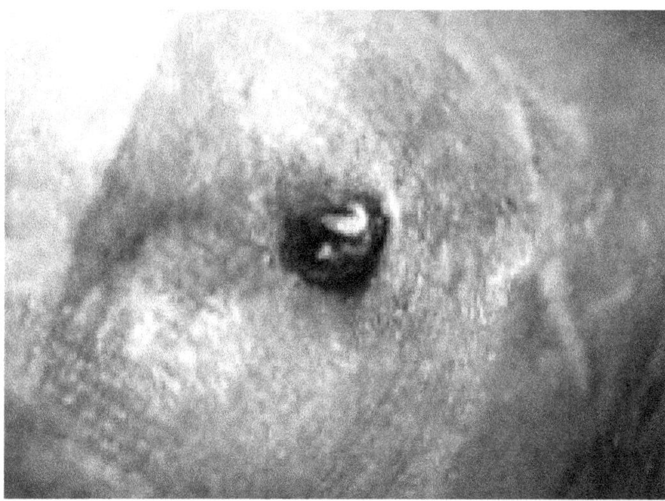

Figura 1. Prótesis exteriorizada por ulceración cutánea a partir de las punciones.

Aparte de la correcta preparación cutánea y el manejo del material de punción que evite una contaminación directa, la prevención de infecciones secundarias obliga a evitar la punción en zonas de hematomas recientes, con la piel lesionada o debilitada. Cualquiera de estas situaciones puede facilitar la exteriorización del material protésico y su posterior contaminación (véase la figura 1). La existencia de hematomas pulsátiles (falsos aneurismas) puede ser causa de una exteriorización espontánea de la prótesis si no se corrige a tiempo.

En caso de una infección secundaria, el tratamiento antibiótico, excepcionalmente, corrige por sí solo el problema. Si la prótesis está exteriorizada, el pronóstico para un tratamiento conservador es aún peor. Por todo ello debemos asumir la cirugía como el tratamiento de elección (asociado al antibiótico mientras no se consiga la resolución total del problema).

La corrección quirúrgica, cuando la infección afecta un tramo limitado de la prótesis (véase la figura 2), permite en ocasiones salvar el acceso. Para ello debemos reconstruir la continuidad del trayecto pasando un nuevo segmento de prótesis por una zona no contaminada (véanse las figuras 3A y 4B). Según la disposición de la prótesis inicial, de la zona infectada y del tamaño de la extremidad (antebrazo, brazo o muslo), las posibilidades de realizar la técnica con éxito serán distintas. Aunque no existen muchas referencias bibliográficas al respecto, en nuestra experiencia personal, la supervivencia de los accesos que han precisado este tipo de reparación es escasa y nos cuestionamos si debe realizarse sistemáticamente o es preferible abandonarlo y realizar un nuevo acceso en territorio distinto.[7-9]

Cualquiera que sea el motivo, un injerto infectado que pierde su utilidad para hemodiálisis obliga a ser retirado. Tanto por motivos de simplicidad técnica como para reducir el riesgo de complicaciones derivadas de la reconstrucción arterial (ya citados al referirnos a la infección primaria), debemos evitar que la infección, limitada a un segmento aislado, se extienda hasta las anastomosis. Si retiramos la prótesis en su segmento infectado en el mismo tiempo quirúrgico que ligamos los dos extremos (véase la figura 4A), a través

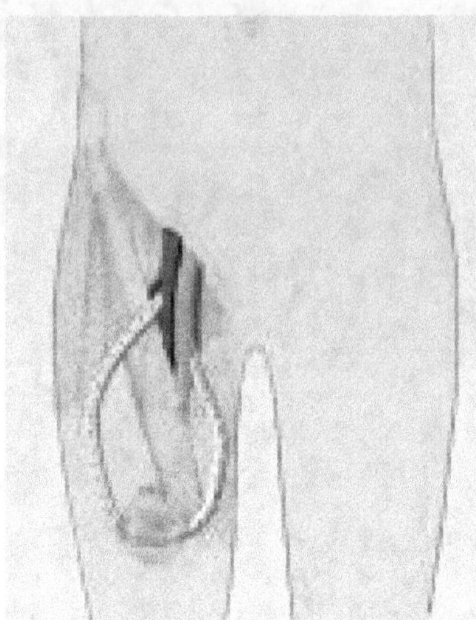

Figura 2. Infección secundaria limitada a un segmento corto del injerto protésico.

del lecho del injerto retirado se contaminan los muñones con líquido infectado (véase la figura 4B). El resultado es la aparición, al cabo de semanas o meses, de una infección cercana a la anastomosis arterial, de compleja solución.

Para evitar esta complicación, proponemos ejecutar la retirada del segmento infectado en dos tiempos. En primer lugar, se accedería a la zona no infectada del injerto próxima a las anastomosis, para interrumpir la continuidad de la prótesis (se retira 3-5 cm del mismo con sutura de ambos extremos) (véase la figura 5A). Pasados 15-20 días que permitan la correcta cicatrización en la zona extirpada, se reinterviene abordando el sector pro-

A
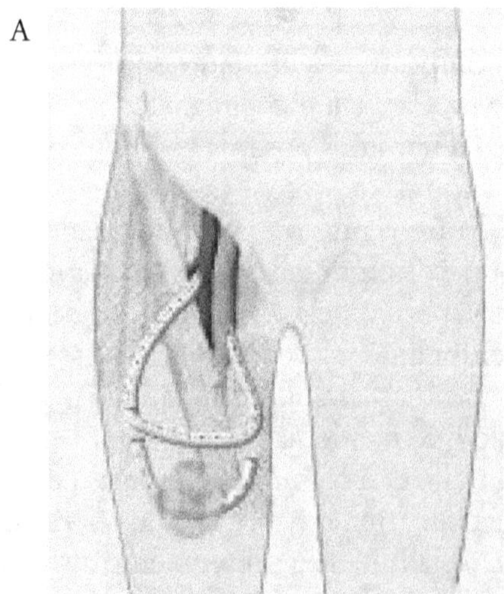

B
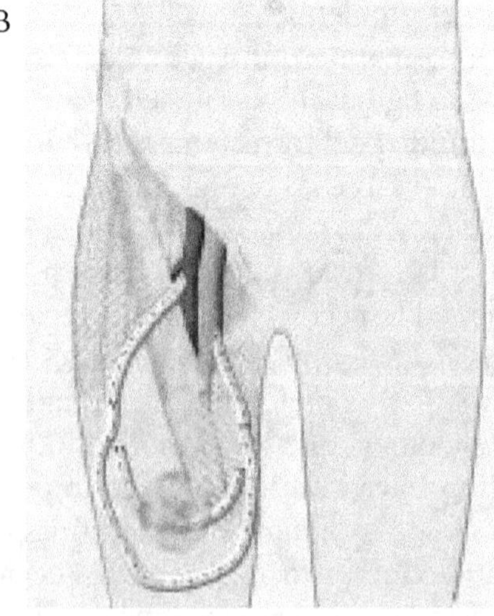

Figura 3

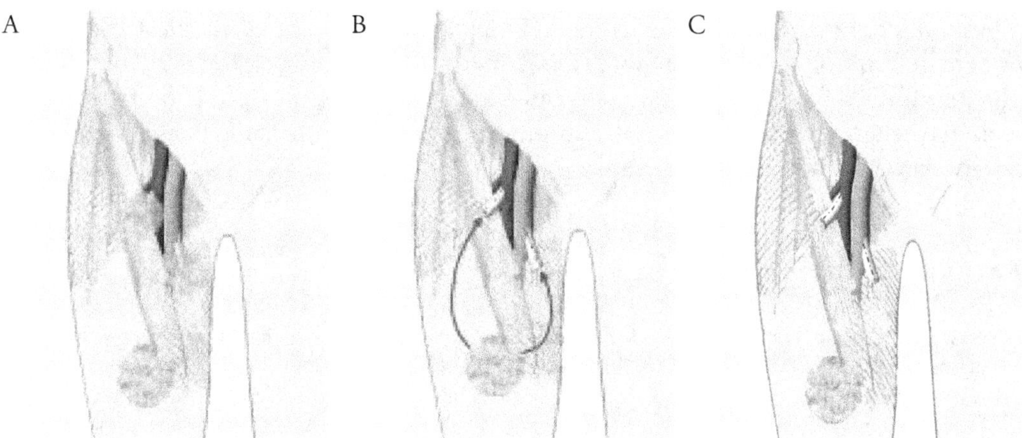

Figura 4. A. Retirada en un tiempo del injerto infectado. B. Contaminación de los muñones residuales del injerto a través del lecho de la prótesis. C. Reproducción de la infección en los muñones de la prótesis, en proximidad a las anastomosis vasculares del mismo.

blemático y retirándolo hasta la cicatriz de la primera cirugía (véase la figura 5B). En nuestra experiencia, en todos los casos en que ha sido posible aplicar esta técnica, se ha evitado que la infección afectara a las anastomosis.

Algunos autores proponen el uso de aloinjertos con venas criopreservadas para la sustitución del segmento de prótesis retirado, con resultados controvertidos en cuanto a la permeabilidad y las complicaciones que se pueden presentar.

Dentro de las infecciones secundarias tenemos un segundo grupo, no relacionadas con el sitio de punción, en el que los gérmenes llegan a través de bacteriemias provocadas por

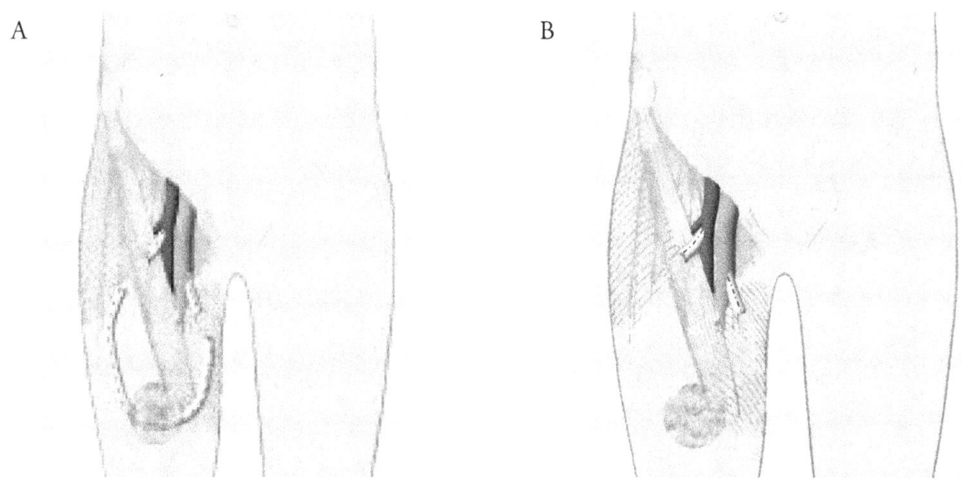

Figura 5. A. Interrupción en un primer tiempo de la prótesis, en un sector no afectado por la infección. B. Pasados 15-20 días del primer tiempo quirúrgico, se retira el segmento infectado de la prótesis.

infecciones remotas. Su diagnóstico es complejo, dadas las escasas manifestaciones que presentan. Raramente presentan clínica inflamatoria local y, en ocasiones, se manifiestan por trombosis del injerto protésico sin causa aparente que lo justifique. Su tratamiento será, mayoritariamente, quirúrgico, aunque en casos seleccionados se puede intentar un tratamiento antibiótico prolongado.

BIBLIOGRAFÍA

1. Nassar GM, Ayus JC. Infectius complications of the hemodialysis access. Kidney Int. 2001 Jul; 60 (1): 1-13.
2. De La Fuente N, Estallo L, Vega de Céniga M, Viviens B, Barba A. Complicaciones no trombóticas en los accesos vasculares para hemodiálisis. Dial Traspl. 2008; 29 (4): 214-20.
3. Ryan SV, Calligaro KD, Dougherty MJ. Management of hemodialysis access infections. Semin Vasc Surg. 2004 Mar; 17 (1): 40-44.
4. Adams ED, Sidawy AN. Non trombotic complications of arteriovenous access for hemodialysis. En Rutherford RB, editor. Vascular surgery. 5.ª ed. Philadelphia: WB Saunders; 2000; 1692-695.
5. Schanzer A, Ciaranello AL, Schanzer H. Brachial artery ligation with total graft excision is safe an effective approach to prosthetic arterio-venous graft infection. J Vasc Surg. 2008 Sep; 48 (3): 655-58.
6. Del Río Prego A, Aparicio Martínez C, González Gracia A. Accesos vasculares para hemodiálisis. En SEACV, editor. Tratado de las enfermedades vasculares. Barcelona: Viguera; 2006; 1258-259.
7. Schutte WP, Helmer SD, Salazar L, Smith JL. Surgical treatment of infected prosthetic dialysis arteriovenous graft: total versus partial graft excision. Am J Surg. 2007 Mar; 193 (3): 385-88; discussion 388.
8. Ryan SV, Calligaro KD, Schaff J, Dougherty MJ. Management of infected prosthetic dialysis arteriovenous graft. J Vasc Surg. 2004 Jan; 39 (1): 73-78.
9. Akoh JA. Prosthetic arteriovenous grafts for hemodialysis. J Vasc Surg. 2009 Jul-sep; 10 (3): 137-47.

Capítulo 5

Estenosis venosa central: su trascendencia en el manejo de los accesos de hemodiálisis

J. Domínguez

Introducción

La fístula arteriovenosa (FAV) como acceso vascular para hemodiálisis depende para su correcto funcionamiento de un flujo eferente adecuado, sin impedimentos en el curso de su trayecto venoso hacia las cavidades cardíacas. Su viabilidad se ve comprometida por la hipertensión venosa que acompaña a la existencia previa, o el desarrollo posterior de estenosis venosas centrales (EVC), entendiendo como tales aquellas que afectan a las venas subclavias, a ambos troncos venosos innominados y a la vena cava superior en el tórax y a las venas ilíacas o la vena cava inferior en el abdomen.

El edema y la circulación colateral, en los territorios afectados por la hipertensión venosa, son los signos clínicos más evidentes. Entre los pacientes en hemodiálisis, los catéteres venosos centrales (CVC) son el principal factor de riesgo, aunque no el único, para el desarrollo de EVC y la consecuente malfunción de la FAV.

En un contexto de temporalidad de las vías utilizadas para la hemodiálisis y de la primacía de la FAV, la utilización de CVC debe ser cuidadosamente evaluada y restringida a los casos estrictamente necesarios. Por razones obvias, el diagnóstico de las EVC previo a la creación de FAV o el tratamiento posterior mediante técnicas percutáneas o quirúrgicas es de especial relevancia.

1 Prevalencia y evolución de los CVC

El problema del manejo clínico de los accesos vasculares para la hemodiálisis es de proporciones considerables y está en una línea ascendente, entre otras razones, porque la mortalidad en los pacientes con insuficiencia renal crónica ha descendido y la edad ha aumentado. En EEUU el descenso se ha calculado en el 8 % desde 1986.[1] Entre los pacientes que requieren HD, el porcentaje de portadores de CVC se ha incrementado notablemente en los últimos años. Así, en Europa entre el 15 % (Alemania) y el 50 % (Reino Unido) y en EEUU hasta un 60 % de los pacientes con enfermedad renal terminal inician la hemodiálisis con un catéter.[2]

Aunque sería deseable poder disponer de una FAV plenamente desarrollada en el momento de iniciar la diálisis, ésa no es la realidad actual y ello se debe, en parte, a que

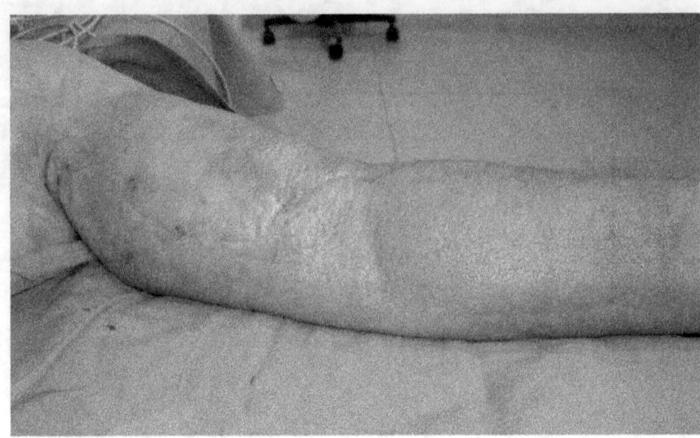

Figura 1. La coincidencia de una estenosis de la vena subclavia izquierda con una FAV de diálisis en la extremidad homolateral se manifiesta en este paciente en forma de edema del brazo.

la diálisis por los CVC puede realizarse sin requerir un intervalo de maduración. Sin embargo, también presentan mayor morbilidad por trombosis o infección y un riesgo de estenosis u oclusión permanente de una vena central.

Los CVC iniciaron su andadura en la década de 1950 y se colocaban en la vena subclavia, considerada entonces la vía más segura, pero ya en los años ochenta se identificó la relación entre la canulación de dicha vena y la subsiguiente EVC en un 40-50 %[3,4] o en un 25 %[5] según los autores. En la década de 1990, las preferencias se decantaron hacia la vena yugular interna, que presentaba un porcentaje menor de EVC asociadas,[6] pero las expectativas de mínima morbilidad no se han cumplido.[7] El acceso yugular interno más utilizado es el derecho, porque su trayecto intravascular más recto, hasta la aurícula, lo hace preferible al yugular izquierdo, ya que las incurvaciones aumentan el riesgo de EVC.

2 Patogenia

El mecanismo exacto por el que se desarrollan las EVC, asociadas a los CVC, no se conoce con exactitud. Sin embargo, sí se conoce una serie de factores capaces de interactuar para formar agregados plaquetares y estimular directamente las células endoteliales, lo que producirá una reacción inflamatoria mediada por factores de crecimiento tisular y, finalmente, una hiperplasia intimal causante de la EVC. Estos factores son:

- La presencia en el torrente circulatorio de los catéteres que actúan como cuerpos extraños.
- El contacto de los catéteres con las paredes de los vasos sanguíneos.
- El medio urémico.

La agregación de plaquetas y su aposición a las paredes de los vasos se produce por las turbulencias en el flujo sanguíneo, debidas a la presencia de los catéteres y al aumento de flujo de las FAV. También por la denudación del endotelio vascular en los puntos donde los catéteres están en contacto con las venas. Como resultado de la agregación plaquetar en este entorno se liberan citocinas profibróticas y se forman microtrombos.[8,9] El contacto de la pared venosa con el extremo o el cuerpo de un catéter cuya posición cambia con los movimientos respiratorios o posturales produce un daño físico directo, con el resultado de formación de trombina, activación plaquetar, liberación de P-selectina y una respuesta inflamatoria del endotelio.[10] La estimulación tisular produce la aposición de varias capas de células musculares y, finalmente, la aparición tardía de tejido fibroso.[11] En un estudio *postmortem* se encontraron los catéteres adheridos focalmente a las paredes de los vasos por trombo organizado, células endoteliales y colágeno.[12]

Las propiedades exigidas a un CVC permanente se relacionan:

- Con sus características físicas (capacidad de soportar altos flujos o de evitar el colapso con bajas presiones, resistencia a la acodadura o a la rotura de sus componentes).
- Con su capacidad de interactuar con el medio en el que se sitúan (biocompatibilidad, mínimo trauma sobre la pared venosa, resistencia a la formación de manguitos de fibrina o de coágulos en su extremo o en su luz).
- Con su resistencia a la contaminación bacteriana.

Para fabricar los catéteres permanentes, en la actualidad se prefieren la silicona y el poliuretano frente al silastic, el polietileno y el politetrafluoroetileno (PTFE). Con el objetivo de conseguir la máxima funcionalidad con el mínimo impacto hemodinámico, se han diseñado diversos modelos del segmento distal de los catéteres. Los catéteres con extremo dividido, los orificios laterales, el corte recto o en bisel del extremo y el autocentrado son opciones incorporadas por los catéteres para minimizar la formación de trombos o de manguitos de fibrina y para lesionar lo menos posible las paredes venosas. Todos ellos tienen ventajas e inconvenientes.

El medio urémico ya es capaz de producir por sí mismo cambios en el endotelio intimal, como se ha demostrado en las venas cefálicas de pacientes con fallo renal, antes incluso de la creación de una FAV.[13]

Finalmente, hay que citar como agente nocivo la infección, típicamente asociada a los CVC. En un estudio comparativo, a los seis meses de la retirada de un CVC, se observó que la frecuencia de EVC era tres veces superior en el grupo de los pacientes cuyo catéter estaba infectado, frente al grupo de los que no lo estaba.[14]

3   Riesgo de desarrollar una EVC

Conocemos los mecanismos patogénicos que relacionan los CVC con las EVC. Ahora también sabemos que la probabilidad de que éstas aparezcan aumenta:

- Con el número.
- Con la duración de los períodos en los que se recurre a los CVC para la diálisis.[3]

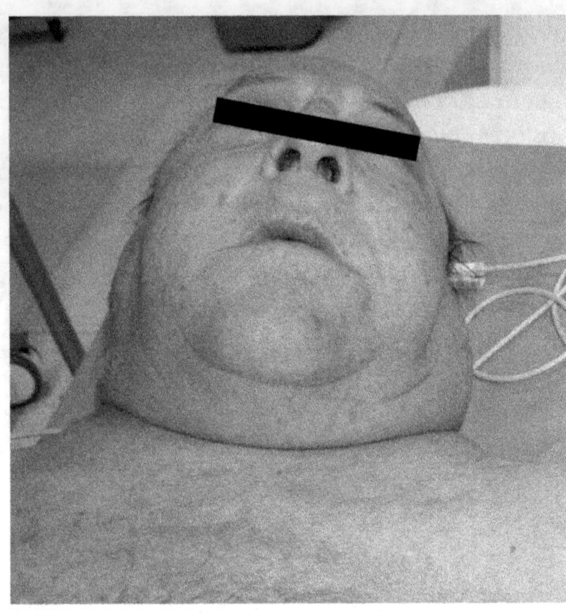

*Figura 2. La estenosis de ambos troncos innominados, o de la VCS, en un paciente portador
de una FAV de diálisis en alguna de las extremidades superiores puede producir, como en este caso,
un síndrome de vena cava superior.*

En un estudio prospectivo de 42 cateterizaciones de la vena subclavia, los pacientes que presentaban una EVC a los 6 meses de la inserción habían llevado un número mayor de catéteres (2 *versus* 1,58) durante mayor tiempo (49 días *versus* 12) y habían realizado más sesiones de diálisis (21 *versus* 12) que el resto de los pacientes.[14]

La superficie de contacto del catéter con la pared venosa también se correlaciona con la probabilidad de EVC. El contacto de los catéteres con las paredes vasculares es mayor en el lado izquierdo, porque el trayecto venoso es más largo y tortuoso que en el derecho y porque en un tercio de los pacientes la vena yugular interna izquierda es de menor calibre que la derecha. Estos factores anatómicos pueden explicar la mayor frecuencia de EVC en el lado izquierdo.[15,16] La interacción es aún mayor en determinadas patologías arteriales donde la elongación y dilatación de la aorta y el tronco braquiocefálico pueden incrementar las angulaciones en el catéter y la probabilidad de EVC. Todo ello ha hecho plantear la posibilidad de priorizar el acceso yugular externo derecho sobre el yugular interno izquierdo.[17]

En cuanto al género, no se han hallado diferencias en la predisposición a desarrollar EVC.

4   Catéteres centrales de inserción periférica (PICC en sus siglas en inglés)

Los mismos factores patogénicos que intervienen en los CVC permanentes también lo hacen cuando la diálisis se realiza por catéteres de menor calibre, insertados en venas periféricas de las extremidades superiores. En un estudio de 150 pacientes portadores de

PICC se observó un 7 % de EVC, sobre todo en los que lo habían llevado durante un tiempo más prolongado.[18] Esta impresión deberá confirmarse y valorar otras alternativas para el acceso venoso, como los catéteres centrales de una sola luz, para poder preservar en condiciones las venas del brazo que, en un futuro, pueden servir para crear una FAV. También son capaces de producir EVC los catéteres de triple luz que permanecen insertados durante cortos períodos.[19]

5   Marcapasos y desfibriladores

En los pacientes con insuficiencia renal crónica coexisten a menudo enfermedades cardiovasculares y no es infrecuente que sean portadores de marcapasos o desfibriladores cuya guía es capaz de producir a largo plazo una inflamación de las venas y una EVC. Por este motivo es aconsejable conocer, y si es necesario tratar, una posible estenosis en estos pacientes, especialmente cuando está prevista la creación de una FAV en la extremidad homolateral. A la inversa, cuando hay que implantar un desfibrilador en un paciente dializado es conveniente hacerlo en el lado contrario al acceso.

6   Clínica de la EVC

Las manifestaciones clínicas de una EVC dependen de:

- El grado y localización de la estenosis.
- La capacidad de drenaje de la circulación colateral torácica, cervical o mediastínica en el tórax; o de la circulación colateral pélvica en el abdomen.

La derivación del flujo venoso por colaterales suele evitar la aparición de síntomas en las personas con EVC, sin otras alteraciones hemodinámicas. Sin embargo, si la EVC coexiste con una FAV, la multiplicación del flujo de retorno venoso, de cuatro a diez veces, a menudo supera la capacidad de drenaje de las colaterales y se produce una hipertensión venosa en el territorio que drena la vena estenosada.

El edema es la principal manifestación clínica y, en los grados avanzados de hipertensión venosa, es doloroso e incapacitante y se acompaña de eritema y ulceraciones (véase la figura 1). También se ha descrito hiperpigmentación, deformidades ungueales y sarcoma pseudo-Kaposi.[20] Si la estenosis se localiza en la vena subclavia, el edema aparece en el brazo. Si la estenosis es más central, como en los troncos innominados, pueden añadirse edema mamario o facial homolaterales. Si la estenosis de los troncos innominados es bilateral o está estenosada la vena cava superior, puede presentarse un síndrome de vena cava superior (véase la figura 2). En algunos casos, el establecimiento de una rápida y amplia conexión contralateral o con el sistema ácigos facilita el drenaje y disminuye los síntomas de la obstrucción venosa. La estenosis secundaria a la cateterización femoral y localizada en las venas ilíacas, a menudo, causa hinchazón de la pierna o congestión pélvica, incluso sin la presencia de una FAV.

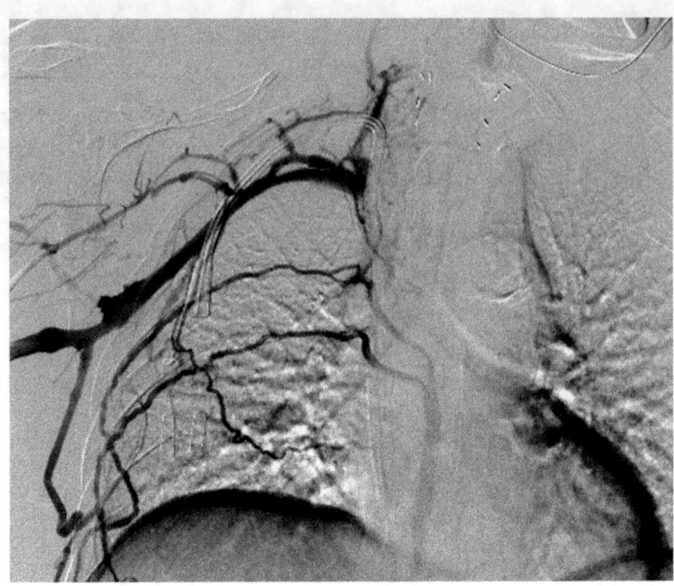

*Figura 3. Estudio flebográfico de las venas centrales por punción de una vena periférica
de la extremidad superior derecha. Se identifica un CVC con entrada por la vena yugular
interna derecha y una obstrucción del tronco innominado derecho. Desarrollo de circulación
colateral torácica derecha hacia el sistema ácigos.*

El aumento de la presión venosa también complica la diálisis por la FAV, dificultando las punciones, produciendo dilataciones aneurismáticas y aumentando el riesgo de sangrados, hematoma o trombosis del acceso venoso. Otra complicación es la infección de las ulceraciones.

7   Diagnóstico

7.1   La flebografía con contraste yodado

Es la prueba de imagen considerada el *gold standard* para la detección de una EVC. En un paciente asintomático, ésta se suele realizar en el contexto de la creación de una FAV, para proporcionar al cirujano un mapa venoso preciso antes de la intervención. Cuando hay antecedentes de cateterizaciones venosas centrales o signos de drenaje venoso inadecuado, como edema y circulación venosa colateral que pueden reflejar la presencia de una EVC, la flebografía es obligada, porque una FAV en estas condiciones agravaría los síntomas e impediría una diálisis correcta. Idealmente, la flebografía debe detectar todas las estenosis en las posibles vías de acceso venoso de ambas extremidades y en el trayecto hasta la aurícula derecha (véanse las figuras 3 y 4), definiendo el grado de obstrucción y de colateralidad, todo ello para descartar accesos inviables y valorar otros alternativos, tanto para FAV como para catéteres permanentes.

Los contrastes de baja osmolaridad o isoosmolares utilizados en baja concentración son escasamente nefrotóxicos, pero la prevención de un fallo renal agudo en pacientes con insuficiencia renal moderada ha estimulado la búsqueda de técnicas alternativas de imagen.

7.2   El eco-Doppler

Es útil para seleccionar una vena adecuada para la FAV, pero tiene el inconveniente de su baja resolución en el estudio de las venas centrales.

7.3   Flebografía por RNM

Los pequeños volúmenes de contraste paramagnético utilizados no comprometen la función renal.

7.4   Flebografía con CO_2

El CO_2 tampoco es nefrotóxico, pero precisa de un inyector y un programa de tratamiento de imagen específicos para realizar la flebografía con seguridad. El control de los volúmenes de CO_2 inyectados y de los intervalos entre inyecciones para evitar, respectivamente, el reflujo arterial en las FAV, así como el acúmulo de gas en las cavidades cardíacas derechas, permite realizar múltiples inyecciones sin riesgo alguno de nefrotoxicidad o de reacción alérgica.

8   Tratamiento

El tratamiento de la EVC está indicado cuando se acompaña de síntomas. Algunos pacientes con EVC están asintomáticos gracias al desarrollo suficiente de colaterales, lo que permite realizar la diálisis adecuadamente. Estos pacientes sólo precisan un control y se reserva la intervención para cuando se inicia un deterioro clínico o de la diálisis. La ligadura de la fístula de diálisis comporta la rápida desaparición de los síntomas, pero implica la creación de un nuevo acceso.

8.1   Tratamiento percutáneo endovascular

Las dos opciones en el tratamiento percutáneo de la EVC son la angioplastia (ATP) y la prótesis o *stent*. Ambas opciones han sido utilizadas como tratamiento inicial y también de forma secundaria, para prolongar la eficacia de la revascularización. La trombólisis o la tromboaspiración, en los pocos casos en que la estenosis se acompaña de trombo fresco, ayuda a reconocer y resolver una estenosis subyacente.[21,22]

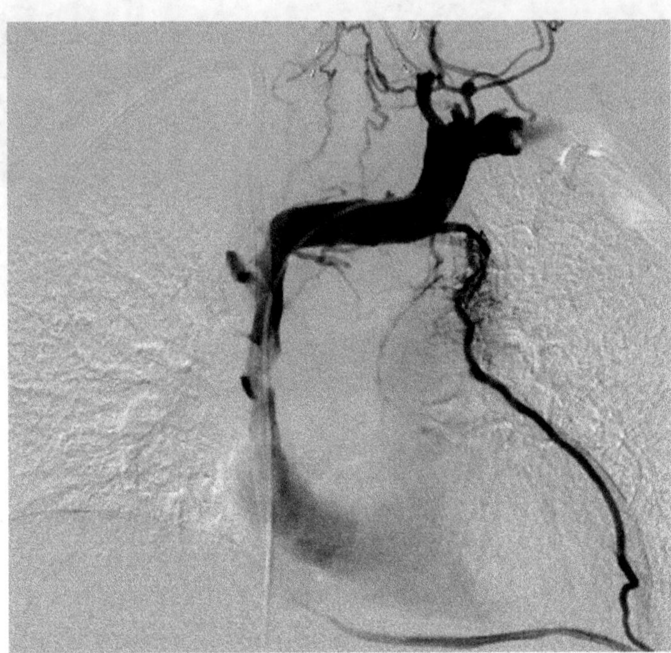

Figura 4. En el mismo paciente, estudio flebográfico de las venas centrales por punción de una vena periférica de la extremidad superior izquierda. Se identifica una estenosis de la vena cava superior, una ingurgitación del tronco innominado izquierdo y una derivación colateral por una vena pericárdica.

La revascularización percutánea se realiza en una sala de radiología vascular, con monitorización del paciente y presencia de un anestesista que administra la analgesia y sedación adecuada en cada momento del procedimiento.

Entre la ATP y la prótesis, la técnica únicamente difiere en el catéter utilizado para la revascularización. En el primer caso, el catéter incorpora un balón en su extremo distal que se puede hinchar a presión cuando alcanza el segmento estenótico (véanse las figuras 5, 6 y 7). En el segundo, se trata de una prótesis que se despliega al retirar la vaina que la cubre.

El acceso venoso para la introducción de guías, catéteres, balones de angioplastia y prótesis suele ser el femoral y sólo precisa de una pequeña incisión cutánea de unos 2-3 mm. La vena de retorno de la FAV en la extremidad superior puede ser otra vía de acceso alternativa, cuando no es posible superar la obstrucción desde el acceso femoral.

La administración de Heparina Na, para prevenir la trombosis aguda durante las dilataciones o la implantación de las prótesis, debe tener en cuenta las características de la EVC y las circunstancias del paciente, a menudo con un *estatus* de baja coagulabilidad. La dosis máxima de 5.000 UI se administrará a un paciente con parámetros de coagulación normales y con una EVC severa o multifocal que puede requerir maniobras complejas de revascularización. Por el contrario, se puede prescindir de la anticoagulación cuando el paciente esté hipocoagulado o se prevea un rápido restablecimiento del flujo tras la ATP o la prótesis.

Tras la retirada del introductor femoral y la colocación de un apósito compresivo, una vez finalizado el procedimiento, el protocolo incluye el reposo durante un período de 12-24 h., tras el cual puede ser dado de alta si no hay complicaciones. Los protocolos preventivos de la oclusión trombótica de las prótesis son de difícil aplicación en el caso de los pacientes dializados.

8.1.1　Resultados de la ATP

Los resultados de las series que valoran la eficacia de los tratamientos percutáneos presentan diferencias, tanto en la permeabilidad primaria como en la secundaria, que son motivo de controversia.

Los autores que han obtenido una baja permeabilidad de la ATP son partidarios de implantar directamente una prótesis. Por el contrario, otros han obtenido mejores resultados y priorizan la ATP. En cualquier caso, las permeabilidades primarias reportadas a un año son en su mayoría inferiores al 40 %. Las permeabilidades secundarias a un año oscilan entre el 80 y el 100 %.

8.1.2　Resultados de las prótesis

En un intento de reducir las altas tasas de recurrencia de las lesiones tratadas mediante ATP, algunos autores han optado por el tratamiento con prótesis (véanse las figuras 8 y 9),

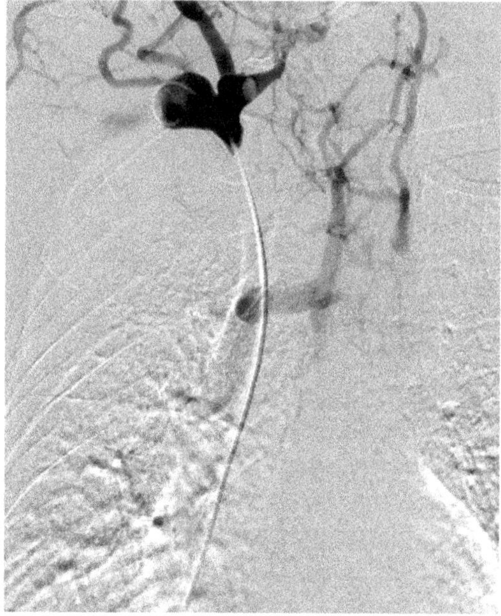

Figura 5. Oclusión del tronco innominado derecho. El catéter insertado
por la vena femoral derecha ha sobrepasado la oclusión.

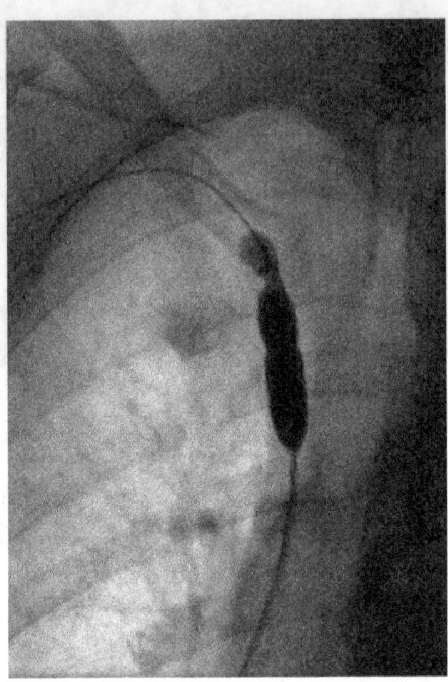

Figura 6. Dilatación con balón de baja compliance.

ya sea de forma primaria o tras una ATP refractaria, definida por la SIR (Society of Interventional Radiology) como aquella en que, tras la dilatación, persiste una estenosis residual ≥ 30 %. La implantación de prótesis tiene una tasa de éxito inicial elevada y la permeabilidad primaria reportada a un año, que oscila entre el 11 y el 70 % ,[23-25] mejora los resultados de la ATP. Sin embargo, la permeabilidad secundaria a un año, entre el 56[26,27] y el 100 %,[25] (en la mayoría de estudios entre el 60 y el 70 %), sitúa a las prótesis en un nivel similar al de la ATP. Un factor relevante en la reestenosis de las prótesis es la reacción hiperplásica de los vasos ante el estímulo permanente de la malla metálica, que es más intensa y prolongada que tras una ATP (véase la figura 10).

La heterogenicidad de resultados puede deberse, al menos en parte, a que se trata de estudios retrospectivos en los que no es homologable una diversidad de lesiones estenosantes que difieren en localización, longitud y grado, como tampoco es homologable la técnica y el material utilizados para la revascularización. En muchas revisiones se incluyen estenosis de localización central y periférica; en otras, no son comparables los grados de estenosis consideradas hemodinámicamente significativas, ya que pueden oscilar entre el 50 % y la obstrucción completa. Por otra parte, la existencia de estenosis «refractarias», de gran resistencia a la dilatación o «elásticas», que recurren en cuanto cede la fuerza expansiva del balón de angioplastia, son un reto técnico cuyo éxito depende del abordaje con materiales muy específicos que han mejorado a lo largo de los últimos años. La evolución de los balones de angioplastia permite en la actualidad disponer de modelos con muy baja *compliance,* es decir, muy poco sobredistendibles, pero capaces de soportar altas presiones, o de los *cutting balloon,* así llamados por llevar incorporadas una finas cuchillas en su periferia que, al realizar pequeños cortes en la estenosis fibrosa, disminuyen su resistencia a la dilatación. El resultado de la ATP o la implantación de prótesis es peor en los segmentos venosos con incurvaciones y expuestos a fricción y compresión por las estructuras anatómicas de su entorno, como es el caso de la vena subclavia a su entrada en el estrecho torácico. En esa localización, y dependiendo del diseño y material de la prótesis, ésta puede llegar a fracturarse.[28] En comparación, la revascularización de segmentos venosos con un trayecto más o menos recto, como la vena cava superior o un tronco innominado, tiene mejor pronóstico. Todo ello podría explicar los resultados de algunos estudios que, en los últimos años, no encuentran diferencia en la permeabilidad secundaria, entre ATP y prótesis.[29]

Las prótesis cubiertas no han supuesto tampoco una ventaja adicional sobre las descubiertas.[30]

Dado el coste adicional de las prótesis y sus posibles consecuencias negativas, como la migración, la fractura o la obstaculización de otros accesos centrales, parece razonable reservar su uso para aquellos casos concretos en los que la prótesis ofrece una clara ventaja sobre la ATP.

Reflejando esta tendencia, la Guía K/DOQI *(Dialysis outcome and quality initiatives),* de práctica clínica para accesos vasculares en pacientes de hemodiálisis, publicada el año 2001 en el American Journal of Kidney Diseases, recomienda la ATP para tratar la EVC y reserva la prótesis de forma selectiva para las estenosis «elásticas» o las que recurren antes de tres meses.

En líneas generales, podemos decir que tanto la ATP como la prótesis son tratamientos seguros para la EVC y tienen pocos fallos técnicos o complicaciones. Ambas requieren de un control evolutivo estricto y múltiples reintervenciones para mantener la permeabilidad a largo plazo. A pesar de ello, las reintervenciones se justifican por la

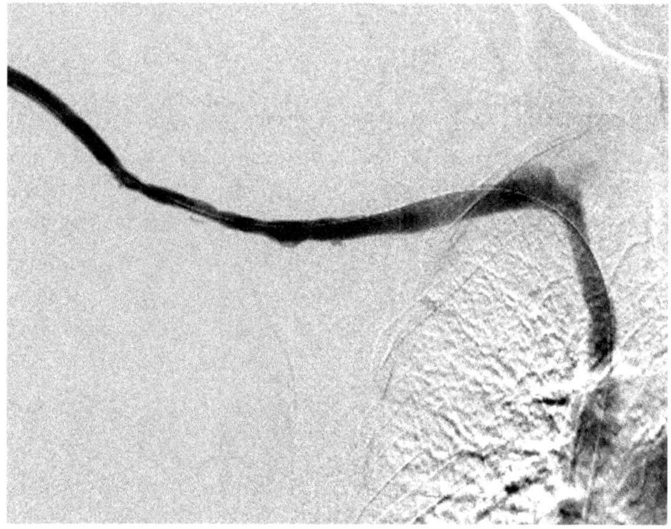

Figura 7. Flebografía de comprobación tras la dilatación. Recuperación de un 90 %, aproximadamente, del calibre venoso del tronco innominado derecho.

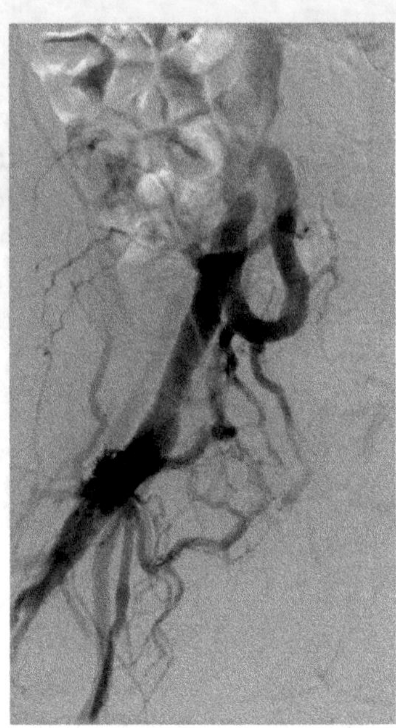

*Figura 8. Oclusión corta en la vena ilíaca derecha en paciente portador
de un* loop *de diálisis fémoro-femoral. Las ramas de la vena hipogástrica homolateral
canalizan el flujo colateral para sobrepasar la oclusión.*

baja morbilidad y la capacidad de alargar la viabilidad de los accesos de HD de forma significativa.

8.2   Tratamiento quirúrgico

Los resultados de la reparación quirúrgica, en los escasos estudios reportados en la literatura, son superiores a los tratamientos endovasculares, ya que obtienen una permeabilidad primaria de entre el 80 y el 90 % a un año. Se han descrito diversas técnicas quirúrgicas para reparar las venas estenosadas o *bypasar* las estenosis.[31-33] Para llevar a cabo estas técnicas es necesario practicar claviculotomías o esternotomías, y se precisa anestesia general. Además, estos procedimientos llevan asociados una alta morbimortalidad y, por ese motivo, deben ser considerados como último recurso en el tratamiento de la EVC.

8.3   Otros tratamientos

La braquiterapia endovascular se ha utilizado, tras la ATP o la colocación de prótesis, para disminuir o eliminar la hiperplasia intimal sin conseguir mejorar la permeabilidad venosa.[35]

9   Perspectivas de futuro

Mientras los CVC sigan siendo útiles para el cuidado de los pacientes en HD, el tratamiento de la EVC seguirá siendo un reto, a pesar de avances significativos en el manejo de los accesos vasculares. Será necesario seguir investigando los materiales y el diseño de los catéteres con vistas a minimizar el trauma sobre el endotelio venoso, lo mismo que sobre los balones de dilatación, para que puedan vencer estenosis resistentes; y sobre las prótesis, para que disminuya su capacidad de producir hiperplasia intimal.

Conclusiones

Podemos concluir que:

- Los CVC repetidos o de larga duración son la causa principal de las EVC, y aunque la ligadura de las FAV resuelve los síntomas obstructivos, obliga a la creación de un nuevo acceso permanente.
- Los procedimientos endovasculares o quirúrgicos encaminados a solucionar la EVC prolongan la viabilidad de las FAV en un contexto de durabilidad limitada de los accesos venosos.
- Los procedimientos endovasculares tienen menor morbimortalidad que los quirúrgicos y unos resultados aceptables a largo plazo.
- La indicación de prótesis es motivo de controversia según se proponga tras cada ATP o tan sólo en casos seleccionados de estenosis refractarias o elásticas.

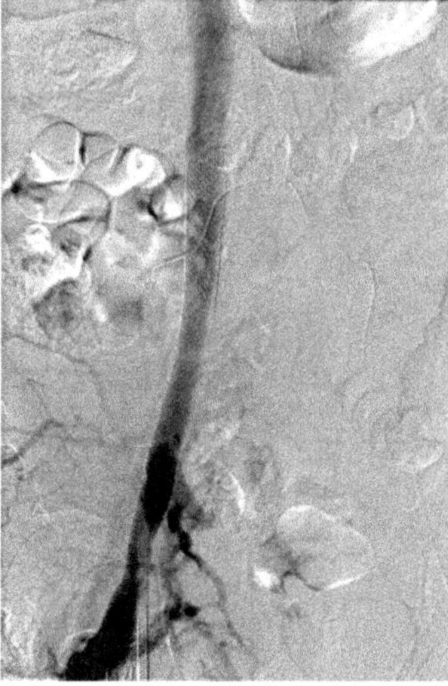

Figura 9. Flebografía ilíaca derecha tras la colocación de una prótesis. Recuperación del 90 % del calibre venoso y flujo rápido por el eje ilíaco derecho.

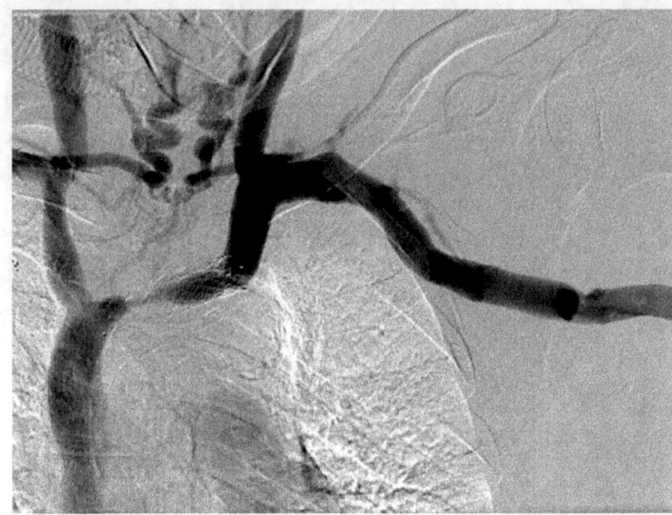

*Figura 10. Reestenosis del tronco innominado izquierdo secundaria
a hiperplasia intimal en el interior de la prótesis.*

Bibliografía

1. U.S. Renal Data System. USRDS 2005 Annual data report: Atlas of end-stage renal disease in the United States. Bethseda, MD: National Institutes of Health, National Institute of Diabetes and Digestive and Kidney Diseases.
2. Pisoni RL, Young EW, Dykstra DM, Greenwood RN, Hecking E, Gillespie B *et al.* Vascular access use in Europe and the United States: results from the DOPPS. Kidney Int 2002; 61: 305-16.
3. Barrett N, Spencer S, McIvor J, Brown EA. Subclavian stenosis: a major complication of subclavian dialysis catheters. Nephrol Dial Transplant. 1988; 3 (4): 423-25.
4. Surratt RS, Picus D, Hicks ME, Darcy MD, Kleinhoffer M, Jendrisak M. The importance of preoperative evaluation of the subclavian vein in dialysis access planning. AJR Am J Roentgenol. 1991; 156 (3): 623-25.
5. Schwab SJ, Quarles LD, Middleton JP, Cohan RH, Saeed M, Dennis VW. Hemodialysis-associated subclavian vein stenosis. Kidney Int. 1988; 33 (6): 1156-159.
6. Schillinger F, Schillinger D, Montagnac R, Milcent T. Post catheterization vein stenosis in hemodialysis: comparative angiographic study of 50 subclavian and 50 internal jugular accesses. Nephrol Dial Transplant. 1991; 6 (10): 722-24.
7. Jassal SV, Pierratos A, Roscoe JM. Venous stenosis and thrombosis associated with the use of internal jugular vein catheters for hemodialysis. ASAIO J. 1999; 45(4): 356-59.
8. Weiss MF, Scivittaro V, Anderson JM. Oxidative stress and increased expression of growth factors in lesions of failed hemodialysis access. Am J Kidney Dis. 2001; 37 (5): 970-80.
9. Manderson JA, Campbell GR. Venous response to endothelial denudation. Pathology. 1986; 18 (1): 77-87.
10. Palabrica T, Lobb R, Furie BC, Aronovitz M, Benjamin C, Hsu YM, Sajer SA, Furie B. Leukocyte accumulation promoting fibrin deposition is mediated *in vivo* by P-selectin on adherent platelets. Nature. 1992; 359 (6.398): 848-51.
11. Gray RJ, Dolmatch BL, Buick MK. Directional atherectomy treatment for hemodialysis access: early results. J Vasc Interv Radiol. 1992; 3 (3): 497-503.
12. Forauer AR, Theoharis C. Histologic changes in the human vein wall adjacent to indwelling central venous catheters. J Vasc Interv Radiol. 2003; 14 (9 Pt 1): 1163-168.

13. Wali MA, Eid RA, Dewan M, Al-Homrany MA. Intimal changes in the cephalic vein of renal failure patients before arterio-venous fistula (AVF) construction. J Smooth Muscle Res. 2003; 39 (4): 95-105.

14. Hernández D, Díaz F, Rufino M, Lorenzo V, Pérez T, Rodríguez A *et al* Subclavian vascular access stenosis in dialysis patients: natural history and risk factors. J Am Soc Nephrol. 1998; 9 (8): 1507-510.

15. Lobato EB, Sulek CA, Moody RL, Morey TE. Cross-sectional area of the right and left internal jugular veins. J Cardiothorac Vasc Anesth. 1999; 13 (2): 136-38.

16. Nazarian GK, Bjarnason H, Dietz CA Jr, Bernadas CA, Hunter DW. Changes in tunneled catheter tip position when a patient is upright. J Vasc Interv Radiol. 1997; 8 (3): 437-41.

17. Yevzlin AS, Chan M, Gimelli G. How I do it: preferential use of the right external jugular vein for tunneled catheter placement. Semin Dial. 2008; 21 (2): 183-85.

18. Gonsalves CF, Eschelman DJ, Sullivan KL, Dubois N, Bonn J. Incidence of central vein stenosis and occlusion following upper extremity PICC and port placement. Cardiovasc Intervent Radiol. 2003; 26 (2): 123-27.

19. Wu X, Studer W, Skarvan K, Seeberger MD. High incidence of intravenous thrombi after short-term central venous catheterization of the internal jugular vein. J Clin Anesth. 1999; 11 (6): 482-85.

20. Hwang SM, Lee SH, Ahn SK. Pincer nail deformity and pseudo-Kaposi's sarcoma: complications of an artificial arteriovenous fistula for hemodialysis. Br J Dermatol. 1999; 141 (6): 1.129-132.

21. Newman GE, Saeed M, Himmelstein S, Cohan RH, Schwab SJ. Total central vein obstruction: resolution with angioplasty and fibrinolysis. Kidney Int. 1991; 39 (4): 761-64.

22. Haage P, Vorwerk D, Piroth W, Schuermann K, Guenther RW. Treatment of hemodialysis-related central venous stenosis or occlusion: results of primary Wallstent placement and follow-up in 50 patients. Radiology. 1999; 212 (1): 175-80.

23. Quinn SF, Schuman ES, Demlow TA, Standage BA, Ragsdale JW, Green GS, Sheley RC. Percutaneous transluminal angioplasty *versus* endovascular stent placement in the treatment of venous stenoses in patients undergoing hemodialysis: intermediate results. J Vasc Interv Radiol. 1995; 6 (6): 851-55.

24. Vorwerk D, Guenther RW, Mann H, Bohndorf K, Keulers P, Alzen G, Sohn M, Kistler D Venous stenosis and occlusion in hemodialysis shunts: follow-up results of stent placement in 65 patients. Radiology. 1995; 195 (1): 140-46.

25. Mickley V, Görich J, Rilinger N, Storck M, Abendroth D. Stenting of central venous stenoses in hemodialysis patients: long-term results. Kidney Int. 1997; 51(1): 277-80.

26. Vesely TM, Hovsepian DM, Pilgram TK, Coyne DW, Shenoy S. Upper extremity central venous obstruction in hemodialysis patients: treatment with Wallstents. Radiology. 1997; 204 (2): 343-48.

27. Aytekin C, Boyvat F, Yağmurdur MC, Moray G, Haberal M. Endovascular stent placement in the treatment of upper extremity central venous obstruction in hemodialysis patients. Eur J Radiol. 2004; 49 (1): 81-85.

28. Nael K, Kee ST, Solomon H, Katz SG. Endovascular management of central thoracic veno-occlusive diseases in hemodialysis patients: a single institutional experience in 69 consecutive patients. J Vasc Interv Radiol. 2009; 20 (1): 46-51.

29. Bakken AM, Protack CD, Saad WE, Lee DE, Waldman DL, Davies MG. Long-term outcomes of primary angioplasty and primary stenting of central venous stenosis in hemodialysis patients. J Vasc Surg. 2007; 45 (4): 776-83.

30. Farber A, Barbey MM, Grunert JH, Gmelin E. Access-related venous stenoses and occlusions: treatment with percutaneous transluminal angioplasty and Dacron-covered stents. Cardiovasc Intervent Radiol. 1999; 22 (3): 214-18.

31. Gradman WS, Bressman P, Sernaque JD. Subclavian vein repair in patients with an ipsilateral arteriovenous fistula. Ann Vasc Surg. 1994; 8 (6): 549-56.

32. Haug M, Popescu M, Vonderbank E, Krüger G. [Reconstruction of mediastinal veins in same side dialysis shunt] Zentralbl Chir. 1999; 124 (1): 2-6.

33. Mickley V. [Stent or bypass? Treatment results in benign central venous obstruction] Zentralbl Chir. 2001; 126 (6): 445-49. German.

34. Kwok PC, Wong KM, Ngan RK, Chan SC, Wong WK, Wong KY *et al.* Prevention of recurrent central venous stenosis using endovascular irradiation following stent placement in hemodialysis patients. Cardiovasc Intervent Radiol. 2001; 24 (6): 400-06.

PARTE V. CATÉTERES VENOSOS PARA DIÁLISIS.

TIPOS, IMPLANTACIÓN Y COMPLICACIONES

Capítulo 1

Catéteres venosos temporales para hemodiálisis

O. IBRIK

Introducción

En 1943, en Holanda, el doctor W. J. Kolf, con un aparato construido por él mismo con celofán de alta calidad y mediante la anticoagulación con heparina, realizó con éxito la primera sesión de diálisis en humanos[1] a un paciente afecto de insuficiencia renal avanzada, utilizó para ello agujas de venopunción directa. La técnica se mejoró con el tiempo, pero el problema fundamental se centraba en poder garantizar un acceso al sistema vascular capaz de obtener flujos adecuados para facilitar una depuración sanguínea óptima durante un largo período en regímenes crónicos. Debido a esto, la industria ha adaptado gran número de ideas basadas en la innovación tecnológica para conseguir mejoras sustanciales en los procedimientos y materiales, con el fin de optimizar y reducir el tiempo de diálisis. En este recorrido histórico cabe destacar, por su gran valor, la aportación de W. Forssmann, quien introdujo en su propio cuerpo 65 cm de un catéter vesical desde su antebrazo hasta la aurícula, con control de fluoroscopia reflejada en un espejo; esto aconteció en la clínica de la Charité de Berlín en 1929.[2]

En la década de 1950, Aubaniac, cirujano militar francés, describió el uso de la vena subclavia para infusión de grandes volúmenes de fluidos en la resucitación de traumatismos graves.[3] Seldinger, en 1953, abrió una vía para el desarrollo global de la medicina con la técnica de canulación para la inserción de catéteres y guías intravasculares.[4] En 1956, se describió la primera canalización percutánea de la subclavia.[5] Shaldon describió la canulación de arteria y vena femoral para diálisis en 1961, y dos años después consiguió evitar la punción arterial mediante doble canulación venosa y, posteriormente, mediante el uso de catéteres de doble luz.[6,7] En la siguiente década, Dudrick[8] empleó este abordaje con el fin de administrar soluciones hipertónicas para nutrición parenteral en venas de gran calibre, con el objetivo de minimizar la esclerosis química de las venas periféricas. Broviac *et al.* desarrollaron un catéter de silicona con tunelización percutánea que permitía, vía cefálica o yugular, la perfusión atrial derecha.[9] En 1979, Hickman incrementó el diámetro del catéter (de 1 a 1,6 mm de lumen; y de 2,2 a 3,2 mm de diámetro externo), con lo que pudo ampliarse su uso al trasplante de médula ósea, adaptando un *cuff* y un conector *luer lock*.[10] Esta modificación se usó posteriormente para quimioterapia, plasmaféresis, nutrición parenteral y hemodiálisis, por lo que en la literatura anglosajona los catéteres para uso prolongado suelen denominarse *cuffed catheters*. Constantemente,

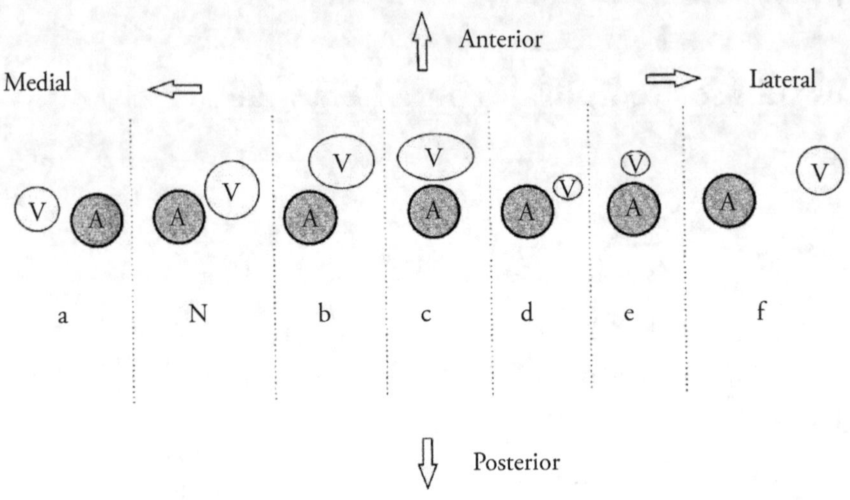

Figura 1. Variaciones anatomo-morfológicas de la vena yugular interna y su relación con la arteria carótida interna. A = arteria; V = vena.

debido a progresos técnicos, se siguen desarrollando nuevos diseños (coaxiales, doble luz, cilíndricos) y la elección se basa, sobre todo, en preferencias personales, experiencia, versatilidad de medidas y configuraciones, flujos teóricos y costes.[11]

La existencia de toda esta variedad de catéteres es debida a que la práctica de la hemodiálisis requiere acceso recurrente a la circulación sanguínea. En el paciente renal, que precisa de tratamiento urgente mediante hemodiálisis, los catéteres venosos centrales temporales (CVCT) constituyen una herramienta muy útil en situaciones donde la inmediatez del acceso vascular es vital para el paciente.

Sin duda, los CVCT han adquirido durante los últimos años un importante protagonismo en el manejo de los pacientes que requieren hemodiálisis. La primera razón de ello es que estos catéteres se pueden utilizar en cualquier paciente, son fáciles de insertar y son de utilización inmediata tras su inserción. Desafortunadamente, de la experiencia en el uso de los CVCT se ha aprendido una importante lección: son un arma de doble filo, pues tienen grandes ventajes en la práctica diaria, pero también pueden causar importantes problemas con elevados costes. Este hecho enfrenta a los nefrólogos con el dilema de odiar las complicaciones derivadas del uso de los catéteres para hemodiálisis pero, al mismo tiempo, aceptan el hecho de que no pueden vivir sin ellos.[12]

1   Diseño, material y tipos de catéter

Inicialmente, se utilizaron catéteres venosos de una sola luz, que requerían de un flujo intermitente y doble bomba de sangre. Posteriormente, y después de sucesivas modificaciones en el diseño para mejorar la funcionalidad de los mismos, se adaptó un diseño universal de este tipo de catéteres: un catéter único, coaxial de doble luz. Este diseño está basado en un puerto arterial proximal y separado de 2 a 3 cm del puerto venoso distal, para minimizar la recirculación y permitir un flujo sanguíneo continuo y estable.

Actualmente, se distingue, en general, entre: catéteres tunelizados, para larga permanencia; y no tunelizados, para uso agudo (menos de tres semanas). Otra distinción es el número de luces (una o doble luz) y su disposición (coaxial o paralela). La más usada es la tabicación interior con dos luces en forma de «D» *(back-to-back d-shaped),* unida, en la porción extracorporal, a un conector en «Y», del cual parten dos catéteres individuales, o la arquitectura de dos canales cilíndricos unidos en un cuerpo oval. Esta última configuración puede ser asimétrica, con una luz mayor que la otra; y, según el modelo, dichas luces acaban en un orificio terminal o en varios laterales.[13]

Los CVCT para hemodiálisis, suelen estar fabricados con material rígido o semirrígido, como poliuretano o polivinilo. Estos materiales son relativamente duros a temperatura ambiente, lo que facilita su inserción sobre una guía metálica. En cambio, a temperatura corporal y dentro del torrente circulatorio se reblandecen y se hacen más flexibles, reduciendo el riesgo del daño vascular.[14] Estos catéteres permiten un rápido acceso a la circulación sanguínea con el mínimo trauma para el paciente; están disponibles en diferentes longitudes; son adaptables para ser insertados en cualquier vaso venoso central, y son viables para ser utilizados durante períodos cortos, de días o semanas. En ocasiones, por su simple y fácil inserción, se implantan en la cabecera del paciente, incluso sin necesidad de soporte radiológico.[14]

En general, los catéteres más usados son los de doble luz, los cuales, por cuestiones históricas, siguen manteniendo los colores rojo y azul y la denominación «arterial» y «venosa». El canal venoso sirve para impeler la sangre ya dializada y es el más proximal a la aurícula, con el fin de minimizar la tasa de recirculación. Para más seguridad, ambos terminales están dotados de un sistema de *clamps* y conectados con terminal *luer lock,* lo que minimiza la manipulación y disminuye el riesgo de infección. Los flujos teóricos deben ser mayores de 200 ml, y son óptimos si superan los 300 ml con presiones menores de 200 mmHg. Los flujos teóricos *in vivo* son muy variables, y dependen tanto de características anatómicas como posturales, de la viscosidad sanguínea y de la volemia del individuo. En todos los tipos de catéteres, encontramos versiones pediátricas, con menor diámetro y menores flujos. Otra variación en la forma la constituyen los catéteres con curva, que aumentan la comodidad en el caso de implantación yugular.

2 Técnicas de punción e implantación

Sin duda, el factor determinante para la aparición de complicaciones en la inserción del catéter es la experiencia del operador,[15] aunque se utilicen las técnicas de visualización en tiempo real, incluso en manos de expertos cirujanos. La razón por la que la técnica de punción anatómica clásica (ciega) plantea serios problemas radica en la gran variabi-

A 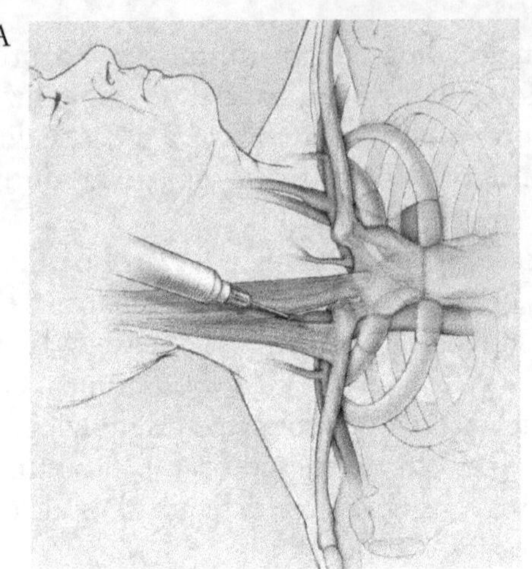   B 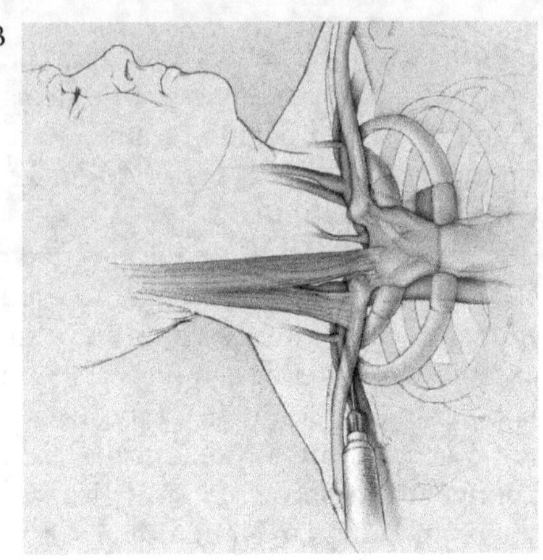

Figura 2. Técnica anatómica de punción. A = vena yugular interna derecha; B = vena subclavia derecha.

lidad anatomo-morfológica de los grandes vasos venosos. En un estudio de evaluación ecográfica de 104 pacientes en hemodiálisis, Lin *et al.* encontraron que el 27 % de ellos presentaban variaciones anatómicas de la vena yugular interna (véase la figura 1), que provocarían enormes dificultades y complicaciones inmediatas en el momento de intentar canalizarlas mediante la técnica anatómica.[16] Esta técnica presenta, según algunos estudios, complicaciones superiores al 5,9 %.[17,18]

Existen dos técnicas para la punción venosa central:

- *Técnica anatómica.* Se basa en la palpación manual de estructuras anatómicas que delimitan un pequeño territorio donde se localiza el punto de punción. La maniobra se completa, habitualmente, con la palpación del pulso arterial, separación de la arteria y punción dirigida hacia la localización de la vena. Por ejemplo, en la vena yugular derecha: la piel de la zona se desinfecta con povidona yodada; se administra anestesia local con lidocaína al 1 %; se delimita un triángulo formado por los dos pilares del músculo esternocleidomastoideo y la clavícula; se palpa la arteria carótida interna; se separa la arteria y se inserta la aguja en posición de un ángulo de 60 º, externamente respecto a la arteria carótida y en dirección al pezón mamario derecho (véase la figura 2 A), y se avanza hasta que la sangre venosa refluya en la jeringa. Una guía metálica se introduce a través de la aguja y, sobre ésta, se implanta, finalmente, el catéter. Es la llamada técnica de Seldinger. En la vena subclavia, que siempre sería una opción de último recurso, la punción se realiza en un tercio medio clavicular, por debajo del borde distal de la clavícula y dirigiendo la aguja hacia el punto de unión esterno-clavicular y en dirección a la base del cuello (véase la figura 2 B).

- *Técnica de punción ecodirigida.* La introducción de la ecografía como herramienta en la punción y canalización venosa para la implantación de catéteres, ha aportado una importante disminución de las complicaciones derivadas de este procedimiento.[19,20] Randolph *et al.*, en un metaanálisis, concluyeron que el uso de la técnica ecodirigida disminuye significativamente el porcentaje de fracasos en la colocación definitiva del catéter (riesgo relativo 0,32), disminuye el porcentaje de complicaciones inmediatas derivadas de la técnica de punción e implantación del catéter (riesgo relativo 0,22) y, también, reduce el numero de intentos fallidos de canalización venosa (riesgo relativo 0,60) cuando se compara con la técnica anatómica.

La utilización de la técnica ecodirigida para punción y canalización venosa central ha sido altamente recomendada por el comité de DOQI del acceso vascular para hemodiálisis.[21]

La disponibilidad de pequeños y económicos ecógrafos portátiles (véase la figura 4 A) ha hecho posible que la observación, detección y confirmación de las características anatomo-morfológicas del vaso central (véase la figura 3) se realicen en la cabecera del paciente con un ecógrafo portátil con transductor de 7,5 MHz y una imagen en dos dimensiones *(Site Rite II-Dymax corporation)*. Esta técnica permite la identificación de la arteria, que es pulsátil, y la correspondiente vena que se distingue de aquélla por la ausencia de pulsatilidad y por su característico colapso cuando se comprime con el mismo transductor y la posterior expansión al descomprimir. La técnica ecodirigida permite la punción y canalización del vaso (véase la figura 4 B) y la introducción de la guía metálica; el resto del procedimiento es idénticamente igual a la técnica clásica de Seldinger. Se considera que el procedimiento tiene éxito con una única punción cuando con un solo pase de la aguja se consigue canalizar el vaso e introducir la guía sin dificultad.[22]

3 Elección del lugar de implantación

El sitio de primera elección es, sin duda, la vena yugular interna derecha, debido a su facilidad de canalización, a su corto y recto recorrido intravascular y el menor riesgo de trombosis.[23,24] Otras opciones, en el orden consensuado por diferentes guías,[21] incluyen la yugular interna izquierda, las subclavia y femorales. Se debe reservar, en lo posible, el eje en el que se encuentra madurando uno de los accesos vasculares arteriovenosos y ambas subclavias, con el fin de no agotar precozmente el *pool* venoso de los miembros superiores. Los accesos femorales se asocian a alta tasa de trombosis e infección, por lo que deben reservarse como sitios de recurso.

4 Flujos sanguíneos y eficacia de la hemodiálisis

Los flujos sanguíneos que se consiguen con la mayoría de estos catéteres suelen ser limitados y, generalmente, aportan flujos de 200 a 250 ml/min., que son adecuados para la hemodiálisis durante un tiempo limitado.

Los determinantes del flujo del catéter son su longitud, diámetro y la localización de la punta y, como en cualquier estructura tubular, el flujo es directamente proporcional

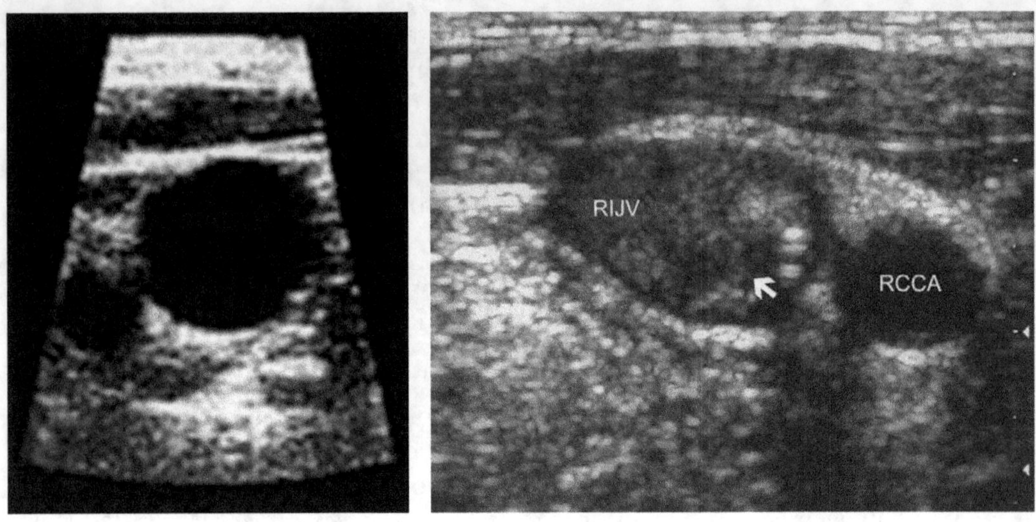

Figura 3. Visualización ecográfica de la vena yugular interna (VYI) y de la arteria carótida interna. A = en situación y morfología normal; B = trombosis total de la VYI derecha.

al diámetro y longitud de la misma. La relación entre estas variables está expresada en la ley de Poiseuille (véase la tabla 1): el flujo es directamente proporcional al diámetro elevado a la cuarta potencia, y es inversamente proporcional a la longitud. Debido a las resistencias que se experimentan (la sangre bombeada a través del catéter), la presiones prebomba suelen ser más negativas que cuando se utiliza fístula arteriovenosa o prótesis vascular, como acceso para hemodiálisis.[25] Cuando se utiliza el catéter, y las presiones prebomba caen entre 200-250 mmHg, la lectura del flujo de sangre por la bomba es progresivamente menos real. Este hecho explica el significativo descenso en la eficacia de la hemodiálisis cuando el catéter sustituye a la fístula como acceso vascular, aun con flujo de sangre y tiempo equivalentes a los de una fístula.[26]

Los CVCT son, generalmente, insertados en la cabecera del paciente. Esta inserción dentro de la vena yugular interna ha obligado a acortar su longitud para evitar perforaciones de la aurícula derecha, por lo que la punta del catéter suele localizarse en la parte

Flujo sanguíneo laminar = k(P x D)(L x V)
P = presión
D = diámetro
L = longitud
V = viscosidad
K = constante de proporcionalidad

Tabla 1.

proximal de la vena cava superior, cuyo diámetro es más pequeño que la porción distal o que la propia aurícula derecha, motivo por el que no se consiguen los flujos de sangre requeridos para la práctica de una hemodiálisis eficaz.

Con la utilización de los CVCT, la recirculación depende de dos factores: la localización de la punta del catéter y el estado de la circulación central del paciente. Los catéteres con la punta situada en pequeños vasos tienden a producir más recirculación que aquéllos cuya punta flota en grandes espacios sanguíneos. Así, vemos que catéteres cortos implantados en la femoral presentan elevada recirculación, comparados con aquéllos colocados en la subclavia o yugular interna. Kelber *et al.* encontraron grados de recirculación de 4, 5 y 10 % en la yugular interna, subclavia y en catéteres femorales de 24 cm respectivamente.[27]

5 Indicación, ventajas e inconvenientes de los catéteres temporales

Actualmente, los CVCT se utilizan para hemodiálisis aguda (menos de tres semanas),[21] y pasado este período de tiempo deberían ser sustituidos por otros accesos vasculares con mejores tasas de flujo y menor riesgo de infección. Básicamente, estos catéteres están indicados: para la hemodiálisis en la insuficiencia renal aguda; en caso de transferencia temporal del paciente en programa de diálisis peritoneal a hemodiálisis; cuando se presentan complicaciones como peritonitis o fiebre de origen desconocido; en espera de maduración del acceso vascular, y en las complicaciones del acceso (infección, hematoma y trombosis). Como siempre, en la práctica clínica, debe aplicarse un criterio racional adecuado al medio en el que se realiza la asistencia. La indicación dependerá de muchas circunstancias particulares, como la disponibilidad de especialista (vascular, nefrólogo) y su régimen de asistencia. Todo ello modulará las características particulares en cada centro, por lo que no se pueden determinar normas globales.

Las ventajas e inconvenientes de los catéteres temporales se resumen en la tabla 2.

Ventajas	Inconvenientes
Aplicación universal	Alto riesgo de trombosis
Ausencia de complicaciones hemodinámicas cardíacas	Alto riesgo de infección
No precisa de punción repetida ni compresión post punción	Riesgo de estenosis y/o oclusión venosa
No precisa de maduración	Incomodidad y alteraciones estéticas
Fácil de implantar y relativamente barato	Vida media corta
Anestesia local	Flujos de sangre bajos
Trombosis de fácil corrección	Tasa de recirculación elevada
Múltiples venas de acceso	Posibilidad de rotura

Tabla 2. Ventajas e inconvenientes de los catéteres temporales para hemodiálisis.

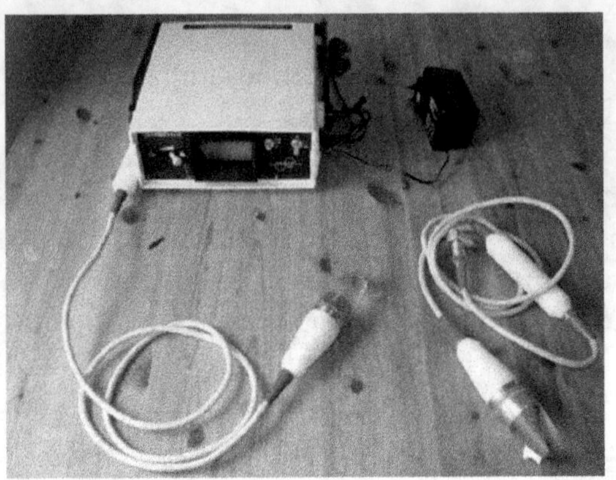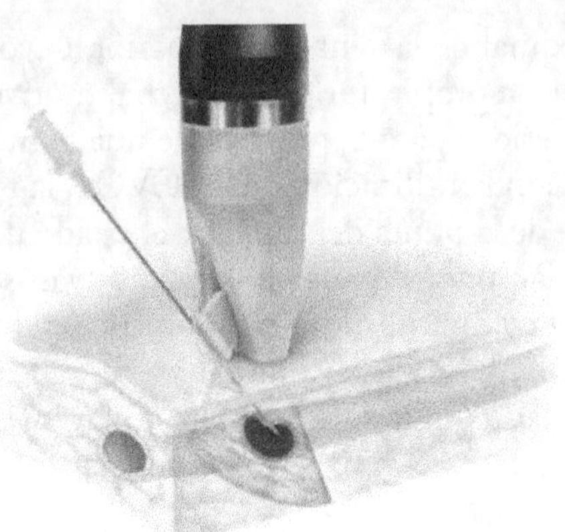

Figura 4. A = ecógrafo portátil; B = técnica de punción ecodirigida.

6 Complicaciones de los catéteres temporales

6.1 Complicaciones inmediatas o precoces

Son las complicaciones surgidas tras la canalización e implantación del catéter. Son infrecuentes y se han descrito un número considerable de ellas: hematoma, punción arterial, neumotórax, neumomediastino, taponamiento cardíaco, perforaciones vasculares, hematoma retroperitoneal, embolismo aéreo, arritmias cardíacas, parálisis del nervio recurrente laríngeo, pseudoaneurismas de carótida o femoral, embolismo y rotura del catéter, reacciones alérgicas a la anestesia local y reacciones vagales.

Todas estas complicaciones y sus incidencias varían en función de la localización del vaso canalizado, de la experiencia del médico, de la utilización o no de la técnica ecodirigida y también de las condiciones clínicas y anatómicas del paciente. Por estos motivos, existe una gran disparidad de las incidencias de estas complicaciones según diferentes series.[28] Conviene mantener una vigilancia estricta en las primeras horas tras la punción para tratar de identificar dichas complicaciones y proceder al tratamiento correspondiente de forma inmediata, ya que pueden ser potencialmente mortales.

6.2 Complicaciones tardías

Suelen estar en relación con el cuidado y función del catéter y diferirse en el tiempo desde la implantación del mismo. No suelen ser tan graves como las agudas, pero una de sus consecuencias es la retirada del catéter y, por lo tanto, la pérdida del acceso vascular para hemodiálisis.

La estenosis de la vena subclavia suele estar asociada con los catéteres temporales y es más frecuente que la estenosis de la yugular interna.[23,24] Aunque ambas suelen ser asintomáticas, en ocasiones cursan con importante edema del miembro superior correspondiente y comprometen, seriamente, el futuro desarrollo de una fístula arteriovenosa en este miembro. Otras complicaciones tardías que cabe reseñar son el hemotórax o hemopericardio por erosión de la pared vascular, debido a un mal posicionamiento prolongado del catéter, oftalmoplejía y exoftalmos, hipertensión intracraneal, aumento unilateral de la mama, sangrado de varices esofágicas, rotura de la luz del catéter y embolizaciones o migración del catéter.

Las roturas o desconexiones accidentales o voluntarias del catéter o sus tapones suelen producir embolias gaseosas y rara vez hemorragias. Sin embargo, las complicaciones tardías más frecuentes son la trombosis y las infecciones.

6.2.1   Trombosis del catéter

Desde su implante, y cuando se estudia el comportamiento de los sistemas de catéteres *in vivo*, se aprecia que éstos tienden a cubrirse por un *biofilm* de fibrina[27] que favorece la trombosis del catéter y produce la disfunción del mismo, que se define como la imposibilidad de obtener o mantener un flujo de sangre adecuado para la hemodiálisis (flujo < 200 ml/min). En este caso, si no se resuelve con lavados enérgicos con jeringa y suero fisiológico, los CVCT deben ser sustituidos mediante una guía. La fibrinólisis, en este caso, es más cara que un nuevo catéter y tiene más riesgos de hemorragia, por lo que debe evitarse.[28]

6.3   Infección del catéter[29-30]

La infección de los CVCT es la complicación más frecuente y grave. Produce una elevada morbilidad, aunque la mortalidad no es tan alta. La incidencia de bacteriemia en los catéteres temporales es 3,8-6,5 por cada 1.000 catéteres/día. Según la localización, es más frecuente en femoral que en yugular interna, y en ésta, más que en subclavia. Suele ser la causa principal de retirada del catéter y de diversas complicaciones asociadas como osteomielitis, endocarditis y muerte. Se definen tres tipos principales de infecciones asociadas a los catéteres para hemodiálisis:

- *Bacteriemia:* aislamiento del mismo microorganismo en sangre y catéter por métodos semicuantitativo (≥ 15 unidades formadoras de colonias) o cuantitativo (≥ 1.000 unidades formadoras de colonias) en ausencia de otro foco infeccioso.
- *Infección del orificio de salida de catéter:* aparición de exudado purulento a través del orificio de salida y, generalmente, sin repercusión sistémica.
- *Colonización:* cultivo por métodos semicuantitativos de ≥ 15 unidades formadoras de colonias, o ≥ 1.000 por métodos cuantitativos.

El microorganismo más frecuentemente aislado (82 %) es el *Staphilococcus,* por lo que inicialmente el tratamiento debe cubrir este agente etiológico a la espera de confirmación bacteriológica. En los últimos años, se ha comunicado un aumento en la incidencia de bacteriemia por gramnegativos de hasta un 32-45 %.

6.4 *Manejo, prevención, diagnóstico y tratamiento de las infecciones relacionadas con el catéter*

En la inserción y manipulación del catéter, deben emplearse las medidas de asepsia recomendadas. Son preferibles los catéteres en yugular que en femoral. En el caso de CVCT en la yugular hay que evitar utilizarlos por períodos superiores a dos o tres semanas, y se recomienda cambiar el catéter en la misma ubicación mediante una guía en ausencia de signos de infección. No se debe utilizar profilaxis antimicrobiana sistémica ni intranasal para la inserción, ni durante el uso del catéter. No es recomendable el empleo rutinario de pomadas antisépticas ni antibióticas en el orificio de salida. Tampoco son de utilidad los cultivos rutinarios de piel ni del orificio cutáneo del catéter por su bajo nivel predictivo positivo en ausencia de supuración. Los pacientes que se dializan de forma crónica a través de un catéter, y en especial los que han tenido infecciones previas por *Staphilococcus aureus*, deben ser evaluados para descartar la existencia de una colonización nasal por dicho microorganismo. Se han de implantar medidas de intervención para erradicar el estado de portador crónico de *Staphilococcus aureus* en los pacientes en hemodiálisis crónica.

Cuando deje de ser necesario, el catéter debe retirarse, y si ha servido para hemodiálisis no debe ser utilizado para administrar medicación o extraer muestras sanguíneas; únicamente el personal de diálisis deberá manipularlo.

La patogenia de la infección relacionada con el catéter puede ser variada: infección del punto de salida seguida de migración del microorganismo a lo largo de la superficie externa del catéter; contaminación de la luz del catéter, dando lugar a la colonización intraluminal del mismo, o infección por vía hematógena del catéter. Los datos clínicos que presentan los pacientes son poco útiles para el diagnóstico por su baja sensibilidad y especificidad. En un paciente portador de CVCT, la presencia de signos y síntomas de infección sin foco de origen confirmado debe obligar a descartar el catéter como fuente de la misma. El hallazgo clínico más frecuente es la fiebre que presenta una gran sensibilidad, pero una especificidad muy baja.

Ante un cuadro de fiebre y escalofríos en un paciente portador de CVCT, deben realizarse hemocultivos simultáneos de sangre periférica y de cada luz del catéter. Los métodos de cultivo cuantitativos tienen una especificidad próxima al 100 % y una sensibilidad superior al 90 %. Es importante que las extracciones sean simultáneas y que se incuben los mismos volúmenes de sangre.

En los CVCT, el tratamiento de la infección relacionada con el mismo se basa en la retirada del catéter, pudiendo reinsertar un catéter si se ha iniciado un tratamiento antibiótico sistémico apropiado. Una vez retirado el catéter infectado, si no existen indicaciones de tratamiento empírico debe demorarse el inicio del tratamiento hasta conocer el microorganismo causante de la infección; a menudo no es necesario ningún tratamiento.

Está indicado el inicio de tratamiento empírico en caso de sepsis grave o estado de choque, inestabilidad clínica con fracaso orgánico, signos locales de infección supurada, neutropenia, inmunosupresión grave, cardiopatía valvular o prótesis endovasculares.

Para iniciar un tratamiento empírico es importante conocer la incidencia local de microorganismos y su sensibilidad antibacteriana o antifúngica. Cuando está indicado un

Microorganismo	Antibiótico de elección	Antibiótico alternativo
Gram positivos		
S. *Aureus Cloxa* sensible	Cloxaciclina	Cefazolina/vancomicina
S. *Aureus Cloxa* resistente	Vancomicina	Teicoplanina/linezolid
S. *Coagulasa* negativo	Vancomicina	
Enterococo Ampi sensible	Ampicilina	Vancomicina
Enterococo Ampi resistente	Vancomicina	Linezolid
Gram negativos		
E. Coli, Klebsiella spp.	Cefalosporina 3.ª generación	Flourquinolona
Eneterobacter spp.	Carbapenem	Adaptar al antibiograma
Acinetobacter spp.	Carbapenem	Adaptar al antibiograma
S. Maltophila	TMP-SMZ	Adaptar al antibiograma
Pseudomoma aeruginosa	Ceftazidime	Adaptar al antibiograma
Otros BGN	Adaptar al antibiograma	Adaptar al antibiograma
Levadura		
Candida spp.	Fluconazol	Anfotericina B Capsofungina Voriconazol

Tabla 3. Tratamiento etiológico de las infecciones relacionadas con el catéter.

tratamiento empírico se deberían utilizar antibióticos de amplio espectro, como podría ser la asociación de un glucopéptido y un aminoglucósido.

El tratamiento etiológico de las infecciones relacionadas con los catéteres y la elección del antibiótico específico se detallan en la tabla 3.

Se recomienda iniciar el tratamiento por vía endovenosa y pasar a vía oral cuando se consiga la estabilidad clínica y la apirexia, siempre que existan alternativas con buena biodisponibilidad. No hay datos concluyentes respecto a la duración del tratamiento, pero se acepta que ésta debe estar entre siete y diez días (máximo quince) cuando no existan complicaciones de la infección, la respuesta clínica sea favorable y no haya valvulopatía ni material protésico susceptible de colonizarse a distancia.

BIBLIOGRAFÍA

1. Graham WB. Historical aspects of hemodialysis. Transplant Proc, 1977; 9: 49-51.
2. Forssmann W. Die Sondierung des rechten Herzens. Klin Wochenschr, 1929; 8: 2085-088.
3. Aubaniac R. L'injection intraveineuse sous claviculaire: avantages et technique. Presse Med, 1952; 60: 1456-460.
4. Seldinguer SI. Catheter replacement of the needle in percutaneus arteriography. Acta Radiol (Stockh) 1953; 39: 368.

5. Kerri-Szantu M. The subclavian vein, a constant and convenient intravenous injection site. Arch Surg 1956; 72: 179.

6. Shaldon S, Chiandusi L, Higss B. Hemodialysis by percutaneus catheterization of the femoral artery and vein with regional heparinization. Lancet, 1961; 2: 857-59.

7. Shaldon S, Silva H, and Rosen SM. Technique of refrigerated coil preservation hemodialysis with femoral venous catheterization. Br Med J, 1964; 2 (5.406): 411-13.

8. Dudrick SJ, Buckner CD, Clift LA, Sanders JE, Stewart P, Thomas ED. Long-term total parenteral nutrition with growth development and positive nitrogen balance. Surgery, 1968; 64: 134-42.

9. Broviac JW, Cole JJ, Scribner BH. A silicone rubber atrial catheter for prolonged parenteral alimentation. Surg Gynecol Obstet 1973; 136: 602.

10. Hickman RO, Wilmore DW, Vars HM, Rhoads JE. A modified right atrial catheter for access to the venous system in marrow transplant recipients. Surg Gynecol Obstet, 1979; 148: 871-75.

11. NKF, K/DOQI Clinical practice guidelines for hemodialysis adequacy 2000. Am J Kidney Dis, 2001; 37 (Suppl 1): S7-64.

12. Schwab SJ, Beathard G. The hemodialysis catheter conundrum: hate living with them, but can't live without them. Kidney Int, 1999; 56 (1): 1-17.

13. Fernández-Quesada F, Ros-Vidal R, Rodríguez-Morata A *et al.* Catéteres centrales para hemodiálisis. Angiología, 2005; 57 (Supl 2): S145-S157.

14. Fan PY. Acute vascular access: new advances. Adv Ren Replace Ther; 1994. 1 (2): 90-98.

15. Sznajder JI, Zveibil FR, Bitterman H, Weiner P, Bursztein S. Central vein catheterization: failure and complication rates by three percutaneous approache. Arch Intern Med, 1986; 146: 29-261.

16. Lin BS, Kong CW, Tarng DC, Huang TP, Tang GJ. Anatomical variation of the internal jugular vein and its impact on temporary haemodialysis vascular access: an ultrasonographic survey in uraemic patients. Nephrol Dial Transplant, 1998; 13 (1): 134-38.

17. Bour ES, Weaver AS, Yang HC, Gifford, RR. Experience with the double lumen Silastic catheter for hemoaccess. Surg Gynecol Obstet, 1990; 171 (1): 33-39.

18. McDowell DE, Moss AH,Vasilakis C, Bell R, Pillái L. Percutaneously placed dual-lumen silicone catheters for long-term hemodialysis. Am Surg, 1993; 59 (9): 569-73.

19. Lameris JS, Zonderland HM, Gerritsen PG, Kappers-Klunne MC, Schutte HE. Percutaneous placement of Hickman catheters: comparison of sonographically guided and blind techniques. Am J Roentgenol, 1990; 155: 1097-099.

20. Mallory DL, Shawker TH, Brenner M *et al.* Ultrasound guidance improves the success rate of internal jugular vein cannulation. Chest 1990; 98: 157-60.

21. NKF-DOQI Clinical practice guidelines for vascular access. 2.600; Guideline 2.4.2.

22. Ibrik O, Samon R, Roca R, Viladoms J, Mora J. Catéteres tunelizados para hemodiálisis tipo «sistema Tesio de catéteres gemelos», mediante técnica ecodirigida. Análisis retrospectivo de 210 catéteres.. Nefrología, 2006; 26 (6): 719-25.

23. Cimochowski GE *et al.* Superiority of the internal jugular over the subclavian access for temporary dialysis. Nephron, 1990; 54 (2): 154-61.

24. Schillinger F *et al.* Central venous stenosis in hemodialysis: comparative angiographic study of subclavian and internal jugular access. Nephrologie, 1994; 15 (2): 129-31.

25. Bregman H. Double lumen subclavian hemodialysis cannulas. Int J Artif Organs, 1985; 8 (1): 17-18.

26. Depner TA. Catheter performance. Semin Dial, 2001; 14 (6): 425-31.

27. Kelber J, Delmez JA, Windus DW. Factors affecting delivery of high-efficiency dialysis using temporary vascular access. Am J Kidney Dis, 1993; 22 (1): 24-29.

28. McGee DC, G. M.K. Preventing complications of central venous catheterization. N Engl J Med 2003; 348: 1123-133.

29. Götz F, Peters G. Colonization of medical devices by coagulasa negative Staphilococci. In Waldvogel FA, Bisno AL, eds. Infections associated with indwelling medical devices. American Society for Microbiology, 2000; 3 ed. Washington DC: 55-88.

30. Rodríguez Hernández JA, E.G.P., Gutiérrez Julián JM, Segarra Medrano A *et al.* Guías de acceso vascular en hemodiálisis-Guías Sen Nefrología 2005; 25(Suplemento 1): 64-92.

Capítulo 2

Catéteres venosos centrales permanentes para diálisis

E. Escalante

Introducción

Los catéteres venosos centrales (CVC) para hemodiálisis vienen siendo utilizados en nuestra práctica habitual desde hace más de treinta años. Entre los accesos vasculares para diálisis son los menos deseables y, en la opinión de muchos, un mal necesario.[1]

Los catéteres para uso crónico, de mayor duración y mal llamados permanentes, son los tunelizados. Son CVC de gran diámetro y dos luces, de poliuretano o silicona mucho más suaves y blandos que los catéteres empleados para uso temporal. Atraviesan un túnel subcutáneo antes de entrar en una vena central. Cuentan en su porción proximal con un manguito de material sintético *(cuff)* que induce la cicatrización dentro del túnel subcutáneo y fija el catéter, además reduce el riesgo de infección por un efecto de barrera mecánica.

A pesar de sus ventajas sobre los no tunelizados, los CVC están lejos de ser una solución ideal, ni «permanente». En las próximas páginas revisaremos sus indicaciones, método y lugares de colocación, así como sus complicaciones y manejo.

1   Indicaciones

Los pacientes que requieren un catéter tunelizado para diálisis (CTD) pueden ser divididos en dos grupos: *a)* los que comienzan diálisis y necesitan un acceso mientras se establece uno definitivo; *b)* aquellos que por diferentes causas carecen y carecerán de un acceso definitivo para hemodiálisis.

a) Es bien conocido que el pronóstico a largo plazo de los pacientes que comienzan en diálisis con un CVC es peor que aquellos que lo hacen con un acceso vascular definitivo,[2-3] pero a pesar de ello, ésta es una situación frecuente (25 % de los pacientes en diálisis en EEUU).[4] En estos pacientes, el objetivo del CTD es proporcionar un acceso funcionante y mantener todos los lugares potenciales para la creación de un acceso vascular definitivo. Esta función de puente hacia un acceso de diálisis definitivo o, incluso, hacia un trasplante de donante vivo, por ejemplo, es la situación más frecuente en nuestro medio.

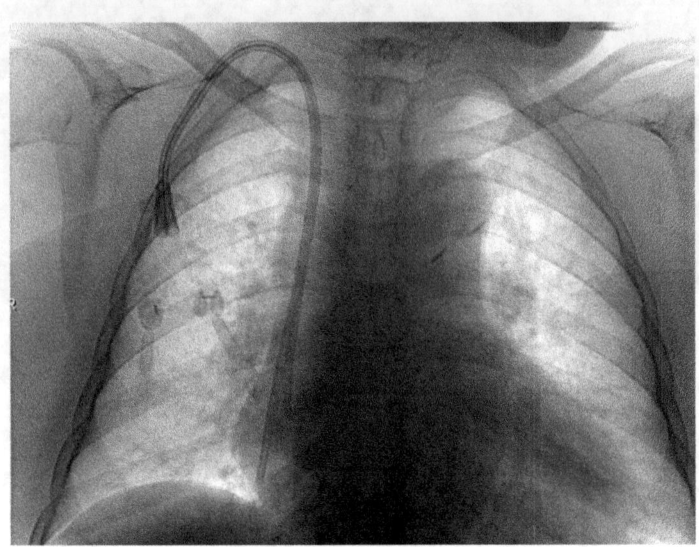

*Figura 1. Radiografía de control tras la colocación de CTD vía vena yugular interna derecha.
Se trata de un catéter con sistema* split *cuyos extremos se alojan en la aurícula derecha.*

b) En los pacientes con múltiples problemas en anteriores accesos vasculares permanentes, que requieren un acceso puente hasta la creación de otro nuevo o que ya han agotado esta posibilidad (19 % de los pacientes en diálisis en EEUU),[4] los CTD son también la opción preferida.

2   Características de los catéteres tunelizados para diálisis

Los CTD son catéteres, generalmente, de dos luces de igual diámetro y gran calibre (entre 13,5 y 15,5 Fr). Necesitan estos grandes diámetros para mantener los altos flujos (250 - 300 ml/min.) que precisan las sesiones de diálisis.

Están fabricados en poliuretano blando o en silicona. El primero es un material termosensible que se ablanda y acopla al paciente al someterlo a la temperatura corporal. Todos presentan un manguito de cicatrización *(cuff)* y están disponibles en una variedad de medidas que pueden venir reflejadas como medidas de la punta al manguito o de la punta a las conexiones.

Una de las luces (la más proximal) funciona como arteria –roja–, aspirando sangre que dirige hacia la máquina dializadora; la segunda luz, la distal, actúa como vena –azul– retornando la sangre ya dializada.

En el mercado hay disponibles multitud de modelos de diferentes materiales y configuraciones de la punta del catéter. El mejor resultado suele darlo la configuración en dos puntas distales separadas *(split),* ya que disminuye la recirculación; pero otras configuraciones, como las dos luces juntas en configuración espiroidea, también han demostrado buenos resultados. Además, están disponibles las dos luces por separado, es decir, dos catéteres de 10 Fr que se puncionan, tunelizan e introducen separadamente (Tesio). Sus características técnicas pretenden aumentar su durabilidad para que permanezcan implantados de meses a años.

3   Localizaciones

- La localización de elección es la *vena yugular interna* (+ derecha) porque proporciona un camino directo hacia la vena cava superior (VCS) y la aurícula derecha (AD) (véase la figura 1) y por la menor incidencia de estenosis. En segundo lugar, la vena yugular externa. Además, preserva la vena subclavia que será la salida venosa de un posible acceso vascular definitivo. Se ha reportado una mayor tasa de infección de los CVC yugulares respecto a los subclavios,[5] pero estos estudios están realizados con CVC no tunelizados. En los CVC tunelizados se ha objetivado una disminución en la tasa de infección.[6] Las venas del lado derecho tienen menor tendencia a provocar problemas oclusivos venosos que las izquierdas.[7]
- *Vena subclavia:* sólo se empleará en caso de oclusión yugular bilateral. Presenta mayor tasa de complicaciones estenóticas y trombóticas.[8]
- *Venas femorales comunes:* son una opción cuando las venas anteriores están agotadas. Presentan mayor tasa de complicaciones, especialmente trombosis venosa profunda de la extremidad e infección (hasta 45 %).[9-10]
- *Los lugares de último recurso para la colocación de CTD* son: vena cava inferior translumbar,[11] vena suprahepática transhepática,[12] venas intercostales, venas colaterales recanalizadas.[13] Sólo se emplean en pacientes con agotamiento venoso.

4   Colocación de catéter tunelizado para diálisis

4.1   *Preparación*

El paciente debe estar en ayunas, contar con hemograma y pruebas de coagulación correctas y, si es posible, no antiagregado (es admisible la antiagregación con un solo fármaco, pero no la doble antiagregación, que debe suspenderse).

De cara a la técnica es conveniente que el paciente no haya recibido diálisis recientemente, porque de esta forma al ser más alta la presión venosa central la punción venosa es más fácil y disminuye el riesgo de embolia aérea.

4.1.1   *Profilaxis antibiótica*

A pesar de la falta de evidencia científica nosotros realizamos profilaxis antibiótica con cefazolina 2 gr ev antes de la colocación o maniobras sobre un CTD. Si el paciente es alérgico la alternativa es la vancomicina ev. Si presenta una valvulopatía cardíaca conocida, la profilaxis se refuerza utilizando ampicilina más gentamicina.

El antibiótico se administra en los minutos previos a la intervención, a excepción de la gentamicina, que precisa una administración más lenta (síndrome del hombre rojo) por lo que se comienza antes.

4.1.2   Sedación

En todos nuestros pacientes se realiza monitorización completa (FC, TA, ECG) y sedación consciente intravenosa. A pesar de no ser imprescindible, ahorra sufrimiento gratuito a estos pacientes, de por sí lábiles.

4.1.3   Preparación de la zona

Previamente a la intervención, hay que valorar la preparación quirúrgica estricta de la zona, escogiendo campos amplios. Se evitará el rasurado si no es imprescindible, insistiendo sobre el lavado exhaustivo de la piel con clorhexidina 2 % y, posteriormente, el pintado extenso con povidona yodada que se dejará secar.

4.2   Localización del lugar de punción

Es importante valorar el tamaño y permeabilidad de la vena que se puncionará. Para ello se emplea la ecografía. Con una sonda lineal de alta frecuencia (5 MHZ o mayor) se explora la zona de punción, en el caso de la vena yugular interna el triángulo de Sedillot, y se escoge el punto de punción.

4.2.1   Punción

La punción en sí misma también es guiada ecográficamente (véase la figura 2). De esta forma, se gana en seguridad y se evita la morbilidad que supone la punción a ciegas (neumotórax, lesión arteria carótida o subclavia). Son conocidas algunas variantes anatómicas (5 % de los pacientes presentan una vena yugular interna medial a la arteria carótida).[14-15] Para la colocación de catéteres tunelizados es más conveniente realizar un acceso lo más bajo posible a la vena yugular interna (casi sobre la clavícula) y en la cara lateral externa, lo que facilita la curvatura que después realizará el catéter.

Se anestesia la piel, preferiblemente, con lidocaína 1 %, ya que este anestésico puede inyectarse de modo intravascular y no supone ningún problema si la aguja de la anestesia pincha alguna estructura vascular.

Es ideal emplear *sets* de micropunción (véase la figura 3) que se componen de una aguja 21 G, generalmente, con punta ecográfica (los US se reflejan en ella aumentando su visibilidad), a través de la cual se introduce una microguía corta de 0,018" que permite la conversión de la punción a 4 o 5 Fr y guía de 0,035". De esta forma, empleando

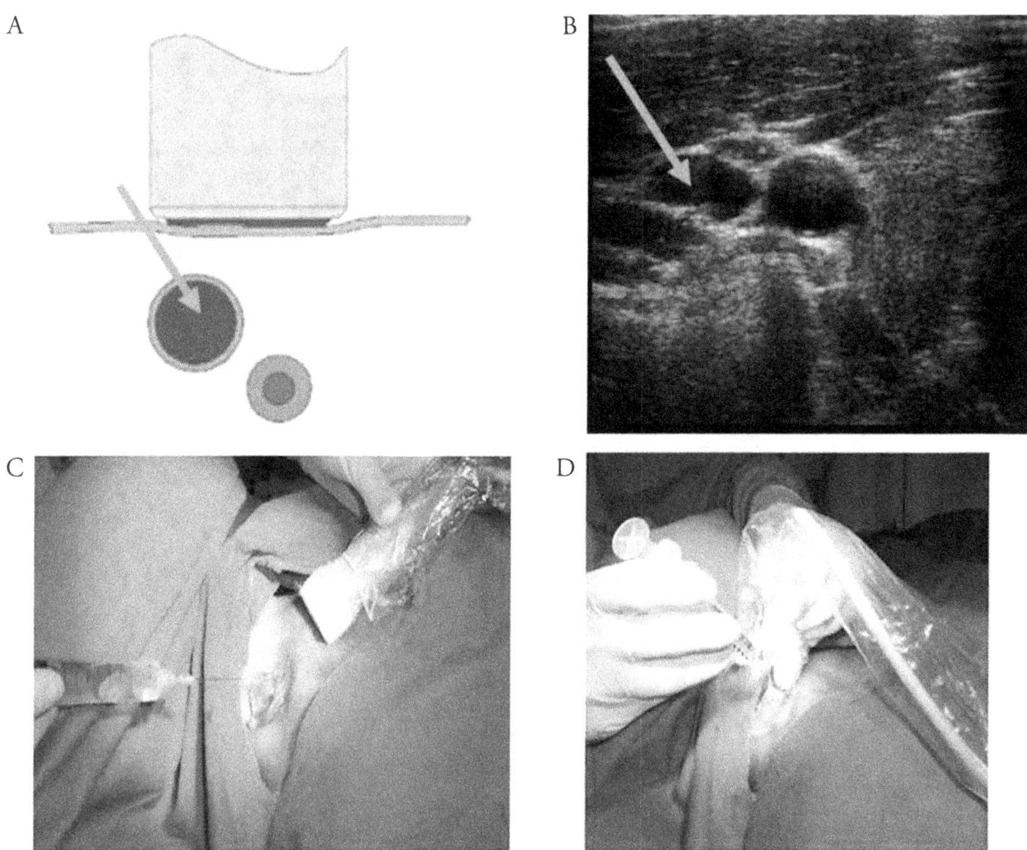

Figura 2. A. Esquema de la colocación del transductor para la punción yugular. Azul: vena yugular interna. Rojo: arteria carótida común. Flecha = trayecto proyectado de la aguja. B. Imagen ecográfica que muestra las mismas estructuras que en A). Flecha = trayecto proyectado de la aguja. C. Preparación de la punción yugular interna. Transductor, aguja de micropunción y gel ecográfico estéril en hueco supraclavicular. D. Colocación de transductor y aguja para la punción.

guía de escopia podemos avanzar una guía a través de la VCS y AD hasta la vena cava inferior (VCI), que es una posición segura y nos evita posibles arritmias por irritación de las cavidades cardíacas.

A través de la guía 0,035" dejamos un catéter en VCI, que es una posición estable y segura mientras realizamos la tunelización.

4.3   Tunelización

A escopia se coloca el catéter sobre la piel del paciente para valorar la posición, longitud del túnel y curvatura que realizará antes de su acceso en la vena yugular. Los extremos venosos del catéter deben quedar dentro de la AD,[16] ya que en este entorno turbulento es donde se produce mayor flujo y menor posibilidad de recirculación y de producción

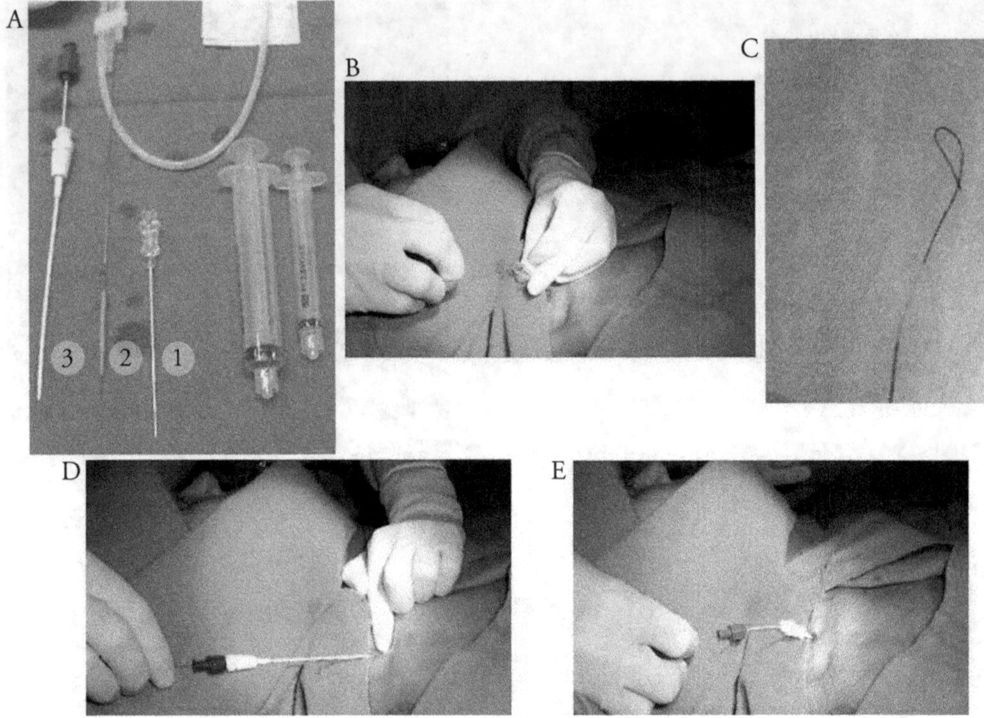

*Figura 3. A. Set de micropunción compuesto por: 1) aguja 21 G con punta ecográfica, 2) microguía 0,018"
y 3) doble vaina plástica, interior de 3 Fr y exterior de 5 Fr. B. Tras realizar la punción con la guja
21 G se introduce la microguía. C. Imagen de la microguía a fluoroscopia. D. Sobre la microguía se
introduce la doble vaina plástica. E. Se retira la vaina interior y la microguía para poder
introducir la guía de trabajo 0,035".*

de estenosis en la VCS o de trombosis de las luces distales. Debe tenerse en cuenta que, durante la implantación, el paciente permanece en decúbito supino y que, al levantarse, el mediastino desciende unos 3-5 cm, por lo que el catéter, inicialmente en buena posición, podría resultar corto si este movimiento no se tiene en cuenta.[17]

Si a pesar de esta maniobra tenemos dudas sobre la longitud del catéter tunelizable que debemos emplear, introduciremos una guía teflonada por la punción yugular, y la avanzaremos hasta que su extremo quede en la AD; entonces la aplicaremos sobre la salida del catéter de seguridad, y la volveremos a aplicar cuando su punta esté a nivel de la punción yugular, ésa será la medida del recorrido intravascular. El segmento extravascular es fácil de añadir.

Marcaremos el túnel, que debe tener al menos unos 10 cm de longitud, y con la ayuda de una aguja de punción lumbar anestesiaremos todo el recorrido con lidocaína 1 %. Generalmente son necesarios unos 20 ml de lidocaína, por lo que esta aguja permite anestesiar todo el túnel con una única punción. La disección subcutánea que produce la infiltración de anestesia facilitará la disección posterior.

Realizaremos dos incisiones de unos 6-8 mm inicial y final (esta última coincidiendo con la punción yugular) antes de proceder a la disección roma del túnel (véase la figura 4).

La mayoría de los *sets* cuentan con tunelizadores metálicos o plásticos que en su extremo proximal son curvos. y en su extremo distal tienen una terminación en tornillo en la que se acopla el extremo venoso del catéter tunelizado. Para mantener solidarias las dos luces de los catéteres con sistema *split* es muy útil la cubierta plástica con que cuentan casi todos los tunelizadores.

A pesar de lo que pudiera parecer, la tunelización es un proceso lento y delicado que pretende realizar un recorrido subcutáneo recto y lo menos traumático posible, ya que a menor trauma, menor posibilidad de formación de hematomas y, por lo tanto, menor riesgo de infección. En la mayoría de los catéteres la tunelización se realiza anterógradamente (desde la salida cutánea sobre el tórax hacia la punción yugular), pero algunos modelos permiten la tunelización retrógrada (desde la incisión de la venotomía hacia la salida cutánea en el tórax). Es importante mantener el manguito de *dacron* bien introducido en el túnel subcutáneo (mínimo a 1-3 cm de la piel).

4.4 *Inserción del catéter*

El catéter que hemos dejado, asegurando la punción yugular, es recambiado sobre guía por una serie de varios dilatadores vasculares de diámetros progresivos. El último de ellos porta una vaina pelable.

Esta vaina es la porción más débil del proceso, por lo que aconsejamos reservarla hasta la última dilatación, para que no se deteriore con ninguna maniobra brusca. Actualmente, la mayoría de las vainas pelables cuentan con una válvula hemostática que permite extraer su dilatador sin pérdida sanguínea significativa, ni riesgo de embolia aérea. Algunos modelos de catéteres no precisan vaina pelable para su introducción, lo que ahorra un paso.

En todos los casos, es muy conveniente insertar el segmento intravascular del catéter sobre guía. Cuando empleamos catéteres tipo *split*, la guía entra por una de las luces y sale por la otra, facilitando que ambas se mantengan juntas (solidarias) y mejore el avance intravascular del catéter (al tratarse de un conjunto más rígido).

Si se usa vaina pelable es importante la coordinación del pelado (un movimiento lateral a derecha e izquierda) con la entrada del catéter (un movimiento longitudinal hacia el interior del paciente).

La orientación óptima de la punta del catéter también es importante para conseguir un buen flujo. En catéteres de doble luz, la luz arterial (roja) deje estar dirigida medialmente lejos de la pared de la aurícula, con lo que se prevendrá la adherencia a la pared por succión.

Para terminar, se prueban ambas luces con aspiraciones e inyecciones de suero vigorosas y se sellan con heparina sódica al 1 % (1.000 U/ml).

4.5 *Cierre de las incisiones*

Las dos incisiones que se realizan habitualmente (en el lugar de acceso yugular y en el extremo final del túnel) deben ser lo más pequeñas posible, para que sujeten el catéter en sí mismo.

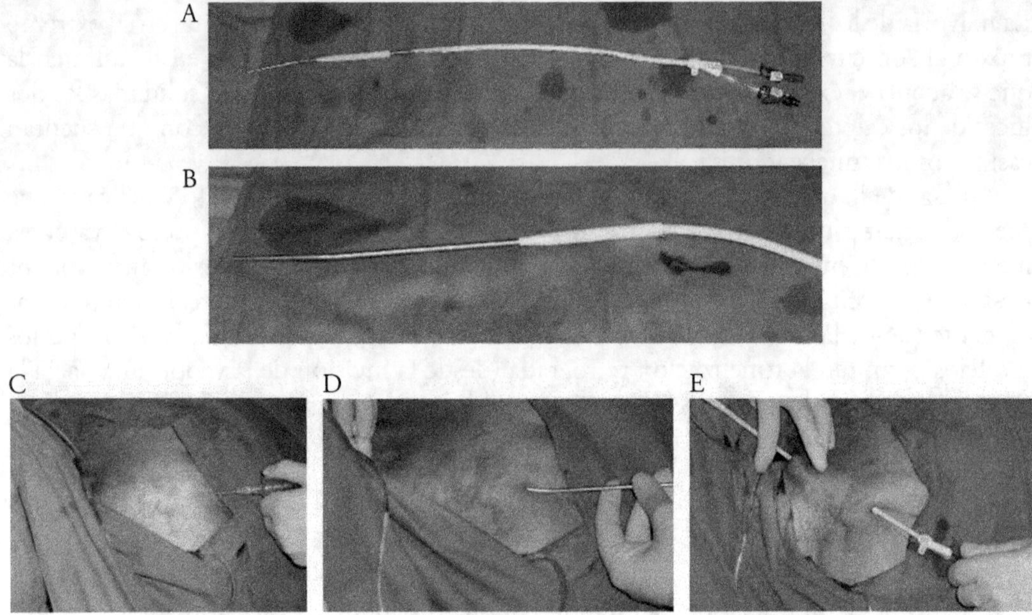

Figura 4 A. Catéter montado en el tunelizador metálico. B. La cubierta plástica del tunelizador cubre las dos puntas del catéter. C. Anestesia del túnel con aguja de punción lumbar. D. Paso del tunelizador. E. Paso del catéter y del cuff *a través del túnel.*

La incisión de la venotomía se cierra con puntos de sutura, teniendo la precaución de no profundizar con la aguja con el riesgo de lesionar el catéter recién colocado que está debajo. Si se produce una hemorragia significativa alrededor de la entrada del catéter, se incorpora al paciente colocando una cuña bajo la mitad superior de su cuerpo; de esta forma, al disminuir la presión venosa central, la hemorragia cesará. Se realizan puntos de sutura simple o hemostáticos que se retiran 7-8 días después en su centro de diálisis.

El extremo distal del catéter también debe estar sujeto durante las 3-4 semanas que tardará el manguito de cicatrización en fijarlo al tejido subcutáneo. Esta fijación puede realizarse con puntos de sutura o con sistemas de fijación sin suturas.

5 Complicaciones precoces

El mayor determinante de este tipo de complicaciones es la experiencia del operador[18] y la utilización de técnicas con visualización en vivo (US y fluoroscopia).[19-20]

5.1 *Complicaciones en relación con la punción venosa*

Hematomas, lesión vascular (carótida), neumotórax. Son mínimas cuando se emplea guía ecográfica para la punción.

5.2 Complicaciones en relación con la inserción del catéter

- Embolia aérea. Se evita solicitando al paciente que suspenda la respiración o realice una maniobra de Valsalva durante el momento de la inserción y con maniobras rápidas y sincronizadas.
- *Kinking* en el punto de curvatura: se evita al realizar accesos yugulares bajos y al evitar curvaturas de entrada demasiado agudas.
- Arritmias.
- Hemorragia, hemotórax, formación de hematomas locales.
- Parálisis del nervio recurrente laríngeo.
- Perforación cardíaca.

5.3 Infección

La infección precoz del CTD se debe a defectos en el manejo estéril del procedimiento y son infrecuentes. Sí puede producirse infección local en el punto de tenotomía, si no se guardan las habituales normas de higiene durante los primeros días, mientras se produce la cicatrización.

6 Complicaciones tardías

6.1 Estenosis venosas

La presencia de un catéter intravascular lleva inherente la producción de una lesión intimal. Desde el mismo momento de la inserción puede producirse lesión intimal asociada con denudación focal del endotelio. Después de un período largo de implantación se produce engrosamiento de la pared venosa con aumento de células de músculo liso y adherencia del catéter a la pared vascular mediante trombo y deposición de colágeno.[21] Esto es particularmente cierto en los catéteres subclavios, donde llegan a producirse hasta un 42-50 % de estenosis[22] (véase la figura 5).

6.2 Trombosis venosa

Puede ser causada por la lesión venosa en el momento de la inserción o por el decúbito que produce un catéter alojado en la vena durante un período de tiempo largo, especialmente si realiza incurvaciones (accesos por vías izquierdas). También se ha observado relación con el número de catéteres insertados (5,9 % de los paciente portadores de CVC yugulares[23] y 23-38 % de los pacientes a los que se les han colocado vías centrales de inserción periférica [PICCS]).[24]

La trombosis en relación con el catéter también puede clasificarse como: extrínseca (trombosis de la vena que aloja el catéter), que suele estar relacionada con el trauma al

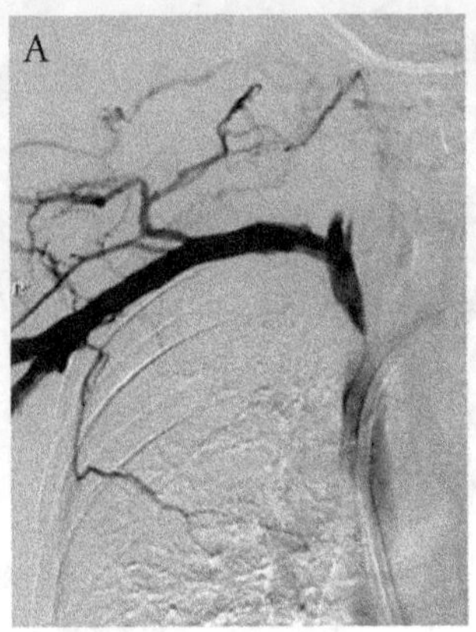
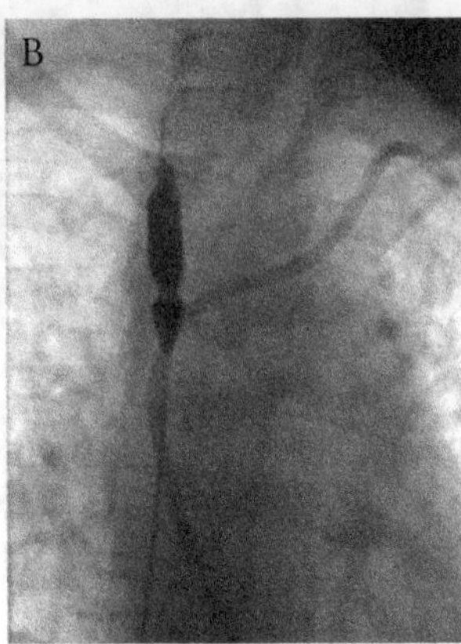
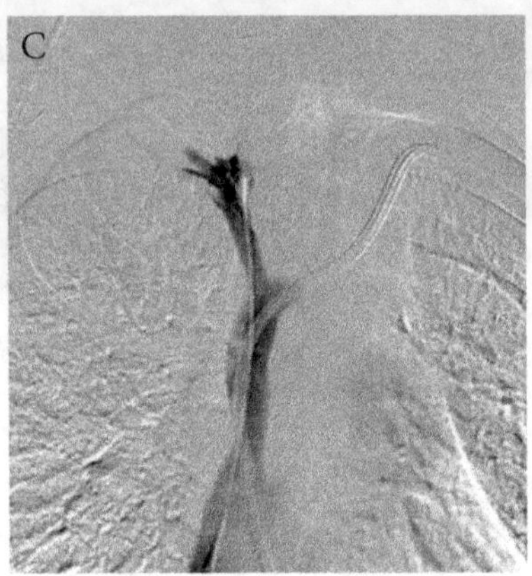

Figura 5. A. Estenosis tronco innominado derecho en relación con CVC anterior. El paciente lleva nuevo catéter tunelizado por vía vena yugular interna izquierda. B. Angioplastia desde acceso venoso femoral con catéter-balón de 12 mm. Nótese la muesca en el balón. C. Resultado postdilatación, resolución completa de la estenosis.

endotelio; o intrínseca (trombo intraluminal o en la punta del catéter), que está relacionada con defectos de manejo del purgado del catéter.

En ambos casos, el tratamiento puede ir desde intentar la fibrinólisis selectiva para lisar la trombosis pericatéter o intracatéter, a tener que retirar el catéter (a veces perdiendo el acceso) y mantener anticoagulado al paciente a largo plazo. En la literatura se han descrito múltiples protocolos con distintos fármacos fibrinolíticos, pero ninguno ha demostrado mayor tasa de éxito que los demás.

6.3   Malfunción del catéter

Se define como un fallo del catéter para conseguir y mantener un flujo suficiente para llevar a cabo la diálisis sin alargar excesivamente el tratamiento (unos 300 ml/min.). Es responsable de la pérdida del 17-53 % de los CTD.

Como primer paso debe comprobarse cualquier problema mecánico que interfiera con el uso del catéter (véase la figura 6), generalmente dando lugar a la disminución progresiva del flujo.

Los problemas más frecuentes son:

- Migración hacia fuera del catéter cuyos extremos quedan dentro de la VCS.
- Producción de plicaturas en el recorrido del catéter.
- Vainas de fibrina.
- Trombosis intra y pericatéter.

En la mayoría de los casos, se requieren comprobaciones fluoroscópicas del estado y recorrido del catéter junto con la inyección de contraste para valorar vainas de fibrina y trombosis.

Según sea el problema detectado, éste puede solucionarse con infusión de fibrinolíticos (por ejemplo, rt-PA 1 mg en cada luz) para intentar disolver el trombo, o con el paso de una guía para desalojarlo. Pero puede llegar a requerirse el recambio sobre guía por un nuevo catéter.

Las vainas de fibrina son capas celulares y acelulares que se forman alrededor de la porción intravascular del catéter desde su punto de inserción. Se producen siempre y sobre todos los catéteres, y comienzan a formarse a las 24 horas de la implantación,[25] aunque no siempre son sintomáticas. Además de la disminución del flujo al crear un mecanismo valvular en el extremo venoso del catéter, facilitan la trombosis y el subsiguiente aumento de frecuencia de infecciones.[26] Su manejo es más difícil. En la literatura se han descrito varias técnicas para su tratamiento con resultados variables,[27] con técnicas como el *stripping* desde un acceso femoral,[28] o la ruptura de la vaina con catéteres-balón durante el recambio del CTD,[29] sin conseguir consenso en cuanto al manejo óptimo de este problema.

6.4 Infección

Es una de las complicaciones potencialmente más graves que podemos encontrar y es responsable del fallo del 6-28 % de los catéteres.[30] A pesar de que los CTD tienen una tasa de bacteriemia mucho más baja que los temporales, se ha descrito una incidencia de bacteriemia relacionada con el catéter de 2-2,5 % por 1.000 días de catéter y de infecciones de la salida cutánea de 1,2-4,7 % por 1.000 días de catéter.[30-33]

En la mayoría de los casos, la infección ocurre por migración de flora cutánea sobre la superficie externa del catéter desde el punto de salida cutánea, o por colonización de la luz del catéter, debida a problemas de manejo.

Pueden ser infecciones locales del punto de inserción cutánea o del túnel subcutáneo, o bien infecciones intravasculares con sepsis secundaria. Son más frecuentes las infecciones tardías por mal manejo de los CTD durante los cambios de vendajes o las diálisis. Excepcionalmente, pueden producirse colonizaciones por siembras hematógenas desde otros focos de infección.

La bacteriemia relacionada con el catéter produce en estos pacientes un aumento de la incidencia de endocarditis y de infecciones metastásicas (por ejemplo, artritis séptica, abcesos epidurales, etc.).

El microorganismo más frecuentemente aislado en estas bacteriemias es el *Staphilococcus aureus*.[31]

Son factores de riesgo que predisponen a la infección:

- Ser portador cutáneo o nasal de estafilococo.
- Colonización de las conexiones del catéter.
- Duración de la cateterización.
- Trombosis.
- Frecuencia de las manipulaciones del catéter.
- Diabetes *mellitus*.
- Inmunoincompetencias y otras.

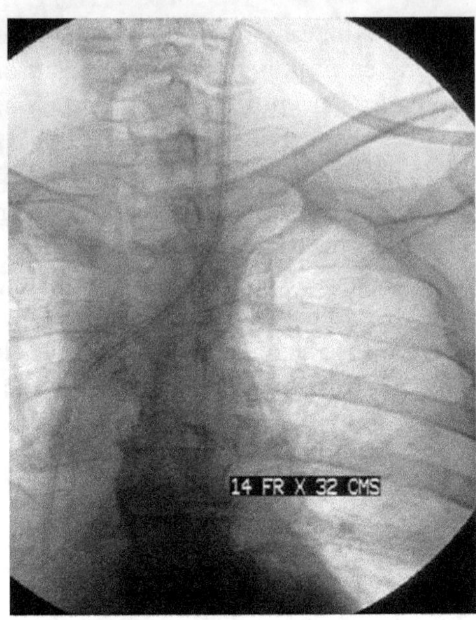

*Figura 6. CTD que accede por vena yugular interna izquierda malfuncionante por plicatura
en el punto de incurvación yugular.*

La prevención de la infección se basa en tres áreas:

– Técnica de la colocación del catéter, empleando las máximas medidas de barrera
  y colocando el catéter en un ámbito quirúrgico.
– Cuidado diario del punto de salida cutáneo del catéter, y de la piel del paciente en
  general; especialmente, en el caso de portadores nasales de estafilococo.
– Cuidados en el centro de diálisis, con especial énfasis por parte de la enfermería
  del centro. Evitar perforación y grietas en las conexiones.

Si el paciente presenta signos locales de infección (dolor, eritema, edema, exudado
purulento, etc.) (www.vascularaccesssociety.com/guidelines):

– Si los síntomas son menores bastará realizar tratamiento local con antibióticos y
  antisépticos y antibioterapia oral o intravenosa.
– Si los signos locales son graves o se sospecha infección del túnel (tunelitis) debe
  retirarse el catéter y substituirlo por uno temporal, colocado en otro lugar. Además,
  se iniciará tratamiento antibiótico, según antibiograma durante 2-4 semanas.

Si el paciente presenta signos sistémicos de infección (fiebre, escalofríos –especialmente durante la diálisis–, leucocitosis, inestabilidad hemodinámica, *shock): tomar* hemocultivos periféricos y a través del catéter, para realizar recuentos diferenciales.

- Si los signos clínicos son menores: recambiar el catéter sobre guía tras al menos 36 horas de antibioterapia; como alternativa, intentar conservar el catéter realizando *antibiotic lock* (purgado del catéter con una mezcla de antibiótico y heparina). La antibioterapia intravenosa según antibiograma debe durar de 2 a 4 semanas.
- Si los signos son graves: retirar el catéter y colocar uno temporal en otro lugar; además, realizar antibioterapia que, según el antibiograma, debe durar de 2 a 4 semanas.

Se han desarrollado múltiples estrategias para disminuir la tasa de infección entre las que se encuentran: los catéteres impregnados de antisépticos o antibióticos o de sales de plata;[34] el empleo de pomadas antisépticas y antibióticas o el *antibiotic lock*,[35-36] pero ninguna actitud ha demostrado aún claras ventajas.

Conclusión

A pesar de sus desventajas, los catéteres tunelizados para diálisis son un medio aceptable de hemodiálisis para un grupo significativo de pacientes. Sus resultados pueden mejorar si conseguimos indicar bien su uso, comprender sus limitaciones y sus complicaciones, estableciendo estrategias que nos permitan prevenirlas y tratarlas con éxito.

BIBLIOGRAFÍA

1. Schwab SJ, Beathard G. The hemodialysis catheter conundrum: hate living with them, but can't live without them. Kidney Int 1999; 56: 1-17.
2. Álvarez-Ude F, Álvarez R, Velasco S *et al.* Disponibilidad de acceso vascular permanente al inicio de hemodiálisis: papel de la consulta prediálisis. Nefrología 2001; 21: 588-91.
3. Rodríguez JA. Hemodialysis vascular access in incident patients in Spain. Kidney Int 2002; 62: 1475-477.
4. Centers for Medicare and Mediaid Services: 2002 annual report. End stage renal disease clinical performance measures project. Am J Kidney Dis 2003: 42 (suppl 2): S1-S96.
5. O'Grady NP, Alexander M, Dellinger EP *et al.* Guidelines for the prevention of intravascular catheter-related infections. MMWR 2002; 51(RR10): 1-26.
6. Timsit JF, Sebille V, Farkas JC *et al.* Effect of subcutaneous tunneling on internal jugular catheter-related sepsis in critically ill patients: a prospective randomized multicenter study. JAMA 1996; 276: 1416-420.
7. Salik E, Daftary A, Tal MG. Three-dimensional anatomy of the left central veins: Implications for dialysis placement. J Vasc Intervent Radiol 2007; 18: 361-64.
8. Macdonald S, Watt AJB, McNally D *et al.* Comparison of technical success and outcome of tunneled catheters inserted via de jugular and subclavian approaches. J Vasc Intervent Radiol 2000; 11: 225-31.
9. Hernández D, Díaz F, Rifino M *et al.* Subclavian vascular access stenosis in dialysis patients: natural history and risk factors. J Am Soc Nephrol 1998; 9: 1507-510.
10. Falk A. Use of the femoral vein as insertion site for tunneled hemodialysis catheters. J Vasc Intervent Radiol 2007; 18: 217-25.
11. Gupta A, Kayak PK, Schell PJ. Translumbar inferior vena cava catheter for long-term dialysis. J Am Soc Nephrol 1995: 5 (12): 2094-097.
12. Azizkhan RG, Taylor LA, Jaques PF *et al.* Percutaneous translumbar and transhepatic inferior vena cava catheters for prolongad vascular access in children. J Pediatr Surg 1992; 27 (2): 165-69.

13. Ferral H, Bjarnason H, Wholey M *et al*. Recanalization of occluded veins to provide access for central catheter placement. J Vasc Intervent Radiol 1996; 7: 681-85.

14. US-guided puncture of the internal jugular vein: complications and anatomic considerations. J Vasc Intervent Radiol 1998; 9: 333-38.

15. Lin BS, Kong CW, Tarng DC *et al*. Anatomical variation of the internal jugular vein and its impact on temporary hemodialysis vascular access. An ultrasonographic survey in uremic patients. Nephrol Dial Transplant 1998; 13: 134-38.

16. Vesely T. Central venous catheter tip position: a contonuing controversy. J Vasc Intervent Radiol 2003; 14: 527-34.

17. Nazarian WH, Bjarnasson H, Dietz CA *et al*. Changes in tunneled catheter tip position when a patient is upright. J Vasc Intervent Radiol 1997; 8: 437-41.

18. Sznajder JI, Zveibil FR, Bitterman H *et al*. Central vein catheterization: failure and complication rates by three percutaneous approaches. Arch Intern Med 1986; 146: 259-61.

19. McDowell DE, Moss AH, Vasilakis C *et al*. Percutaneously placed dual lumen silicone catethers for long-term hemodialysis. Am Surg 1993; 59: 569-73.

20. Trerotola SO, Johnson MS, Harris VJ *et al*. Outcome of tunneled hemodialysis catheters placed via the right internal jugular vein by interventional radiologist. Radiology 1997; 203: 489-95.

21. Forauer AR, Theoharis C. Histologic changes in the human vein wall adjacent to indwelling central venous catheters. J Vasc Intervent Radiol 2003; 14: 1.163-168.

22. Barret N, Spencer S, McIvor J *et al*. Subclavian stenosis: a major complication of subclavian dialysis catheters. Nephrol Dial Transplant 1990; 3: 423-25.

23. Wilking TD, Graus MA, Lane KA *et al*. Internal jugular vein thrombosis associated with hemodialysis catheters. Radiology 2003; 228: 697-700.

24. Allen AW, Megardell JL, Brown DB *et al*. Venous thrombosis associated with the placement of peripherally inserted central catheters. J Vasc Interv Radiol 2000; 11: 1309-314.

25. Wong JK, Sadler DJ, McCarthy M *et al*. Analysis of early failure of tunneled hemodialysis catheters. Am J Roentgenol 2002; 179: 357-63.

26. Raad II, Luna M, Khalil SA *et al*. The relationship between the thrombotic and infectious complications of central venous catheters. JAMA 1994; 271: 1014-016.

27. Faintuch S, Salazar GMM. Malfunction of dialysis catheters: management of fibrin sheath and related problems. Tech Vasc Intervent Rad 2008: 11: 195-200.

28. Brady PS, Spence LD, Levitin A, *et al*. Efficacy of percutaneous fibrin sheath stripping in restoring patency of tunneled hemodialysis catheters. Am J Roentgenol 1999, 173: 1023-027.

29. Othee BJ, Tham JC, Sheiman RG. Restoration of patency en failling tunneled hemodialysis catheters: a comparison of catheter exchange, exchange and balloon disruption of the fibrin sheath, and femoral stripping. J Vasc Intervent Radiol 2006, 17: 1011-015.

30. Almirall J, González J, Rello J *et al*. Infection the hemodialysis catheters: incidence and mechanisms. Am J Nephrol 1989; 9: 454-69.

31. Beathard GA. Management of bacteriemia associated with tunneled-cuffed hemodialysis catheters. J Am Soc Nephrol 10: 1045-049.

32. Saad TF. Central venous dialysis catheters: catheter-associated infection. Semin Dial 2001; 14: 446-51.

33. Marr KA, Sexton D, Conlon P *et al*. Catheter-related bacteriemia and outcome of attempted catheter salvage in patients undergoing hemodialysis. Ann Int Med 1997; 127: 275-80.

34. Maki DG, Stolz SM, Wheeler S, Mermel LA. Prevention of central venous catheter-related bloodstream infection by use of an antiseptic-impregnated catheter. Ann Am Intern med. 1997; 127: 257-66.

35. Dogra GK, Herson H, Hutchison B *et al*. Prevention of tunneled hemodialysis catheter-related infections using catheter-restricted filling with gentamicin and citrate: A randomized controlled study. J Am Soc Nephrol 2002; 13: 2.133-139.

36. Yahav D, Rozen-Zvi B, Gafter-Gvili A *et al*. Antimicrobial lock solutions for the prevention of infections associated with intravascular catheters in patients undergoing hemodialysis: systematic review and meta-analysis of randomized, controlled trials. Clin Infect Dis 2008 Jul 1; 47: 83-93.

Parte VI

Capítulo 1

Cuidados de enfermería del acceso vascular

M. Julvé, R. M.ª Magdalena

Introducción

En hemodiálisis (HD) el acceso vascular (AV) es la piedra angular de la técnica. Contar con un AV adecuado y con un óptimo funcionamiento durante el tratamiento de HD, supondrá que mejoraremos la calidad de vida de nuestros pacientes, al obtener resultados bioquímicos correctos,[4] y que reduciremos la morbilidad asociada.[6]

El equipo de enfermería de diálisis debe ser experto y especializado en el manejo de los diferentes accesos vasculares, tanto si son AV autólogos como protésicos, o catéteres temporales y permanentes. También es necesario que esté familiarizado con la educación sanitaria, ya que de dicho equipo dependerá instruir al paciente en el cuidado y manejo del AV en su domicilio, para que éste sea duradero y presente las mínimas complicaciones posibles.

Los cuidados de enfermería, pues, deberán ser protocolizados[2,5] y variarán dependiendo del tipo de AV que tengamos.

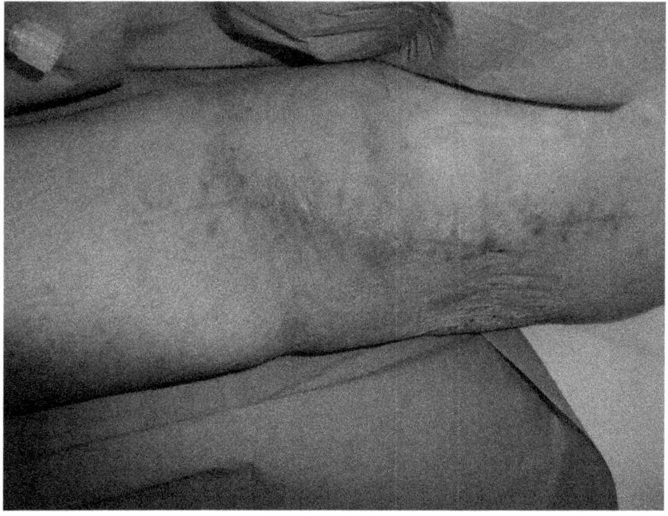

Figura 1. FAVI 1.

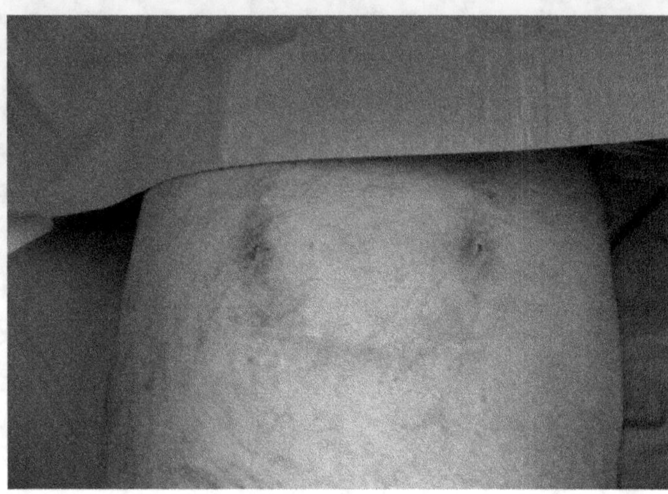

Figura 2. FAVI 2.

1   Fístula arteriovenosa interna (FAVI)

Los cuidados de la FAVI deberán comenzar antes de la intervención quirúrgica y seguir durante la poscirugía, la maduración y la duración del tratamiento de HD; así, conseguiremos un desarrollo adecuado y una mayor duración del AV.

1.1   Cuidados de precirugía

Iniciaremos la educación sanitaria del paciente proporcionando información sobre la FAVI que se le hará, explicando su ubicación, uso, funcionamiento y los cuidados que deberá tener a partir de ese momento. Se le instruirá para que no se deje realizar análisis en el brazo donde estará la FAVI, ya que debemos mantener la red venosa en óptimas condiciones para la intervención quirúrgica,[5] y se le explicará que posteriormente no deberá llevar prendas apretadas en la extremidad donde esté ubicada la FAVI. Si es en el brazo, no deberá coger peso ni hacer fuerza excesiva con él, evitará golpes y realizar tomas de TA,[2,5,7] llevar reloj, pulseras, vendajes apretados[2,5,7] y dormir sobre el brazo de la FAVI para evitar compresiones.[2,5,7]

1.2   Cuidados de poscirugía

Los cuidados posquirúrgicos inmediatos, ante todo, deben ser la observación y la valoración:

- Comprobar el latido, la vibración *(thrill)* y auscultar el soplo de la FAVI.[2]
- Control del sangrado de la herida quirúrgica.

- Control de constantes vitales para evitar una caída brusca de la TA que podría causar una trombosis.[2,5]
- Control de la extremidad intervenida para evitar la inflamación o isquemia periférica.
- Mantener la extremidad elevada durante el reposo para favorecer el retorno venoso y evitar la inflamación.[2]
- Cura de la herida quirúrgica a las 24 h. si no ha habido sangrado.[2]
- Retirada de puntos a partir del séptimo día si no ha habido complicaciones, según el estado de la cicatrización de la herida. Los puntos pueden ser sustituidos por tiras de *steri-strip* durante unos días más o se pueden retirar la mitad de ellos, de forma alterna.[8]

A partir de aquí deberemos seguir con la educación sanitaria iniciada, ya que es necesario que el paciente se implique en sus cuidados para evitar el mal funcionamiento del AV y su posterior deterioro. Los cuidados que debemos conseguir son:

- Recordar toda la información dada previamente sobre lo que no se puede hacer con la extremidad de la FAVI (véase apartado anterior, «Cuidados de precirugía»).
- Vigilar el funcionamiento de la FAVI; explicar al paciente cómo tiene que comprobar diariamente su *thrill* e informarle de que debe acudir rápidamente al hospital de referencia si nota que ha parado o si ha tenido un dolor brusco e intenso que ha endurecido la zona de la intervención.
- Instruirle en la cura diaria de la herida quirúrgica con un antiséptico, aplicando posteriormente un apósito para evitar infecciones, hasta que sean retirados los puntos.
- Aconsejarle que no realice trabajos que faciliten la contaminación de la herida (labores del campo, con animales, etc.) o, en su defecto, protegerla debidamente;[8]

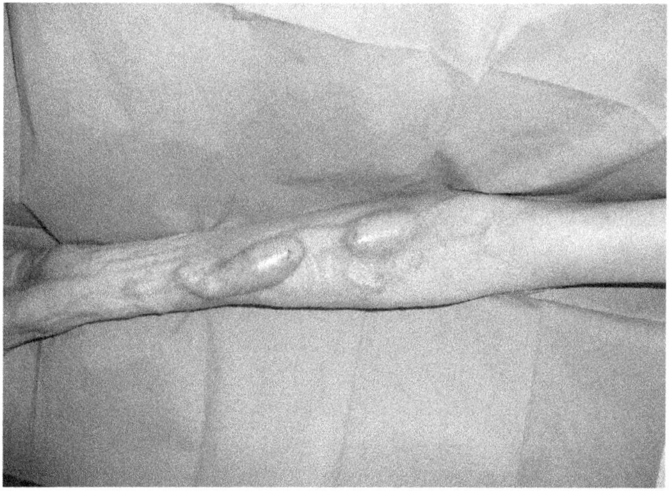

Figura 3. FAVI 12.

también se le deberá educar en la observación de signos de infección tales como: dolor, rubor, calor, endurecimiento de la zona, supuración, etc., para que puedan ser tratados con celeridad.[2]

- En el caso de FAVI autóloga, explicar los ejercicios que debe hacer para conseguir la dilatación de las venas y la maduración de la FAVI, como comprimir con la mano una pelota semiblanda.[3,5] Este ejercicio se puede hacer suavemente a partir del tercer día si la herida evoluciona favorablemente; en caso contrario, se deberá esperar a la retirada de los puntos.

1.3 *Cuidados durante la maduración*

Los cuidados que efectuaremos durante la maduración serán de control de la dilatación y del aspecto externo de la FAVI en las autólogas; en las protésicas esperaremos a que se realice la integración de la prótesis con la formación de la capa neoíntima en la pared de la luz.[2,5]

- Dejaremos madurar la FAVI autóloga de 4 a 6 semanas, siendo recomendable dejar de 6 a 8 si el paciente es una persona de edad avanzada o diabético que pueda presentar problemas con la circulación venosa.
- Observaremos las posibles zonas de punción para ver si se van dilatando correctamente o si advertimos a simple vista zonas de estenosis.
- Explicaremos al paciente cómo serán las primeras punciones y qué tipo de agujas utilizaremos.
- Si se utilizan anestésicos tópicos antes de las punciones, le instruiremos cómo debe aplicárselos para que éstos sean efectivos y minimizar, así, el impacto de la primera punción.[1]

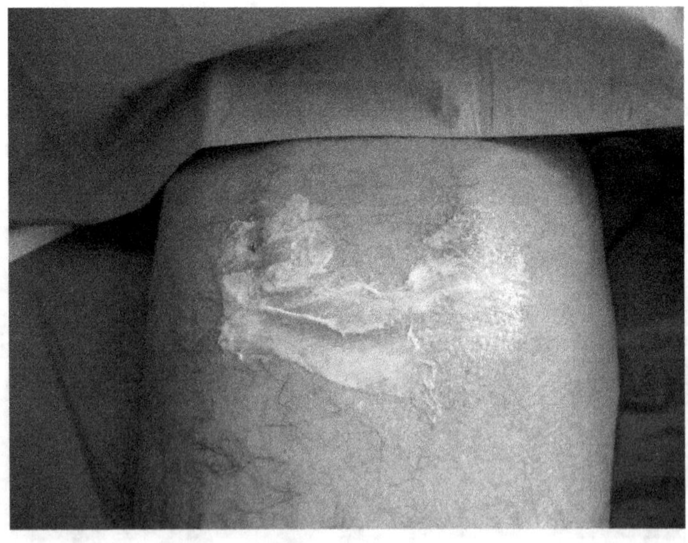

Figura 4. FAVI 10.

- Dejaremos pasar de 2 a 4 semanas para puncionar la FAVI protésica, ya que es el tiempo estimado para la integración del injerto.[2]

1.4   Cuidados durante la hemodiálisis (HD)

Como anteriormente hemos comentado, el equipo de enfermería que punciona por primera vez una FAVI debe ser personal experto, ya que de él depende el correcto funcionamiento del AV y su duración. Los cuidados específicos durante la HD serán:

- Educar al paciente para que lave la zona de punciones con agua y jabón en el momento de entrar a diálisis, o antes de colocarse el anestésico local en casa.[1,2]
- Antes de proceder a la primera punción es necesario que tengamos a nuestra disposición el informe de quirófano con la forma de la anastomosis para saber las zonas de punción y, si es necesario, consultar con el cirujano vascular.
- Observar que haya habido una correcta dilatación, que tenga buen *trhill*, que el latido sea continuo. En la auscultación se valorará el soplo en la anastomosis y en todo el recorrido venoso[2,5] que ha de ir en disminución a lo largo del trayecto; una interrupción brusca del soplo en un tramo o un soplo piante son síntomas indicativos de una estenosis.[2]
- Que no haya estenosis a simple vista y que el tiempo de maduración haya sido el correcto.
- Tranquilizar al paciente explicándole qué punciones se le van a hacer e intentar minimizar el impacto psicológico de la primera punción.
- La punción debe ser una técnica aséptica estricta, utilizando antiséptico local

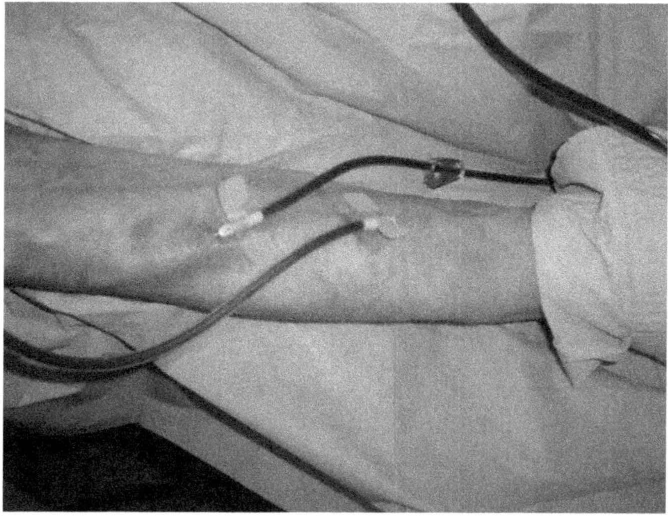

Figura 5. FAVI 3.

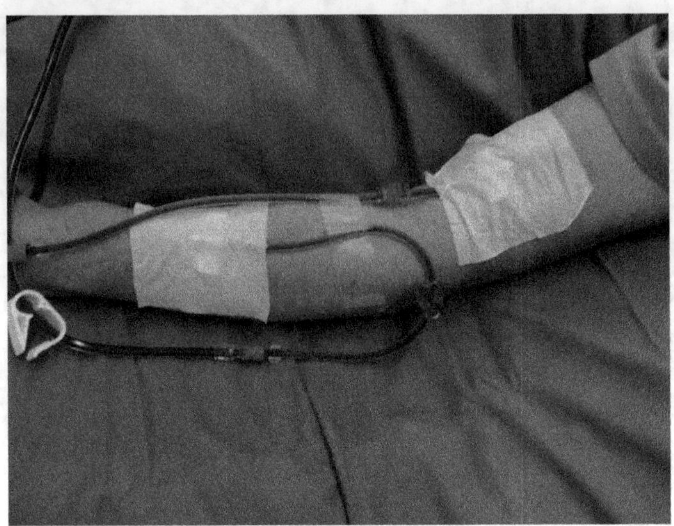

Figura 6. FAVI 4.

en la zona y guantes estériles, utilizando agujas específicas para hemodiálisis; se recomienda que las primeras veces éstas sean de poco calibre (17 G) y se vaya aumentando el grosor (15 G o 14 G) para obtener unos buenos flujos de diálisis.[8]
— La técnica de punción puede ser de tres formas:

- *Zona de punción:* se realizan las punciones en una pequeña área de la vena; aunque esta técnica facilita la punción al encontrarse esta zona más dilatada, también observaremos que las punciones repetidas destruyen la elasticidad de la pared vascular y favorecen la formación de aneurismas.[5]
- *Punciones escalonadas:* utiliza toda la zona disponible de punción alternando los puntos de la misma.
- *Punción en ojal:* punción repetida en un mismo sitio (exacto), permitiendo el desarrollo de un trayecto de tejido cicatrizal en forma de túnel.[1]

— Se escogerá la técnica que haya protocolizado nuestro centro de diálisis; se usará una cinta elástica de compresión suave; la aguja venosa se puncionará en el sentido del flujo venoso, y la aguja arterial se hará de cara a la anastomosis, si es posible, dejando una distancia de unos 4-5 cm entre ésta y la punta de la aguja. Antes de conectar al circuito de diálisis se comprobará mediante una jeringa con suero que está colocada correctamente en la luz de la vena.[2,8]
— En la FAVI protésica: siempre se utilizará la técnica de punciones escalonadas para evitar un deterioro del material protésico;[8] nunca se usará cinta de compresión venosa; la punción se realizará en un ángulo de 45 grados; una vez atravesada la pared del vaso anularemos el ángulo, poniéndola plana hasta canalizarla por completo.[2,5,7] Tanto en FAVI protésica como autóloga se recomienda girar el bisel de las agujas hacia abajo, para favorecer el flujo.

– Fijar bien las agujas a la piel con esparadrapo para evitar accidentes fortuitos durante la sesión[1,7] y, si el paciente está obnubilado, podría ser necesario sujetar la extremidad para evitar que las agujas se desprendan accidentalmente o que el paciente se lesione.

– Durante la sesión de hemodiálisis debemos controlar las zonas de punción, para evitar que sangren y que se produzcan hematomas o desconexiones de las líneas; por ello, es necesario que estas zonas estén siempre a la vista del personal de enfermería, teniendo en cuenta la comodidad del paciente. Cualquier situación accidental con las punciones deberá resolverse con prontitud, ya que depende del AV que el paciente realice una óptima diálisis.

– Se recomienda que los flujos sanguíneos durante la diálisis sean inferiores en las primeras punciones (en torno a los 200 ml/min.) e ir incrementándolos en las siguientes sesiones hasta obtener unos flujos adecuados (300-500 ml/min.) para conseguir una eficacia óptima.[8]

– Se evitarán manipulaciones de las agujas durante la sesión, pero en caso de ser necesario, deberán hacerse con la bomba sanguínea parada para evitar cambios bruscos de presión en el AV. Si se necesita efectuar una nueva punción, aconsejamos dejar la aguja anterior (siempre que sea posible) hasta el final y realizar la hemostasia de todas las punciones al final de la HD.[8]

– Al final de la sesión procederemos a retirar las agujas y a hacer la hemostasia. Las agujas deben retirarse en el mismo ángulo que se colocaron:

  - Presionaremos con la gasa, que tenemos preparada, justo cuando hayamos retirado toda la aguja para evitar que ésta se clave en la piel al hacer presión, pero actuaremos con rapidez para impedir el sangrado de la FAVI.

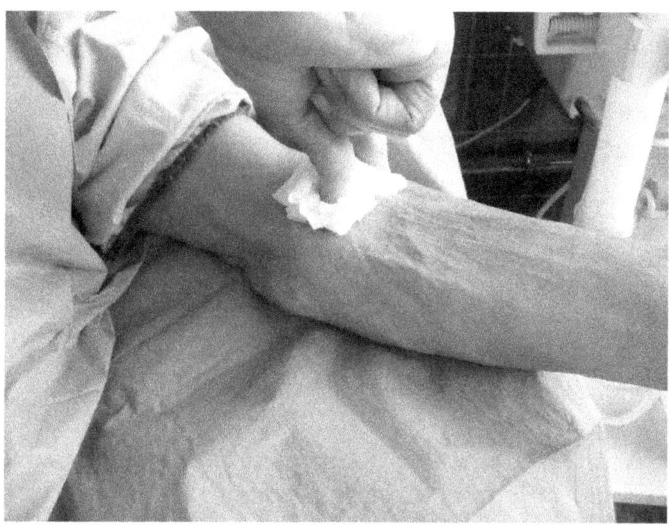

Figura 7. FAVI 5.

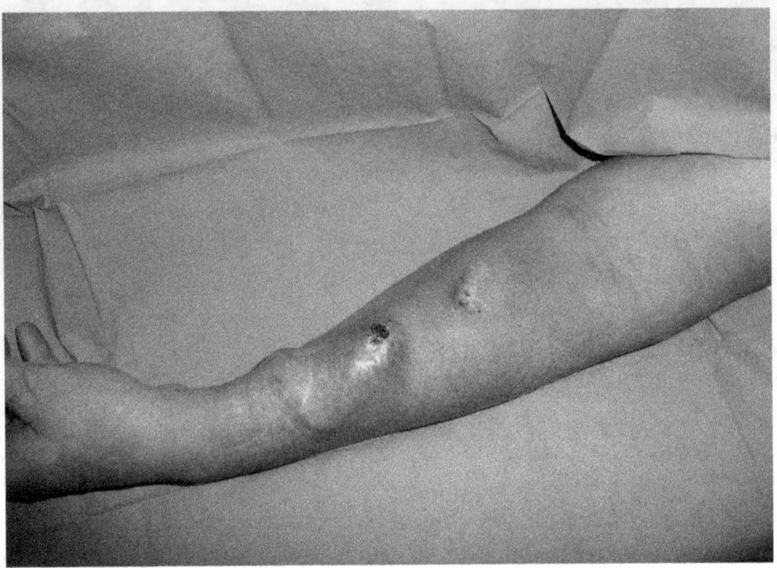

Figura 8. FAVI 7.

- Las primeras veces, la hemostasia debe realizarse por personal de enfermería experto, para evitar hematomas; la presión ha de ser manual y continua, sin interrupciones. Si fuera necesario podemos utilizar apósitos de colágeno que acortan el tiempo de hemostasia;[8] no es aconsejable el uso de pinzas de hemostasia y, sobre todo, nunca deben utilizarse en AV protésicos.
- Más adelante, instruiremos al paciente para que él mismo pueda realizarse la hemostasia; esto le dará mayor autonomía y le será de utilidad si alguna vez le sangran las zonas de punción.
- Los tiempos de hemostasia deberían oscilar entre los 10-15 minutos.[1,2]
- Aplicaremos un vendaje adhesivo con gasa al finalizar la hemostasia (nunca pondremos esparadrapos circulares que puedan comprimir) e indicaremos al paciente que no lo retire hasta el día siguiente,[1] humedeciéndolo si éste estuviera pegado a la piel, con el fin de evitar sangrados.[8]
- En las siguientes sesiones de diálisis siempre observaremos las zonas de punción y evitaremos volver a puncionar zonas que tengan costra, hematomas, signos de infección, endurecimientos o aneurismas.

1.5 *Cuidados interdiálisis*

Los cuidados entre una diálisis y otra deben ir encaminados a la educación sanitaria del paciente, para reforzarle todo lo que ya le habíamos explicado sobre los cuidados de la FAVI (véase el apartado «Cuidados precirugía»), más lo que explicaremos a continuación:

- Lavado de las zonas de punción al retirar los apósitos de la diálisis y antes de la siguiente sesión.
- Cómo aplicar el anestésico escogido antes de las punciones.
- Cuándo aplicar cremas que contienen heparina.
- Cómo actuar ante una urgencia: sangrado de la zona de punción, ausencia de vibración de la FAVI (volver a recordarlo).

1.6　*Cuidados ante un ingreso hospitalario*

Con frecuencia, nos encontramos que nuestros pacientes precisan un ingreso, ya sea por patologías asociadas a su enfermedad o por otras debidas a diferentes causas. Durante estos ingresos debemos asegurarnos de que su FAVI va a ser preservada, evitando que, por desconocimiento, se den situaciones que hagan peligrar su funcionamiento; para ello, es necesario tomar unas sencillas medidas de precaución:

- Si el ingreso se realiza en una planta de nefrología, donde el equipo de enfermería está familiarizado con los diferentes accesos vasculares, se deberá señalizar la extremidad de la FAVI para que no sea utilizada por los profesionales de otras especialidades que pudieran tener contacto con el paciente: quirófano, RX, laboratorio, medicina nuclear, etc.
- Si el ingreso se realiza en plantas de otra especialidad, el equipo de hemodiálisis informará a los profesionales a cargo del paciente de los cuidados de la FAVI, en caso de no conocerlos, y les proporcionará el material que se utilice en el centro para señalizar la FAVI.

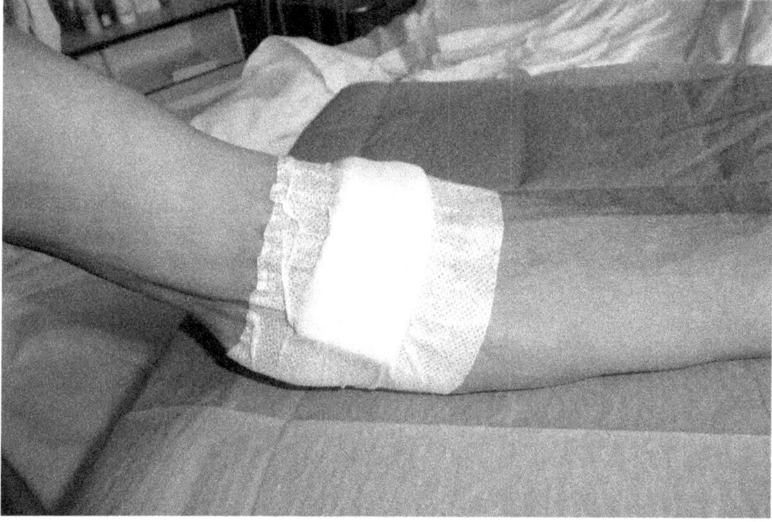

Figura 9. FAVI 6.

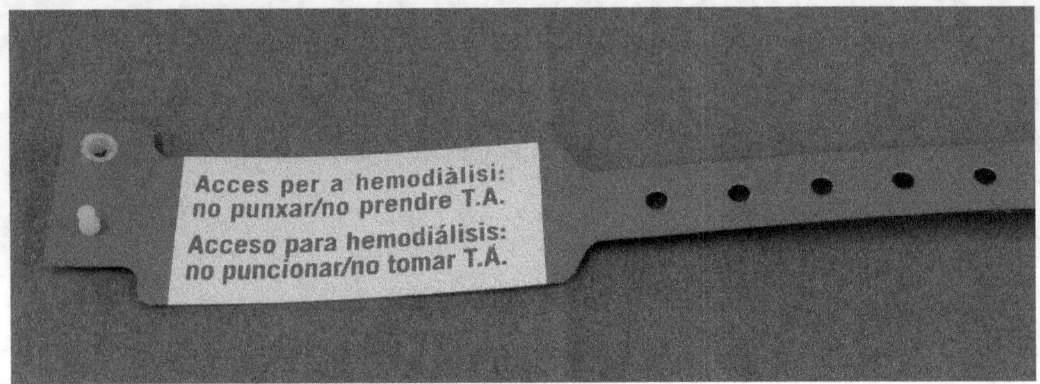

Figura 10. FAVI 8.

Bibliografía

1. Nissenson AR, Fine RN. Manual de diálisis. Ed. Elsevier-Masson, 2008.
2. Cuidados del acceso vascular. Revista Nefrología, volumen 25, S1, 2005. Disponible en: http://historico.revistanefrologia.com/mostrarfile.asp?ID=2197. Consultado en marzo de 2010.
3. Michelle Ledeen RN. ¿Qué es su acceso-abilidad? Northwest Renal, Network-March, 2001. Disponible en: www.nwrenalnetwork.org/QueEsSuAccesso.pdf. Consultado en abril de 2010.
4. Gómez Larrambe E, Lecumberri Erro M, Pernaut Villanueva J. Cuidados de enfermería en los accesos vasculares para hemodiálisis. Hospital Virgen del Camino, Navarra. Revista SEDEN 2009. Disponible en: www.revistaseden.org/files/2149_P%C3%A1ginas%20de%202009-36.pdf. Consultado en marzo de 2010.
5. Galera Fernández A, Martínez de Merlo MT, Ochando García A. Accesos vasculares para hemodiálisis: cuidados de enfermería. Angiología 2005; 57 (supl. 2); 159-68. Disponible en: http://www.angiologia.es/pdf/Web/57S02/bkS02S159.pdf. Consultado en marzo de 2010.
6. Lozano León T, Gómez Fernández JA, Romero Indiano EM, Peral Belchor B. Intervención enfermera en el cuidado del acceso vascular para hemodiálisis. Hospital Juan Ramón Jiménez, Huelva. Revista SEDEN. Disponible en www.revistaseden.org/files/2223_P%C3%A1ginas%20de%202009-110.pdf. Consultado en marzo de 2010.
7. Manual de protocolos y procedimientos de actuación de enfermería nefrológica SEDEN-Janssen Cilag; 2001.
8. Guías de Acceso vascular en hemodiálisis SEN 2004. Disponible en www.senefro.org. Consultado en abril de 2010.

PARTE **VII**

Capítulo 1

Actitud que hay que seguir ante los problemas más frecuentes de los accesos vasculares

A. Foraster, J. Ocharán

Introducción

La mayoría de los aspectos tratados en este último apartado ya habrán sido analizados por los diversos autores de este manual, ya que por lo específico de sus temas implica una revisión exhaustiva de los mismos.

Nuestra voluntad es manifestar la actitud más coherente ante los problemas más habituales, aunque éstos pueden no ser iguales para todos.

Realizaremos una revisión de las situaciones problemáticas a las que nos podemos anticipar en las fases de la insuficiencia renal crónica avanzada antes de iniciar la diálisis y, posteriormente, en el período de diálisis.

Antes de adentrarnos en los posibles problemas nos hacemos una pregunta: ¿existe el acceso vascular (AV) ideal para hemodiálisis?

1 Acceso vascular (AV) ideal para hemodiálisis

El AV ideal debe reunir al menos tres requisitos: permitir el abordaje seguro y continuado del sistema vascular, proporcionar flujos suficientes para suministrar la dosis de hemodiálisis (HD) programada y carecer de complicaciones. Este AV es difícil de conseguir en la actualidad, si bien la fístula arteriovenosa interna (FAVI), en sus diferentes modalidades y, en especial, la radiocefálica (RC), es la que más se aproxima a estas premisas, dada su elevada supervivencia. De hecho, este último tipo de AV está considerado prototipo de AV, es decir, el objetivo que hay que conseguir en los pacientes que inician HD.[1-11]

Como AV alternativo a la FAVI, el que se emplea con mayor profusión en la población es la prótesis arteriovenosa. El material habitualmente utilizado para la implantación de este AV es el politetrafluoroetileno (PTFE). Y por último, el catéter venoso central (CVC), alternativa para urgencias, con carácter temporal o en situaciones muy concretas que no presentan otras opciones. El empleo frecuente de catéteres venosos centrales (CVC) al inicio de la HD ocasiona un elevado consumo de recursos y condiciona las posibilidades de AV futuros.[12-17]

La disfunción o trombosis del AV también tiene un coste elevado en la población con enfermedad renal crónica (ERC) debido a un alto porcentaje de fracasos iniciales tras la creación de FAVI, en especial las RC, y deficiencias en la detección de las disfunciones de AV prevenibles en la población prevalente.[18-27]

2   Período de prediálisis

Mucho se ha escrito sobre los controles que llevan o deberían llevar los enfermos en las diversas fases de la insuficiencia renal crónica, antes de iniciar tratamiento sustitutivo en cualquiera de las técnicas disponibles.[28-32]

Seguramente, la revisión de los resultados analíticos, la evaluación de la tensión arterial y la presencia de retención líquida en forma de edemas son los elementos principalmente controlados en la consulta, y pocas veces se revisa el estado de la red vascular del paciente mientras no exista la necesidad de orientarlo a la realización de un acceso.[23, 29-36]

Algunos aspectos que hay que tener en cuenta son:

- Comprobar la red venosa y arterial y aconsejar al paciente, con previsión de futuro, que mantenga libres de punciones sus venas de los brazos para preservarlas al máximo.
- En caso de presentarse esta necesidad, aconsejar el uso de las venas del dorso de la mano en lugar de las del antebrazo para realizar las punciones de los análisis, así como para la administración de fármacos; además, debemos recomendar el lavado con suero fisiológico después de una infusión para evitar posibles flebitis químicas.
- El uso indiscriminado de venoclisis en los servicios de urgencias o en hospitalizaciones no graves, debería estar limitado a los casos imprescindibles por su patología y ante la falta de otra vía de administración del tratamiento necesario. Si su uso es obligado hay que retirar la venoclisis lo antes posible.
- La pérdida de venas de los brazos en los períodos anteriores a la fase terminal de la insuficiencia renal es la principal razón del fracaso de muchas fístulas arteriovenosas que después hipotecan, enormemente, la supervivencia de los pacientes al no disponer de un acceso competente para la dosis de diálisis adecuada.

La valoración arterial y venosa no sólo es deber del cirujano vascular, sino que también debe ser realizada por el nefrólogo, ya que si percibimos mala perfusión distal de las extremidades superiores, como puede suceder en los pacientes diabéticos, hipertensos o arterioesclerosos (dislipémicos o fumadores), debemos aconsejar opciones diferentes de tratamiento (por ejemplo, diálisis peritoneal), o advertir que existe una considerable posibilidad de tener que implantar una prótesis o mantener durante mucho tiempo un catéter en una vena central.

Se debe remitir a los pacientes con el tiempo suficiente para que el cirujano vascular pueda realizar una fístula adecuada, teniendo presente que no siempre se alcanza el éxito en el primer intento y que necesita una maduración de varias semanas antes de ser utilizada.

Las exploraciones complementarias para la orientación adecuada del tipo de acceso y su localización, deben realizarse por observación directa del paciente con la palpación de venas y los pulsos arteriales y por ecografía *Doppler,* ya que están contraindicadas las exploraciones con contraste, salvo en casos muy seleccionados.

Otro aspecto no médico pero, evidentemente, necesario es el hecho de conocer si el enfermo vive solo, tiene soporte familiar o servicio de atención domiciliaria adecuado, para la orientación terapéutica que propongamos, ya que la falta habitual de higiene o la ausencia de soporte hacen poco aconsejables algunas de las posibles alternativas de tratamiento.[6,8,15,20,31,36-39]

3   Problemas frecuentes en la fase de diálisis

Al inicio de su etapa de diálisis el enfermo puede tener como vía de acceso vascular tres posibilidades genéricas: catéter, prótesis (heteróloga) o fístula arteriovenosa (nativa u homóloga).

3.1   *Catéter venoso central*

Como hemos dicho al inicio el mejor acceso vascular conocido es la FAVI, pero la utilización de los catéteres resulta inevitable. Veamos por qué.

Es conocido que de los pacientes que comenzaron tratamiento sustitutivo renal (TSR) en 2006, el 85 % de ellos lo hicieron mediante HD; esto obligaría, en buena lógica, a que la mayoría dispusiera de un AV madurado para ser utilizado en el momento de tener que iniciar la HD. Sin embargo, diferentes investigaciones realizadas en España son discrepantes con el estudio DOPPS y señalan que una proporción cercana al 50 % de enfermos no dispone de un AV permanente y ha de comenzar HD por un catéter venoso central (CVC), lo que influye, ineludiblemente, en los resultados clínicos y aumenta la morbilidad de los pacientes.

Es importante saber su localización derecha o izquierda y si está ubicado en vena yugular o subclavia, pues aunque la preferencia siempre que sea posible es la vena yugular derecha, hallaremos pacientes en los que no será posible esta opción.

Se debe conocer el material del catéter, la longitud y el diámetro para saber el volumen del cebado final de cada rama, ya que un cebado superior con anticoagulante o fibrinolítico puede provocar sangrados en pacientes predispuestos por otras patologías. Por el contrario, el cebado subóptimo facilita la coagulación y, con ello, la disfunción del catéter o la pérdida del mismo.

Algunos servicios de nefrología con especial dedicación a los catéteres y con protocolos estrictos en cuanto a su manipulación y conservación, pueden mantener el cebado final sólo con suero fisiológico, asegurando sin problemas su permeabilidad para la siguiente diálisis.

Conocer el material de la composición del catéter es importante para evitar los productos de desinfección de la piel y del orificio del catéter que pudieran dañar al propio material y acortar la vida del mismo obligando a un recambio innecesario.

El catéter debe quedar bien acomodado en su área natural de implantación, a fin de que no sobrevuele, ya que hay que tener presente que el paciente pueda movilizar el cuello y los brazos; de modo que determinadas localizaciones favorecerán que el conducto se doble y su plicatura obstruya su funcionamiento (por ejemplo, los catéteres en bayoneta en la yugular del cuello se doblan o crean gran limitación para la movilización de la cabeza), por ello son poco recomendables.

Si el catéter lleva puntos de sujeción, éstos le deben permitir una leve movilidad y un cómodo anclaje en la mejor posición natural.

El apósito para la cobertura aséptica del catéter debe durar tres días como mínimo, no debe despegarse ni provocar picores que inciten al rascado y tiene que permitir el lavado de las áreas próximas para la higiene del paciente. Existen ya comercializadas presentaciones de apósitos para la oclusión del orificio del catéter que permiten, una vez que se ha efectuada la asepsia local y colocado el mencionado apósito, mantenerlo, sin retirar, durante siete días a fin de evitar al máximo las manipulaciones e infecciones.

La piel ha de revisarse mediante inspección ocular y no debe presentar maceraciones, ya que favorecen el crecimiento bacteriano.

Para evitar infecciones es obligatorio usar material estéril (guantes, gasas, bata, talla) y las barreras de protección universal (gorro y mascarilla que cubra la nariz y la boca) para la manipulación del catéter.

En los casos en que se prevé una necesidad de uso prolongado, más allá de dos o tres meses, el catéter debe tunelizarse si no lo está desde su implantación inicial, que es la opción más recomendable.

La extracción del coágulo de cada rama debe realizarse con una jeringuilla no menor de 10 cc con una succión enérgica. Si no se desprendiera y se objetiva que el flujo que puede ofrecer es poco óptimo para realizar una diálisis, se puede intentar un lavado enérgico si no está obstruido y, en caso de obstrucción, dejar un cebado con fibrinolítico durante 15-20 minutos y probar de nuevo su permeabilidad. En las situaciones en que el flujo obtenido no supere los 200 ml/min., hay que considerar que la diálisis es insuficiente para un tiempo habitual de cuatro horas, por lo que habrá que resolver el problema en fechas inmediatas (habitualmente, un catéter en correcto funcionamiento debe ofrecer un débito de sangre superior a los 275 ml/min).

Si el catéter ofrece un buen flujo de sangre por la rama venosa, pero no por la arterial aunque admite su retorno, se puede realizar la diálisis con líneas invertidas conociendo que se produce una recirculación de un 20 % aunque el flujo sea elevado. Si el flujo es inferior a 200 cc se debe proponer el recambio del catéter.

La aparición de secreción por el orificio del catéter nos debe hacer pensar, ante todo, en infección del túnel, y si el paciente ha presentado en su domicilio o en la diálisis fiebre o febrícula, es que existe infección sistémica, que deberá controlarse en el hospital, donde se valorará la necesidad de retirar el catéter.

Si el paciente presenta fiebre alta es preferible no iniciar tratamiento antibiótico antes de cursar cultivos biológicos (hemocultivos, urocultivo u otros).

La presencia de secreción en el orificio cutáneo de un catéter tunelizado, con aureola inflamatoria inferior a 2 cm, sin evidencia de fiebre, se puede tratar ambulatoriamente con antibiótico, siendo recomendable realizar antes el cultivo de la secreción para identificar el germen.

Un problema que se produce a veces en los catéteres de larga duración, al no variar el punto de clampaje de la rama externa arterial o venosa con la pinza, es que se llega a romper el material, obligando a un recambio innecesario que podría evitarse si se tuviera la precaución de variar la posición de la pinza de cierre.

Si un catéter se rompe o se extruye hay que cambiarlo.

Durante la sesión de diálisis se produce, en ocasiones, un descenso del flujo arterial, que se detecta habitualmente con la activación de la alarma del monitor de diálisis. Ello sucede porque el catéter puede hacer pared. Esto puede resolverse modificando la posición del paciente o bien invitándole a no hablar si se observa que es ésta la razón del mal funcionamiento En otros casos, puede ser por una depleción excesiva del volumen venoso, sin tiempo a reposición desde los otros dos espacios corporales, y suele ir acompañado de cifras bajas de presión arterial.

La aparición de hinchazón o edema en la extremidad donde se halla ubicado un catéter, debe hacer pensar en una obstrucción venosa en la zona de implantación del mismo, debiéndose realizar exploraciones radiológicas o ecográficas y, si hay otras opciones de acceso, convendrá retirar el catéter que provoca el problema.

Los catéteres a nivel femoral son útiles en los casos precisos y en urgencias, pero también presentan muchas más complicaciones tanto infecciosas como por un rápido deterioro justificado por su localización; por lo que, salvo en casos imprescindibles, es preferible substituirlos por los localizados a nivel yugular.

Es importante controlar mediante frotis nasal la ausencia de estafilococos en los pacientes con catéter y en el personal que los atiende, y en caso de positividad se deben tratar con antibioterapia local en forma de pomada.[16,23,26,29-31,39-42]

3.2 *Prótesis vasculares para hemodiálisis*

La prótesis más habitual es la de PTFE de 6 mm, y su localización puede ser tanto en extremidades superiores como inferiores.

Una complicación frecuente sobre todo en diabéticos y vasculópatas es el fenómeno de robo, y para evitarlo se debe realizar una adecuada exploración de la red arterial previa a la intervención.

Se debe conocer (mejor con un gráfico) su situación con respecto a la dirección del flujo de sangre, para evitar la inversión de las agujas.

Tras su implantación quirúrgica es preferible no utilizarlo de inmediato, ya que con 3-4 semanas se fija espontáneamente al área circundante.

La localización de las punciones debe variarse a lo largo del trayecto, pues si son repetidas en el mismo punto se deteriora el material protésico.

La aparición de aneurismas obliga a su reparación, pues indica un punto débil en la pared de la prótesis.

Las trombosis que se producen están condicionadas, habitualmente, por infecciones o por reducción de la luz del vaso venoso de drenaje, debido a la proliferación intimal. Su corrección puede ser mediante angioplastia (DPTA) o cirugía.

Se deben implantar programas de seguimiento tanto de las prótesis como de las fístulas A-V, ya que la detección a tiempo de las disfunciones permite evitar la trombosis, localizando las áreas de estenosis y minimizar el riesgo de subdiálisis o recirculación y programar su reparación.

Esta afirmación anterior viene apoyada por el hecho conocido de que la permeabilidad secundaria es peor cuando se ha tenido que recuperar una (FAVI/prótesis) ya trombosada, sobre todo si lo comparamos con una reparación electiva de una estenosis antes que se produzca la trombosis.

Una estenosis se considera significativa si presenta una reducción por encima del 50 % del calibre vascular.

La hemostasia postdiálisis en los pacientes portadores de prótesis debe realizarse manualmente con una presión suave, evitando el uso de pinzas.

El fallo de sutura es poco frecuente, pero si ocurre ha de resolverse con la máxima urgencia, inicialmente comprimiendo la zona por donde sangra.

La trombosis de las prótesis, secundaria a infección de las mismas, obliga a retirarlas quirúrgicamente, ya que no son recuperables.

Una prótesis de PTFE es recuperable por procedimientos mecánicos o quirúrgicos aunque hayan transcurrido varios días desde su trombosis.[16-18,25-28,38,43-44]

3.3 Fístulas arteriovenosas

La FAVI debe presentar un *thrill* palpable y audible con el fonendoscopio, el tono debe ser claro y potente; si se auscultara un *thrill* piante es muy indicativo de probable estenosis.

Si se percibe esta disfunción se debe iniciar la exploración para confirmarlo y resolver el problema antes de que se produzca una trombosis.

Las punciones repetidas en la misma área provocan aneurismas que pueden estenosarse y trombosarse, recomendamos siempre que sea posible el variar los puntos de punción a lo largo de la vena para minimizarlo.

Los hematomas producidos por punciones fallidas deben desplazarse, si es posible, hacia los laterales de la FAVI para evitar su compresión y posible trombosis.

El fallo de sutura o la rotura de la FAVI es poco frecuente, pero si ocurre debe resolverse urgentemente, igual que comentábamos con las prótesis.

Las estenosis detectadas, si son significativas, deben corregirse antes de que se trombose la FAVI, bien mediante angioplastia o con reconstrucción quirúrgica.

La infección de la FAVI conlleva frecuentemente su trombosis.

Una FAVI con trombosis aguda, si no existe infección, se puede reconstruir y repermeabilizar si se actúa con urgencia antes de que trombose toda la vena.

A diferencia del período de prediálisis aquí ya podemos utilizar técnicas de imagen con contraste, si es preciso, para delimitar posibles disfunciones de la FAVI, así como de las prótesis.

El seguimiento del acceso vascular es fundamental para detectar pérdidas de efectividad y localizar su origen.

Las FAVI radiocefálicas, cuando son posibles, resultan preferibles a las del codo, ya que estas últimas tienen más riesgo de producir isquemia distal de la mano por el fenómeno de robo. Si la isquemia se mantiene o empeora, una técnica útil para resolverla es el puente con la técnica de Dril.

El síndrome de hiperaflujo tiene difícil solución. Se debe recomendar mantener la extremidad elevada por encima del hombro y un vendaje compresivo discreto para no perjudicar la FAVI y mejorar el drenaje. También se debe valorar en estos casos que no exista dificultad de retorno de los grandes vasos del cuello. En ocasiones, hay que cerrar la fístula.

En la valoración de las posibles causas de isquemia hay que diferenciar entre el dolor por el síndrome del túnel carpiano que no es isquémico y la neuropatía monomélica isquémica, frecuente en pacientes diabéticos con FAVI localizadas en el codo.

Las FAVI de codo pueden drenar tanto por la vena cefálica como por la basílica. Esta última frecuentemente ha de superficializarse para elevar el vaso desde los planos profundos donde se halla, hasta la zona más superficial y facilitar las punciones reduciendo el riesgo de hematomas.

El brazo donde se halla la FAVI debe evitar llevar peso u objetos que compriman el paso natural de la sangre.

Se debe mantener una higiene del brazo lavándolo con agua y jabón.

La hemostasia postdiálisis puede hacerse manualmente o mediante pinzas. En caso de que persista el sangrado se debe aplicar la siguiente norma: mantener sin levantar el apósito durante 15 minutos y, si persiste el sangrado, aplicar un apósito de coloide de gelatina o colágeno.

El riesgo de sangrado es superior en aquellos pacientes que toman AAS, dicumarínicos u otros antiagregantes, en cuyo caso es posible en muchos de ellos realizar las diálisis sin heparina.

La utilización de heparinas de bajo peso molecular es preferible a la heparina sódica tradicional.

Una de las causas de trombosis de las FAVI y prótesis son los niveles de presión arterial bajos, por lo que se deben vigilar las pautas de tratamiento hipotensor.[1,7,11,32-40]

Conclusión

La gran importancia que tiene el acceso vascular para todos aquellos pacientes que realizan hemodiálisis, plantea la absoluta necesidad de que los profesionales de las diferentes especialidades implicadas trabajen de forma coordinada, para ofrecer en cada caso la mejor solución y las posibles alternativas (cirugía vascular, angiorradiología, nefrología, enfermería nefrológica).

La Sociedad Española de Diálisis y Trasplante (SEDYT) realizó, en el año 2005, y publicó posteriormente, la guía de consenso sobre accesos vasculares en la que trabajaron reconocidos profesionales de las diversas especialidades.[7] Y con este fin la Fundación Española de Diálisis (FED), en colaboración con la SEDYT, realiza cada año un curso sobre accesos vasculares.[39-40]

BIBLIOGRAFÍA

1. Brescia MJ, Cimino JB, Appel K, Hurwick BJ. Chronic hemodialisis using venipuncture and surgically created arteriovenous fistula. N Eng J Med. 1996; 175: 1089-092.
2. Rayner H, Pisoni R, Gillespie B, Goodkin D, *et al.* Creation, cannulation and survival of arteriovenous fistulae: Data from the dialysis outcomes and practice patterns study. Kidney Int. 2003; 63: 323-33.
3. Borrego Utiel FJ, Pérez del Barrio P, Pérez Bañasco V, *et al.* Repercusión económica de los catéteres venosos centrales como acceso vascular en hemodiálisis crónica. Nefrología. 1995: 15: 6-12.
4. Rodríguez JA. Hemodialysis vascular access in incident patients in Spain. Kidney Int. 2002; 62: 1475-477.
5. Raja RM. El acceso vascular para la hemodiálisis. En: Daugirdas JT, Ing TS (eds.). Manual de diálisis. Masson-Little, Brown, Barcelona, 1996; 51-74.
6. Besarab A, Raja RM. Acceso vascular para la hemodiálisis. En: Daugirdas JT, Blake P, Ing TS (eds.). Manual de diálisis. Masson, Barcelona, 2003; 69-105.
7. Consensos SEDYT. Accesos vasculares en hemodiálisis. 2007. http://www.sedyt.org
8. Guías SEN. Acceso vascular en hemodiálisis. 2005. http://www.senefro.org
9. Díaz-Romero F, Polo JR, Lorenzo V. Accesos vasculares subcutáneos. En: Lorenzo V, Torres A, Hernández D, Ayus JC (eds). Manual de nefrología. Elservier Science, Ediciones Harcourt, Madrid 2002; 371-84.
10. Guidelines for vascular access. Vascular Access Society. www.vascularaccessociety.com/guidelines/
11. NKF/DOQI. Clinical practice guidelines for vascular access and clinical practice recommendations for 2006 updates: hemodialysis adequacy, peritoneal dialysis adequacy and vascular acces. Am J Kidney Dis. 2006; 48 (Supp 1). S1-S322.
12. García Alfageme A, Eskubi N, Yáñez A, Chacón JA. La fístula arteriovenosa braquial para hemodiálisis. Aspectos quirúrgicos. Cirugía Española. 1979; 33: 77-82.
13. Polo JR, Protocolo de cuidados y seguimiento de accesos vasculares para HD. Rev Enfermería Nefrológica. 1997; 2: 2-8.
14. Andrés J. Accesos vasculares para hemodiálisis. En: Andrés J, Fortuny (eds.), Cuidados de enfermería en la insuficiencia renal. Gallery/Healhcom, Madrid, 1993; 145-71.
15. Manual de protocolos y procedimientos de actuación de enfermería nefrológica. Sociedad Española de Enfermería Nefrológica. Madrid, 2001. http://www.seden.org
16. Polo JR, Echenagusía A. Accesos vasculares para hemodiálisis. En: Jofré R, López Gómez JM, Luño J, Pérez García R, Rodríguez Benítez P (ed.), Tratado de hemodiálisis. 2.ª edición. Editorial Médica JIMS S.L., Barcelona, 2006; 213-24.
17. López L. Accesos vasculares. En Andreu L y Forcé E. 500 cuestiones que plantea el cuidado del enfermo renal. Barcelona. Masson SA, 2001; 93-113.
18. Brouwer D. Cannulation of Vascular Grafts and fistulas. www.hdcn.com/ch/access.
19. Prinse Van Loon M, Mutsaers BMJM, Verwoert-Meertens A. El cuidado especializado e integrado de la fístula arteriovenosa mejora la calidad de vida. Rev Journal EDTNA/ERA 1996; 22: 31-33.
20. Polo JR. Accesos vasculares para diálisis. Detección y tratamiento de la disfunción por estenosis. Rev Enfermería Nefrológica. 2001; 15: 20-22.
21. San Juan MI, Santos Mr, Muñoz S, *et al.* Validación de un protocolo de enfermería para el cuidado del acceso vascular. Rev Enfermería Nefrológica. 2003; 6: 70-75.
22. Tienda M, Quiralte A. Otras complicaciones de las FAVI. Cuidados de enfermería. Rev Enfermería Nefrológica. 2000: 21-26.
23. Accesos vasculares para hemodiálisis. Tratado de las enfermedades vasculares. Vol II. SEACV. Viguera Editores SL. Barcelona 2006; 1255-267.
24. Complicaciones no trombóticas de los accesos arteriovenosos para hemodiálisis. Rutherford. Cirugía vascular. Elsevier Barcelona 6.ª ed. 1692-706.
25. Bohórquez Sierra JC, Doiz Artázcoz E, Arribas Aguilar F, Bohórquez Sierra C. Accesos vasculares para hemodiálisis. Complicaciones: aneurismas verdaderos y falsos, hemorragia y roturas del acceso. Angiología. 2005; 57 (Supl 2): S117-27.

26. Aparicio Martínez C, González García A, Del Río Prego A. Accesos vasculares para hemodiálisis. Complicaciones: infecciones del acceso vascular. Angiología. 2005; 57 (Supl 2): S129-35.

27. Sáez Martín L, Riera del Moral LF, Gutiérrez Nistal M, *et al.* Accesos vasculares para hemodiálisis. Otras complicaciones: isquemia distal, hipertensión venosa distal y trombosis de vasos centrales. Angiología. 2005; 57 (Supl 2): S117-27.

28. Jindal K, Chan CT, Deziel C, *et al.* Hemodialysis Clinical Practice Guidelines. Canadian Society of Nephrology. Chapter 4: Vascular access. J Am Soc Nephrol. 2006; 17: S1-S27.

29. Roca Tey R, Samon R, Ibrik O, Martínez Cercos R, Viladoms J. Functional vascular access evaluation after elective intervention for stenosis. J Vascular Access. 2006; 7: 29-34.

30. García Medina J, Lacasa Pérez N, Muray Casas S, *et al.* Accesos vasculares para hemodiálisis trombosados: rescate mediante técnicas de radiología vascular intervencionista. Nefrología. 2009; 29: 249-55.

31. Tessitore N, Bedogna V, Poli A, *et al.* Adding access blood flow surveillance to clinical monitoring reduces trombosis rates and costs, and provides fistula patency in the short term: a controlled cohort study. Nephrol Dial Transplant. 2008; 23: 3578-584.

32. Martínez Cercos R. Nuevas aportaciones al consenso sobre accesos vasculares de la Sociedad Española de Diálisis y Trasplante. Dial Traspl. 2009; 30: 26-27.

33. Torres Gómez A, Pérez Baena A, Pérez Blasco MJ, *et al.* Tipo de accesos vasculares y su relación con los parámetros de eficacia de diálisis. Dial Traspl. 2007; 28:136-40.

34. Estallo L. Ponencias: Accesos vasculares para hemodiálisis. Técnica quirúrgica. Dial Traspl. 2008; 29:207-10.

35. De la Fuente N, Estallo L, Vega de Ceniga M, *et al.* Ponencias: Complicaciones no trombóticas en los accesos vasculares para hemodiálisis. Dial Traspl. 2008; 29: 214-20.

36. Vega de Céniga M, Estallo L, De la Fuente N, *et al.* Ponencias: Evaluación preoperatoria en la construcción de accesos vasculares para hemodiálisis. Dial Traspl. 2008; 29: 199-206.

37. Miranda Camarero MV. Cuidados de las fístulas arteriovenosas. Intervenciones y actividades del profesional de enfermería. Dial Traspl. 2010; 31: 12-16.

38. Barba Vélez A, Ocharán Corcuera J, Estallo Laliena L, *et al.* Accesos vasculares para hemodiálisis (2004-2005). Dial Traspl. 2006; 27: 79-85.

39. Ocharán Corcuera J, Barba Vélez A. Introducción: Accesos vasculares para hemodiálisis. Dial Traspl. 2008; 29:166-67.

40. Ocharán Corcuera J, Barba Vélez A. III Curso de accesos vasculares para hemodiálisis. Bilbao, 2008. Dial Traspl. 2009; 30: 24-25.

41. Solozabal C, González R, Ausín JL. Ponencias: diez años de experiencia con catéteres Twin-Cath, tipo Tesio. Dial Traspl. 2008; 29: 182-87.

42. Gamarra A, Azpiazu A, Beltrán de Otalora S, *et al.* Ponencias: Tratamiento endovascular de las fistulas arteriovenosas para hemodiálisis. Dial Traspl. 2008; 29: 221-25.

43. García Alfageme A. Ponencias: El acceso vascular para hemodiálisis. Perspectiva histórica. Dial Traspl. 2008; 29: 168-72.

44. Viviens B, Estallo L, Vega de Céniga M, De La Fuente N, Barba A. Ponencias: Tratamiento quirúrgico del fracaso de las fístulas arteriovenosas. Dial Traspl. 2008; 29: 211-13.

Epílogo

En la lucha continua por mejorar la calidad de vida y la supervivencia de los pacientes en hemodiálisis, se invierten grandes esfuerzos en estrategias farmacológicas (agentes estimuladores de la eritropoyesis, control del metabolismo fosfocálcico, estatinas, antihipertensivos, etc.), así como en la mejora de la técnica dialítica (filtros biocompatibles de alta permeabilidad, hemodiafiltración, diálisis sin acetato, etc.), a veces con éxito pero, a menudo, con resultados inconcluyentes o descorazonadores. Sin renunciar a seguir avanzando por este camino, no debemos olvidar el primer mandamiento fundamental: para poder administrar una diálisis de calidad es necesario disponer de un flujo de sangre suficiente. Asegurar la correcta depuración de los metabolitos acumulados pasa, necesariamente, por tener un acceso vascular que garantice un buen caudal y que no conlleve efectos adversos.

De poco sirve desarrollar fármacos más eficaces si el paciente no se los toma. Análogamente, poco beneficio aportarán las nuevas técnicas y tratamientos si no podemos asegurar una diálisis suficiente.

El acceso vascular es realmente el talón de Aquiles de la nefrología. Si revisamos los indicadores de calidad propuestos para los pacientes en hemodiálisis, observamos que, en muchos casos (anemia, metabolismo fosfocálcico, KtV), el porcentaje de cumplimiento es mayor del 70 % y mejora con el paso de los años. Por el contrario, en la actualidad, todavía, la mitad de los pacientes empieza diálisis sin una fístula arteriovenosa desarrollada, los fracasos de accesos vasculares son frecuentes y la prevalencia de pacientes con catéteres permanentes va en aumento.

Un buen número de equipos ha tomado cartas en el asunto y trabaja para mejorar la situación. Alguno de ellos ha contribuido con su conocimiento y experiencia en la redacción de los capítulos de este libro, planteado como la historia natural del acceso vascular. Desde aquí mi felicitación y agradecimiento.

El lector habrá encontrado en el presente manual un abordaje completo de esta problemática. Esperamos haber contribuido a mejorar su práctica clínica y haber respondido sus dudas.

Josep M.ª Galcerán
Presidente de la Sociedad Catalana de Nefrología

Esta obra se ha editado con la colaboración de:

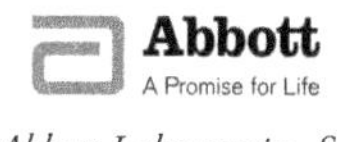

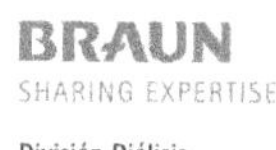

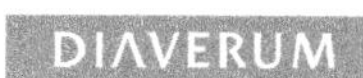

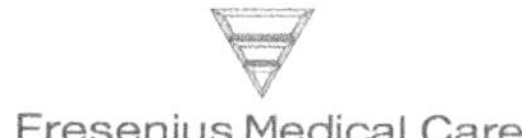

Abbott Laboratories, SA

B. Braun Medical, SA

*Diaverum Servicios
Renales, SL*

*Fresenius Medical Care
España, SA*

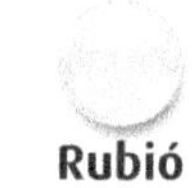

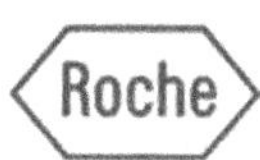

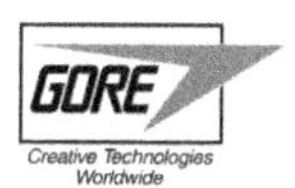

Laboratorios Rubió, SA

Roche Farma, SA

W. L. Gore & Associates, Inc.

Con el aval científico de:

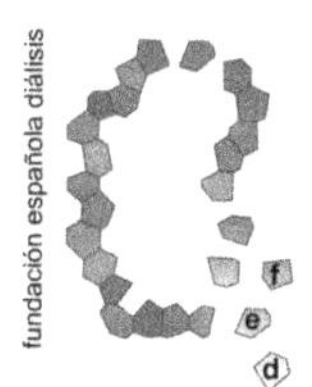

*Fundación Española
de Diálisis*

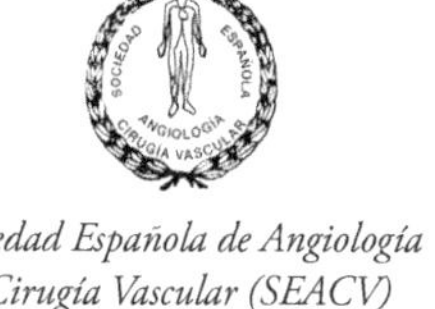

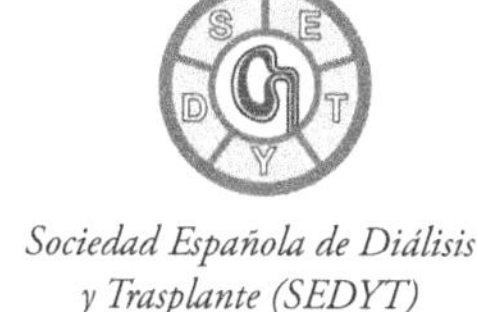

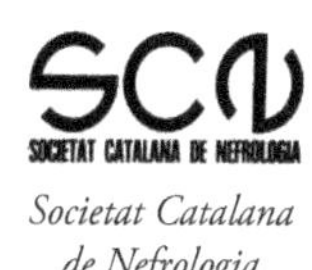

*Sociedad Española de Angiología
y Cirugía Vascular (SEACV)*

*Sociedad Española de Diálisis
y Trasplante (SEDYT)*

*Societat Catalana
de Nefrologia*